「十三五」国家重点图书出版规划项目

国家出版基金项目
NATIONAL PUBLICATION FOUNDATION

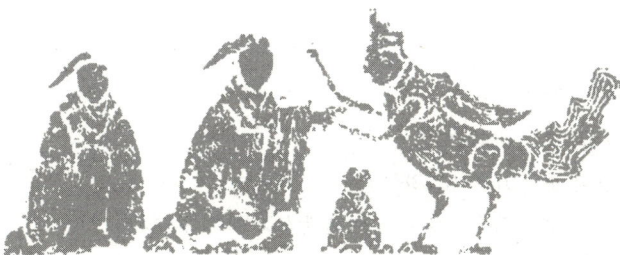

中医古籍名家点评丛书

总主编 ◎ 吴少祯

丁甘仁医案

丁甘仁 ◎ 著

沈庆法 ◎ 点评

陈文恬 张 瑾 杨雪军 沈峥嵘 ◎ 整理

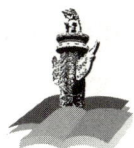

中国健康传媒集团
中国医药科技出版社

图书在版编目（CIP）数据

丁甘仁医案／（清）丁甘仁著；沈庆法点评．—北京：中国医药科技出版社，2020.6

（中医古籍名家点评丛书）

ISBN 978－7－5214－1710－4

Ⅰ.①丁…　Ⅱ.①丁…②沈…　Ⅲ.①医案－汇编－中国－清代　Ⅳ.①R249.49

中国版本图书馆 CIP 数据核字（2020）第 059159 号

美术编辑　陈君杞
版式设计　南博文化

出版　**中国健康传媒集团** | 中国医药科技出版社
地址　北京市海淀区文慧园北路甲 22 号
邮编　100082
电话　发行：010－62227427　邮购：010－62236938
网址　www.cmstp.com
规格　710×1000mm $\frac{1}{16}$
印张　17 $\frac{3}{4}$
字数　206 千字
版次　2020 年 6 月第 1 版
印次　2020 年 6 月第 1 次印刷
印刷　三河市万龙印装有限公司
经销　全国各地新华书店
书号　ISBN 978－7－5214－1710－4
定价　**58.00 元**

获取新书信息、投稿、为图书纠错，请扫码联系我们。

出版者的话

　　中医药是中国优秀传统文化的重要组成部分之一。中医药古籍中蕴藏着历代名家的思维智慧与实践经验。温故而知新，熟读精研中医古籍是当代中医继承、创新的基石。新中国成立以来，中医界对古籍整理工作十分重视，因此在经典、重点中医古籍的校勘注释，常用、实用中医古籍的遴选、整理等方面，成果斐然。这些工作在帮助读者精选版本、校准文字、读懂原文方面发挥了良好的作用。

　　习总书记指示，要"切实把中医药这一祖先留给我们的宝贵财富继承好、发展好、利用好"，从而对弘扬中医药学、更进一步继承利用好中医药古籍提出了更高的要求。为此我们策划组织了《中医古籍名家点评丛书》，试图在前人整理工作的基础上，通过名家点评的方式，更进一步凸显中医古代要籍的学术精华，为现代中医药的发展提供借鉴。

　　本丛书遴选历代名医名著百余种，分批出版。所收医药书多为传世、实用，且在校勘整理方面已比较成熟的中医古籍。其中包括常用经典著作、历代各科名著，以及古今临证、案头常备的中医读物。本丛书致力于将现有相关的最新研究成果集于一体，使之具备版本精良、校勘细致、内容实用、点评精深的特点。

参与点评的学者，多为对所点评古籍研究有素的专家。他们学验俱丰，或精于临床，或文献功底深厚，均熟谙该古籍所涉学术领域的整体状况，又对其书内容精要揣摩日久，多有心得。本丛书的"点评"，并非单一的内容提要、词语注释、串讲阐发，而是抓住书中的主旨精论、蕴含深义、疑惑谬误之处，予以点拨评议，或考证比勘，溯源寻流。由于点评学者各有专擅，因此点评的形式风格也或有不同。但其共同之点是有益于读者掌握、鉴识所论医籍或名家的学术精华，领会临床运用关键点，解疑破惑，举一反三，启迪后人，不断创新。

　　我们对中医药古籍点评工作还在不断探索之中，本丛书可能会有诸多不足之处，亟盼中医各科专家及广大读者给予批评指正。

中国医药科技出版社

2017年8月

余序

　　作为毕生研读整理、编纂古今中医临床文献的一员，前不久，我有幸看到张同君编审和全国诸多相关教授专家们合作编撰《中医古籍名家点评丛书》的部分样稿。感到他们在总体设计、精选医籍、订正校注，特别是名家点评等方面卓有建树，并能将这些名著和近现代相关研究成果予以提示说明，使古籍的整理探索深研，呈现了崭新的面貌。我认为这部丛书不但能让读者系统、全面地传承优秀文化，而且有利于加强对丛书所选名著学验主旨的认识。

　　在我国优秀、靓丽的文化中，岐黄医学的软实力十分强劲。特别是名著中的学术经验，是体现"医道"最关键的文字表述。

　　《礼记·中庸》说："道也者，不可须臾离也。"清代徽州名儒程瑶田说："文存则道存，道存则教存。"这部丛书在很大程度上，使医道和医教获得较为集中的"文存"。丛书的多位编集者在精选名著的基础上，着重"点评"，让读者认识到中医药学是我国优秀传统文化中的瑰宝，有利于读者在系统、全面的传承中，予以创新、发展。

　　清代名医程芝田在《医约》中曾说："百艺之中，惟医最难。"特别是在一万多种古籍中选取精品，有一定难度。但清代造诣精深的名医尤在泾在《医学读书记》中告诫读者说："盖未有不师古而有济于今者，亦未有言之无文而能行之远者。"这套丛书的"师古济今"十分昭著。中国医药科技出版社重视此编的刊行，使读者如获宝璐，今将上述感言以为序。

中国中医科学院

余瀛鳌

2017年8月

目录 | Contents

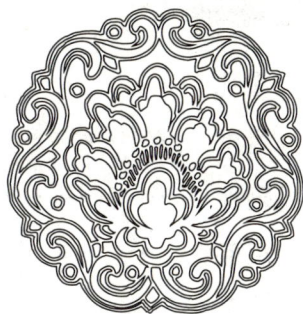

全书点评 | ◉

　　《丁甘仁医案》系近代江南名医丁甘仁先生的临证医案，由丁仲英、丁济万整理编撰而成，书成于 1927 年。全书共 8 卷，收载丁甘仁先生临床医案中的典型验案 400 余例，方案 600 余则。其卷 1~6 为内科杂病医案，卷 7 为妇科杂病及胎前产后医案，卷 8 为外科医案，后列膏方。全书涉及病证 60 种，膏方 3 首。书后附有《喉痧症治概要》，是丁甘仁先生治疗喉痧症的经验心得。

　　《丁甘仁医案》是中医药学历史上划时代的经典名著，对中医药学历史上的临床经验进行了纲领性的汇总，对中医药学历史上不同的学术流派进行了精确的阐述，是中医药学历史上进行高等中医药教学的基础，是中医药学历史上承前启后、传新发展的典范，是清代《临证指南医案》之后的又一划时代著作。

　　该书内容丰富，简明清晰，临床经验独到，充分反映了丁甘仁先生丰富的临床经验和精湛的学术水平。该书为近代中医药学发展建立了全新的思路和框架，其中有：中医的临床辩治必须要以六经为纲，灵活辩证，明晰病理，随证立法用药；中医不仅对慢性病进行调治，而且也能够解决急重症的就治；中医辩治必须要因人因时因地而进行不同的处理，才能显效。丁氏告诫后人，辨证论治要在和缓醇正法则指导下建立用药特色；在人才培养上应做好传承，以勤学为先，敢持己见，不断探索，不能胶柱鼓瑟，仅以家传或秘方而自喜，应着重临床经验的积累，并进行不断探索。

全书给中医教育提出一个值得深思的问题：优秀的中医人应该具备哪些基本知识？全书严谨的格式和风格为中医教材提供了很好的范本，近半个多世纪以来，中医高等教育还是以此为框架和大纲。全书既显朴实、通俗、精炼的医理阐述，又有文辞简洁的文理叙述。也改变了培养中医师承家传的单一方式，开创了中医高等教育的先河。

一、成书背景

全书医案为丁甘仁生前诊录。丁甘仁（1864—1924），名泽周，江苏武进孟河镇人。丁氏早年学医于乡里，先后受业于当地名医圩塘马仲清、从兄丁松溪（孟河医派代表医家费伯雄弟子）以及孟河医派另一代表医家马培之先生，兼收诸家之长。初行医于苏州、无锡之间，与吴医叶桂、薛雪等温病派弟子门人多相往来，在掌握温热病法门——"轻灵"方面颇有收获。后联合夏应堂、谢利恒等医界同道，在上海等地创办上海中医专门学校、女子中医专门学校等，致力于培养中医人才。门生弟子，几遍全国。民国期间以及以后的许多中医大家，诸如朱治安、许半农、程门雪、章次公、宋大仁、秦伯未、黄文东、陈耀堂等，均出其门。丁氏还创办广益中医院，对中医行医模式的革新起到了相当的促进作用。曾被推选为上海中医学会会长，是民国时期"孟河医派"的重要人物，也是近代中医学术领域的代表医家。1924年（民国十三年）孙中山先生亲颁"博施济众"匾额给予嘉勉。丁氏尊经博古，学验俱丰，著有《药性辑要》《脉学辑要》《喉痧症治概要》等。

孟河医派在近代中国的崛起是传统中医向现代中医发展的必然。正如丁甘仁在《诊余集》序中所说："吾吴医家之盛甲天下，而吾孟河名医之众，又冠于吴中。"代代有发展，回顾近代中医药发展史，丁甘仁是继承、发展孟河医派学术思想中的代表人物，学术上别具一格，敢于创新，与时俱进，值得后人学习。

二、主要学术思想

1. 伤寒温病一体论

丁氏十分推崇仲景的《伤寒杂病论》，谓医有二大法门，一为《伤寒论》之六经病，一为《金匮要略》之杂病，皆为学理之精要、治疗之准则。

丁氏辨治外感病将伤寒六经辨证与温病卫气营血辨证熔为一炉；辨治杂病善用经方化裁，并能灵活运用时方，为"寒温一体"说之先导。临证注重整体观，强调邪正关系，善抓主证；处方和缓，少用峻猛；讲究炮制，不求急功，堪为效法。

丁氏对伤寒、温病的辨治打破了历来寒温对立的格局。他不拘于伤寒辨治之法不能用于温病的成见，灵活运用张仲景六经辨证，糅合温病学派之长。其独特的辨证思路，为近代中医学注入了新的内涵，对后人研究伤寒与温病也有着重要的启发和借鉴意义。

丁氏通晓《伤寒论》与温病学说的辨证方法，认为在实际应用时，二者必须互相联系，而不能对立起来。在治疗外感热病的过程中，必须把两种学说融会贯通，因人制宜，随宜应用。在临床上丁氏并不把经方和时方划分界限，而是伤寒方与温病方同时采用，如在治疗外感热病中根据病情常常是经方与时方合用，充分体现熔伤寒与温病学说于一炉的治学态度。

在《内》《难》经旨指导下，丁氏疗疾一方面以六经辨证为纲善用经方，另一方面更结合时方，互通互补。二者配合精当，形成治疗外感热病的辨证论治规律。对于外感热病史上的伤寒与温病、温病与温疫、新感与伏邪，丁氏提出一体论，客规地分析、摒弃偏见，以见效于临床为准。他认为人之禀赋各异，病之寒热虚实各别，伤寒可以化热，有亡阴之变；温病可以转寒，有亡阳之危。皆随体质偏颇、六经气化而异。可谓将温病急症病理变化的实质揭示得淋漓尽致。把六经辨证、卫气营血辨证和三焦辨证融为一体，以揭示外感热病变化由表及里、由轻转重、由实转虚的发展规律。他在具体用药上更是以适合病情治疗为目的，不刻意分经方或时方，这为后来的伤寒论或温病学的教材编写提出正确的思路。

2. 汇集各家经验及论治精华

丁氏在学习《内》《难》、仲景之学说后，联系晋、唐、宋、金、元、明、清时代诸多名著，汇集各家经验及论治精华，揭示出了杂病辨证论治的规律。

他在《内经》的藏象学说指导下，以脏腑相关论述为基础，首先完善了脾胃学说，他在仲景"建中气以求阴阳之和"的脾统四脏的思想指导下，深入阐述张元素的方药升降作用机理，把东垣的脾胃论与天士的养胃阴说汇集一起，辨治明晰，以求更好疗效。其次把仲景、河间、天士等医家论治真中、类中、头风、眩晕等阴阳俱虚、阴虚阳亢、阳化内风的表现等用于临床实践，而救治危象。再者于其他病证，他论述精辟，疗效奇特。如治不寐，经常使用化痰开胃的方法，而不是一味堆砌养心安神的药物。原来，不寐多责之心肾不交，而心肾不交又责之中焦斡旋功能不畅，使用化痰开胃的方法正好起到恢复中焦气机升降的作用，脾胃气机恢复，中焦升降正常，心肾自然相交。由此可见，丁氏立案处方用药具有非常深厚的理论功底，无论是对中医基础理论的深刻认知，对疾病辨治的不落俗套，还是对药物性味归经的精准选择，都值得后学揣摩与效法。

3. 丁氏疗疾以"和缓醇正"思想为指导，善用"轻、透、救"三法，组方清灵。

丁氏在学术上承继孟河名家费伯雄的观点，认为医学发展至今芜杂已极，必须执简驭繁、救弊纠偏，以使后学者一归醇正。他从临诊实际出发，博采古今学术之精华，不掺杂门户偏见，努力探求立论平允不偏的醇正医学。对于秦汉后各家悉数容纳，且不拘泥于门派之争，将各派学术熔冶于一炉。用药轻灵平正，即便遇危难重症，遣方仍然不离平淡，不以炫奇猛峻求功，而于平淡中显神奇。所谓平淡之法，实即辨证施治的基本大法，此乃医者必须娴熟掌握、悉化成心的醇正归一法则。只有深谙《灵》《素》理、法、意之精髓，做到融会贯通，才能在纷杂瞬变的病情面前做到执简驭繁，出奇制胜。治法用药看似平淡，却能效若桴鼓，力挽沉疴，达到神奇的境界。丁氏在全书医案中诠释印证了"平淡致精，奇出于中"这一学术观点。除受师承因素的影响之外，丁氏对和缓用药更有临证切身的体会，尝谓："夫交浅言深，取信良难，况在死生存亡之顷，欲求速效，授以猛剂，则病家畏；素不相习，漫推心腹，则病家疑；疑与畏交相阻，虽有上工良剂，终以弃置不用……闻古之善医者，曰和曰缓，和则无猛峻之剂，缓则无急切之功。凡所以免人疑畏而坚人信心者，于是乎在此和缓之所以名，即和缓之所以为术乎！"纵观案中每味药物的使用剂量，大多在三分至三钱之间，鲜有超出上述剂量范围者。至于药物的选择，亦多轻清灵动之品，如透散祛邪多选用淡豆豉、荆芥穗、薄荷叶、净蝉衣，芳香化湿多选用鲜藿香、鲜佩兰、白蔻仁、鲜藿梗，清利湿热多选用清水豆卷、茯苓皮、生苡仁、飞滑石，化滞调中多选用紫苏梗、六神曲、炒枳壳、炒谷芽，"轻可去实"之风格显而易见。

丁氏善于运用反治法治疗凶险重症，出奇制胜。反治法是顺从疾病假象而治的一种治疗方法。虽曰顺从假象，实则针对疾病的本质，要在辨明寒热、通塞的真假。全书运用反治法治疗各种疾病的医案有47例，几占全部丁案的12%。如治祁左冬温证，身热17天，咳嗽痰红，渴饮便滞，汗多神糊，昏谵郑声。丁氏以真寒假热论治，予服参附龙骨汤2剂，即汗敛神清，是为热因热用。又如患者姜女，腹中结块，停经 4 月，诸医或云胎孕而与保胎，或云积块而以攻下。然丁氏细察舌脉，以为肝脾两虚，寒凝瘀滞，方用附子理中汤温散阴霾，佐黄芪、桃仁等益气化瘀，连服 10 余剂，结块消散而月事复常，是为塞因塞用。丁氏运用这些反治法，灵活机动，从容不迫，在病情危急，证情险重之际，却见柳暗花明之景。

4. 丁氏论治特点独特，他从中医整体观论治的理念出发，分别阐述了病变初期、反复发作的慢性阶段、病情凶险的危重阶段，以及进行治未病或病理康复调理阶段的论治及用药经验。以仲景方药为基础，或以轻灵方药透邪于外；或以峻猛祛邪，或合扶正之品，力挽狂澜；或取王道方药，缓缓图治根本，屡获奇效。这种经验的积累，实非一日之功。

学习丁氏医案，可以看到中医对一般疾病治疗的独特思维，及从整体观、辨证论治观显示的用药特色。如著名经方家曹颖甫在序中讲到："每当诊治，规定六经纲要，辄思求合于古，故其医案，胸痹用栝蒌薤白；水气用麻黄附子甘草；血证见黑色则用附子理中；寒湿下利则用桃花汤；湿热则用白头翁汤；阳明腑气不实则用白虎汤；胃家实则用调胃承气；于黄疸则用栀子柏皮，阴黄则用附子，虽剂量过轻，于重症间有不应，甚或连进五六剂才得小效，然此即先生之道与术，所以免人疑畏者也。"

近百余年来，在医疗大环境里，常人已有此共识：急症去看西医，体虚或慢性病找中医。而也有不少像丁甘仁这样的高手对危急重证之救治，有胆有识，屡获奇效，确实不同凡响。从医案记录中可以看出，许多急重危证复杂多变，真真假假，疑象丛生。危急之时，迅即洞察病情，去伪存真，把握病机，分析整个病情之变化，是治疗疾病的关键。他治痧证"凡神昏谵语，惟当透肺邪，不宜用寒凉；余火炽盛，只须轻清泄肺为主"，主张用轻清透达之法挽救危证。他时常突破既定之陈规旧矩，不拘一格，用参、附、龙、牡等温涩之品治疗温病，屡起险证。如治湿邪久困太阴而陷入少阴，十余日不更衣的结阴，阴阳离决即在目前，急拟参附回阳，龙牡潜阳，一诊即汗收神清。如法炮制，先后二诊，渐次告愈。若拘泥于温者清之，恐无生存之望矣。对于神识昏蒙之救治，丁氏多投涤痰开窍之品，配合清热、养阴、平肝、通腑、温开等药控制病情，缓解危象。至于治疗吐血，丁氏在临证中比较多地运用降肺平肝之药以肃降肺气。治疗痛证，用疏肝调气法，他透过各种临床表现发现诸痛的关键是气，治疗以疏通气机为主，切中要害，药到病除。这些论治在案中均有详叙。

总之，丁甘仁先生遵经旨而有所发挥，谙熟经方、时方，别开生面，其学术思想影响大江南北。后人结合临床对丁先生医案中的各科加以探析、阐述、概括，给我们带来很多启示，有触类旁通之感。

5. 丁氏重视医理、重兼容、重全科，特色鲜明。

《丁甘仁医案》一书独具风格，书中告诫后人不能重方药、轻医理。其所书的每一方案，均有理、有法，详其舌苔、脉象，辨证细致。往往引用《内经》的论述而书诸方案，引文博征，详加分析，然后因病辨证，因证处方。这给予后学颇多启发，理论联系实际，既可引起学生对理论知识的重视，又增进了学生的理解和实践能力。施今墨先生认为丁甘仁的理、法、方、药运用规范，临床医案经过整理后颇有参考价值。为便于学生学习，他在华北国医学院任教时，即以《丁甘仁医案》为教材亲自讲授。可见此医案在当时影响之深。

同时，全书又显示兼容性特色，除上述历代争议的学术上不同看法外，尤其强调中西兼融，择善而从。他说："医为仁术，择善而从，不分畛域。中医以气化擅胜，西医以迹像见长。论其理则中医至精，论其效则西医亦著。"他对中西医并无成见，但对当时一些中医学了些西医的皮毛就见异思迁的行为，曾有严厉的批评："土苴圣言，肤附西学，致令新知未启，旧学已荒。"这是近100年前说的，用在今天仍有启迪作用，特别是对挂着中西医结合而不再讲辨证论治的临床医师来说，不知他们读后有何感想。全书都采用中医论治的内容，尽管有些病案也已涉及临床西医的病证等问题。从现代临床实践来看，中医诊治疾病如何结合西医药应该引起深入思考。中西医结合是医学发展上一个方向和目标，不要随意称谓或定名，否则不利于中医的发展。丁甘仁的弟子章次公（1903—1959）是我国杰出的中医教育学家和临床学家，他提出"发皇古义，融会新知"的学术思想。并曾在"治国医门径语"中强调，必须参考西医生理学、病理学、药理学、诊断学。马培之对于霍乱等严重伤津大症，用甘凉药加入食盐，完全与西方医药的口服补液法契合。对急重症改革剂型，以求速效，在中医药为主情况下，都有突破前人的法度。

全书的医案反映出丁氏的全科医学的学术思想。早在 20 世纪三四十年代，丁氏弟子章次公不仅专于内科，对妇科、儿科、外科更是精益求精。许多疑难杂症，如内科中的咳喘、肝硬化等慢性病，胸痹、中风等心脑血管疾病，肺痨、疟疾、瘟疫等传染性疾病；妇科中的经、带、胎、产四大证；儿科中的麻疹、百日咳、丹痧；外科中的阑尾炎、腹膜炎等，章次公的治疗都效若桴鼓。其弟子余听鸿在"发背"病案后说："今时内外各专其科。外科专仗膏丹刀针，谙内症者少；内科专司脉息方药，谙外症者不多。病家每遇大症，或兼感冒寒热，疑外科不谙内病，延内科用药立方，每至内外两歧，彼此相左，当表反补，宜托反清，内症未平，外症变端峰起，攻补错投，温凉误进，贻害非轻。"这些至理名言，至今仍振聋发聩，历久弥新。

三、学习要点

1. 初阅与精读相结合——反复研习

清末民初，江南孟河是名医辈出的地方。丁甘仁先生系出孟河，耳目所及皆贤哲高论，加之其能上推经典、下探病原，潜心体悟、认真实践，故能应手取效，成为一代名医。《丁甘仁医案》蕴含着丁氏对各科疾病的独到感悟，亟应全面学习，认真阅读。丁氏学识广博，对肝病、血证、喘嗽、泄痢等症的治疗有独到经验，对温热喉痧一类疾病的诊治经验更是极为丰富，应当重点予以研习，切实予以掌握。

2. 理解和掌握相结合——突出重点

《丁甘仁医案》医理精深，文采熠熠，需要反复研读，深入理解，才能更好地把握其辨证论治的规律。咳嗽是临床常见多发病，《丁甘仁医案》收载丁氏治疗咳嗽的医案 25 则，其病因涉及外感、内伤、六淫、七情、胎孕、产后等。丁氏治嗽医案，基本思路和方法是：外感咳嗽，注重疏散外邪；内伤咳嗽，强调脏腑辨证；探求病因，力辨食痰湿火；治疗咳嗽，重在溯源求本。有人将丁氏治疗泄痢的经验归纳为治痢十法，将丁氏治疗肝病的经验归纳为治肝十法。诸如此类的学习和归纳，对于理解和掌握丁甘仁先生的证治心法无疑大有裨益。

认真阅读按语也是一条重要的学习途径。《丁甘仁医案》中的按语大多为丁氏自按，也有个别为其孙丁济万所按。《丁甘仁医案》中的按语很有特色，如董左风温案的按语为："风温冬温，用参、附、龙、牡等，是治其变证，非常法也。盖人之禀赋各异，病之寒热虚实不一，伤寒可以化热，温病亦能化寒……若犹拘执温邪化热，不投温剂，仍用辛凉清解……必当不起矣。"凡此种种，皆宜潜心体味。

3. 熟读与深思相结合——学以致用

要真正掌握丁氏学术经验的精髓，就必须结合具体的临床案例，举一反三。吐血、便血、溲血、衄血等出血性疾病是临床的常见病、多发病，丁氏治疗血证有独特的经验。从《丁甘仁医案》卷4、卷7有关案例中可以看出，丁氏治疗吐血每以火证立法组方，常用羚羊片、犀角尖、丹皮、玄参、茜草根、白茅根、黛蛤散、侧柏叶之属降火、清火、制火、宁火，火清热泄则吐血自宁。治疗便血，擅用刚柔温清并施之法，常以仲景黄土汤加减，用炮姜易附子，以白芍易地黄，并加茯神、远志宁心安神，陈皮行气悦脾，既不失仲景原意，又增强了黄土汤的效用。他用清宣肺气法疗溲血，用养血清营法止衄血等经验，证之临床，均有良好的效验。

沈庆法

2019 年 2 月

1. 本书点评参用的是 1960 年 8 月由上海科技出版社出版丁甘仁著的《丁甘仁医案》，对医案的成书背景、学术思想及学习方法进行总的详细评述。书内有极少数的文字作了修正，而重点是对书内大部分病证的医理和治疗用药进行点评，并且把笔者的运用经验附后进行说明，供同道及后来者参考。

2. 马序、王序（一）、夏序、许序、陶序、秦序系根据 2002 年福建科学技术出版社出版的《孟河丁甘仁医案》增补。

3. 正文医案处方剂量有的原为"钱半"，有的为"一钱五分"，现均改为"一钱五分"。

4. 文中字词、药名等依据《中医古籍整理规范》进行统一。如：对文中易混淆的文字进行了更正，"著"与"着"、"岐"与"歧"等；对药名进行了规范，"山茨菇"统改为"山慈菇"，"淮山药"统改为"怀山药"，"胡芦瓢"统改为"葫芦瓢"等。

马序 ⬡

　　丁甘仁先生，孟河名医也，孟河故医学渊薮，而先生独超。其再传至济万君，箕裘弗替，衣钵克承，以祖庭心法之所得，分门别类，列为医案，公诸当世，悬壶申江者有年矣。丁卯夏，仆漫游沪上，一见如故，名下无虚，察色观豪，应手回春，斯固颖悟华淋，似饮上池之水，薪传橘井，厌窥中古之书者矣。嗣出所辑思补山房医案见示，属为之序文。夫医之为术，济世活人，而世往往视为神秘，深隐莫测，如佛家之心印，道家之口诀，致使数千年之医学，竟尔失传。至如扁鹊、华佗之流，史存其文，术亡其旧，于是西医以解剖之精，研几之审，起而代之，而中华医术，势将为时代之落伍者，良可慨也！济万君有鉴于此，感喟而兴，振乃祖之心得，付梨枣而遍观，成一家之言，为万世之方，析疑辨难，矫末俗之肤受，苦心勤求，挽既失之国粹，此盖为耶之慈善，墨之博爱，而吾儒之所谓仁者，爱人者也。甘仁先生后起有人，向导万古，于兹益信已。

**　　　　　　　　丁卯嘉平月上浣日陇右马福祥序**

王序 | ◉

　　古方书之见于着录者，有长桑君之禁方，葛洪《肘后救卒方》，陶宏景《补肘后救卒备急方》，孙思邈之《千金方》，以及华佗漆叶青粘之散，素女玉机金匮之藏，片羽吉光，珍为秘籍。盖医之有方，犹吏之有课，史之有评，诗之有品，书之有断，于以考镜得失，钩稽利病，非徒重空文以自见者比也。《周礼·医师》岁终则稽其医事，以制其食，十全为上，十失一次之，十失二又次之，十失三更次之，十失四为下。所谓稽其医事者，度亦去其方案，以验其成绩之良否耳。宋代编辑名方，颁行天下郡国，述时疫之状，至为纤悉。庆历中，范文正达言自京师以逮四方，学医之人，皆聚而讲习，以精其术。黜庸谬，拯生灵，倬然为治道之助，其重视医术，犹不失《周礼》之遗意。夫医之为道，至精且专，病者托其生命于医师之手，呼吸之间，生死以之，故有不为良相之喻。叔季以还，学术衰落，不独于医道然也，而脉不审枢阖，味不辨咀，昧帷中之十指，忘涪上之六微，形上也而形下示之，陈陈相因，恬不为怪。试过夫一哄之市，彼家和缓而户岐区者，上者浮光掠影，幸而有瘳，自矜首功，不幸而否，亦不任咎，若是者，其用心至巧，而其弋大名也亦至速。下焉者则直冥途埴，如大匠之操刀而割耳。苟有能著书立说，本其平日学识经验所得，明诏当世，以共事切磋者，则且心折而目笑存之，然而卒亦不数数觏，盖医道之难能而可贵也如此。余频季客海上，习习闻丁甘仁先生之名，客夏旧患便血症大剧，镇海金君雪塍语余，非求治于丁先生不可，因为预言其处方治病事甚悉，乃驱车往访，至则遇先生于门，盖已日旰罢诊矣。越数日而讣至，匆匆一面，竟成千古，自怅求益之晚。嗣乞其文孙济万诊断，不一月而所患若失。济万之学，一出先生，过从既数，辄因济万而思及先生，以未得亲炙为憾。一日，济万出所集先生方案示余，以墨首之文相属。余受而读之，恍若亲承先生之绪论，证以金君所言，又往往而合，夙昔怀想，为之大慰。夫医非三世不专，非九折不精，先生之矫然自异，济万之恪守祖德，皆晚近所罕见，丁氏之以医世其家也有以哉！昔扁鹊之治病也，饮药三十日，视见垣一方，与科学家之所谓爱格司光者，照人脏腑，洞见症结，将毋同？济万虚中劬学，锲而不舍，行且媲美昔贤，宁止发扬家学，聊于此书，一发其凡。若夫先生之勤味道腴，术擅活人，则精于医者，类能道之，毋余之赘言云。

丁卯十有一月元吉西神王蕴章谨序于秋平云室

夏序

医何尚乎有案，案何尚乎有方，方者，效也；案者，断也。案有理有法，穷其因，详其证，而断以治。方有君有臣，有正有反，有奇有偶，因其过，去其偏，而持乎平。平即治，治即愈矣。慨自长沙以降，名贤如鲫，著述之多，更仆难尽，至于今日，读者不暇举其名目，遑论其所说哉！即其说也，亦复各持一端，善于此者毁于彼，主于此者奴于彼，而更句繁语叠，篇重简复，片言可尽，累卷难穷，虽妙语如环，动人耳目，而清谈徒尚，无补实用。论不能必其有用，用不能必其有效，徒使学人目眩耳迷、徘徊歧路，尽信书则不如无书，以有涯之生，致无穷之学，其不殆者寡矣。博以求约，信而有征，则医案是尚。盖医案之作，因证求因，以因求治，因治制方，以方观效。其效也，如鼓应桴，其不效也，如日月之食，非可以空言搪塞，敷语维持也。后之学人，按图以索，亦步以趋，损益成法，错纵新意，因规矩以成方圆，举一隅而得三反，其用宏，其效着矣。案之佳者，首推清代，徐、尤、叶、薛，各有专精。宅诵家传，奉为鸿秘，惟精于此者拙于彼，癖于补者难于攻，殆所谓专精易深，众善难求者欤。甘仁丁先生，系出孟河，孟河固多名医。先生耳目所及，取精撷华，益复上追古人，穷研至理，熔古铸今，内外兼善，盖无病而不治，无治而不痊者也。悬壶海上，户限为穿，社会推为良工，医界让为巨擘。绍庭几席追陪，谬承知己，谊同昆季，进于友师，磨琢切磋，获益无既。惜乎仁者不寿，先生遽归道山，马首难瞻，他山莫助，此绍庭所为嘻吁流涕者也。乃者先生文孙济万，克承先志，收辑遗案，编订成书。以资后学之观摩，以作同道之借镜，意至善也。辱承不弃，索序于余，惭余无学，不足以序先生，惟以为医案之关系医道也如此其巨，而先生之学问，为绍庭所深知，则此编之有益于同道、于后学，盖无待乎烛照数计而龟卜矣，是为序。

丁卯年冬月应堂夏绍庭谨撰

王序

阴阳五行，参伍错综，迭相为用。气有偏胜，故理有扶抑，其间轻重疾徐，酌其盈，剂其虚，补其偏，救其弊，审察乎毫厘之际，批导乎隙窾之中，盖戛乎其难哉。先生以孟河宿学，为歇浦良师，其根柢之深，经验之富，固不待赘言。文孙济万来汇先生遗案成帙，将寿诸枣梨，征序于余。余笑曰：是殆以管蠡之见，窥天而测海也。虽然，余尝与先生相会诊，见其虚衷抑己，恒心折焉。今读其所遗医案，信乎先生之学，真能明阴洞阳。酌其盈，剂其虚，补其偏，救其弊，而有功于后学也。非根柢之深，经验之富，其孰能与于斯。

丁卯十月古歙王仲奇谨撰

曹序 ◉

予之得交甘仁先生也有年矣，先生尝曰：道无术不行。昔固闻而疑之，窃谓江湖术士，有时自秘其长，以要人重币，医虽小道，为病家生命所托，缓急死生，间不容发，何处可用术者？先生曰：是有说焉，昔者卞和得良璞，献之荆台，楚王以为燕石也，三献不受，卒刖卞和之足。齐王好竽，雍门子抱琴立于王门，三年不得见，夫雍门子之琴诚善矣，其如王之不好何？夫交浅言深，取信良难；况在死生存亡之顷，欲求速效，授以猛剂，则病家畏；素不相习，漫推心腹，则病家疑；疑与畏交相阻，虽有上工良剂，终以弃置不用。呜呼！此亦荆台之璞，王门之琴，卞和、雍门子所为痛心者也。闻古之善医者，曰和曰缓，和则无猛峻之剂，缓则无急切之功。

凡所以免人疑畏而坚人信心者，于是乎在，此和缓之所以名，即和缓之所以为术乎！先生之言如此，可以知所尚矣。嗟夫！自金元四家而后，各执仲景一偏，以相抵牾，异说蜂起，统系亡失，叶、薛以来，几于奄忽不振，先生愀然忧之。每当诊治，规定六经纲要，辄思求合于古，故其医案，胸痹用栝蒌薤白；水气用麻黄附子甘草；血证见黑色则用附子理中；寒湿下利则用桃花汤；湿热则用白头翁汤；阳明腑气不实则用白虎汤；胃家实则用调胃承气；于黄瘅则用栀子柏皮，阴黄则用附子，虽剂量过轻，于重症间有不应，甚或连进五六剂才得小效，然此即先生之道与术，所以免人疑畏者也。先生自去岁归道山，文孙济万，将举而付之剞劂，问序于予，予率性直，宁终抱卞和之璞，雍门之琴，以待真赏，于先生遗说，背负良多，爰略举大凡，俾读先生医案者，得以考焉。

丁卯冬十一月颖甫曹家达谨序

许序

　　半龙自毕业于中医专校，即束装还芦墟。乙丑春，丁师驰书相招，俾于广益善堂施诊。半龙自顾学识谫陋，惴惴如不胜。无何，千顷堂书肆索予《外科学大纲》，将以付之剞劂，予固不敢自信，因即就正丁师。师慨然曰：予自寓沪以来，从游者不下数百人，而于外科一道，研求者盖寡。今是编行世，不独为吾门光，抑亦造福于病家者，殊匪浅鲜也。越日，丁师为序文，辞意深挚，多所奖借。明年六月，半龙以避暑，暂归乡井，丁师即于月杪谢世。呜呼，可悲也已！今岁冬，文孙济万，将丁师外科医案，属为参校，予性疏懒，请谒之日常少，丁师乃不以为慢而优容之，又从而褒许之，今几日耳，深情浓貌，犹在目前，而丁师之墓草宿矣，然则予之不能已于言者，盖不惟泰山梁木之悲，亦聊以存知己之感也。

丁卯十一月弟子许半龙敬书于中医专校

陶序 | ⊛

　　昔者淳于意尝自录治验，上之史氏，以示治病之要，乃后世医案之嚆矢也。元明以降，此风大炽，而可传之作，寥若晨星。迫于近今，更渺不可得。盖驳杂而不醇，验与不验，不复计焉。而筬于海上乃得丁师甘仁，师上追轩岐之奥旨，中发仲景之原理，晚得叶、王之治法，实昏夜之烛，空谷之音也。惜以诊务纷繁，席无暇暖，著作甚鲜，所存者惟医案数卷而已。文孙济万世兄，绳武祖德，不忍见手泽之湮没，校雠付刊，嘉惠后学，其功诚不浅，而吾师之作，自此传矣。筬椎鲁无文，不敢赞一辞，敬缀数言，聊志景仰云尔。

丁卯季秋门人陶可筬谨序

秦序 ⚫

丁卯冬仲，秉臣世兄辑录甘仁师医案，问序于余，余再拜受之。今世之所谓名医者，有三术焉。见病势较重，即多防变推诿之辞，为日后愈则居功，变则诿过之地，此其一也；专选平淡和平之药，动曰为某方所增损，以博稳当之名，可告无罪于天下，此其二也；和颜悦色，温语婉词，动效奴仆之称，求媚于妇女庸愚之辈，使其至死不悟，此其三也。三者之外，求见理明决，处方活泼，进而预定病势之吉凶，先言愈期之早暮者，百不得一焉。乃举世悠悠，孰分泾渭之日，于海上得丁师甘仁，师于黄帝、岐伯、越人、元化之书，既多心得，而尤致力于仲景古训。尝谓医有二大法门，一为伤寒之六经病，一为金匮之杂病，皆学理之精要，治疗之准则。更旁及刘、李、朱、张、天士、孟英辈，历代专集，比拟考求，发明其奥。盖不以术豪，而独以积学自高，宜其别病处方。展指上阳春，而沉寒忽散；泼壶中甘露，而元气顿光。有若洞垣之照，大还之丹，孟渎海滨，咸化为春台寿域矣。不幸去岁以微疾易箦，大吕黄钟，正音遽寂；茫茫宇宙，大觉焉求。平居又以诊务纷繁，着述鲜少，所存者仅《喉科概要》一卷而已。门生故旧嗟叹之余，因倩文孙秉臣世兄逻辑历年医案，以资流传。秉臣世兄宿承家学，临诊多时，其收集者，自当较同侪富且稽也。虽然，先大父又词公以文学之暇，攻研医籍，名被浦江东西，召楼奚丈铸翁曾作读内经图赠之，迄今弃养垂十载，乡人士遇疾苦，犹有称道之者，家藏医案盈尺，余仅辑数十纸刊诸医学杂志，久欲付刊专集，未能偿愿，以视秉臣世兄之孝思，不禁又兴手泽之悲矣。

门弟子上海秦之济伯未甫敬撰

丁甘仁先生别传 ⊙

　　丁君甘仁殁后，予既据生平实录，为之撰述家传。然先生良医也，以先生之绪论，为予所得闻者，及今不为论次，后将无有知者矣，为作别传云。

　　甘仁先生既卒业于其乡，初行道于苏州，无所合，复东行之海上，乃大行。既而问业于汪莲石，汪令治伤寒学，于舒氏集注，最有心得。由是凡遇杂证，辄先规定六经，然后施治。尝谓脑疽属少阴，发背属太阳，皆不当误投寒凉，此其大较也。又善易理。尝语予曰：夏至一阴生，易象为姤嗣，是阴气渐长，中阳渐虚，阳散于外，阴守于内，设持循而不乱，足以抵御天阳，当无暑热之病。设或过于饮冷，中阳不支，乃有洞泄寒中，及寒霍乱诸证。予因是悟附子理中及通脉四逆方治。冬至一阳生，易象为复嗣，是阳气渐长，里阴渐薄，阴寒在外，伏阳在内，设固閟而不耗，足以抵御寒气，则必无伤寒重证。惟妄为作劳，阴液散亡，阴不胜阳，乃有冬温之病。予是以悟少阴有大承气及黄连阿胶方治。予曰：善。先生于治病方药，知无不言，言无不尽。其论疗毒曰：热毒暴发，头面为重，甚有朝发而夕死者，乡村求药，去城市辽远，一时不及措手，惟有速取野菊叶，捣汁饮之，渣涂患处，消肿最速。予向者于吴姓验之。

　　又曰：凡湿毒在里之证，正当祛之出表。但既出于表，宜重用大小蓟、丹皮、赤芍，以清血分余毒，不独外疡为然，即历节风亦无不然。是说也，予近于戴姓妇人验之。又曰：凡心痛不可忍者，急用乳香、没药，酒水合煎，可以立止。是说也，予于江姓缝工验之。又尝言吴又可《温疫论》，最得仲景微旨。予问其故，先生曰：太阳篇云，本发汗而复下之，此为逆也，若先发汗，治不为逆。本先下之，而复汗之，为逆，若先下之，治不为逆。

由前之说，则伤寒之治法也；由后之说，则温热之治法也。予治夏秋之交热病，亦屡验之。今先生往矣，惜乎相见日浅，绪论无多，故即夙昔所闻者，着之于篇，俾后生小子，知吉光片羽之大可珍惜焉。

丁卯冬十二月世愚弟曹家达拜撰

【点评】《丁甘仁医案》出版于 1927 年。作序之人有马福祥、王蕴章、夏绍庭、王仲奇、曹家达、许半龙、陶可箴、秦之济。后还附有曹家达撰写的《丁甘仁先生别传》一篇。其中，许半龙、陶可箴、曹家达、秦伯未四人是丁甘仁的弟子，属孟河医派传人。这些序和别传，内容丰富，记录精深，既有对丁氏在中医学发展中做出的卓越贡献和临证丰富经验的高度评价，也有对中医学精奥理论的阐述。围绕丁氏医案，这些为该书作序和别传的名家对丁氏的一生及其在中医学发展上的贡献进行了客观公正评述。现在读来，这些评述对中医学的理论和临床研究，对中医学高等教育的研究，对中医学人才的培养均有重要的价值和指导意义。序中体现了以下几方面的内容：

1. 高度赞赏丁氏"道无术不行"的哲学思想。王蕴章的序赞扬丁甘仁先生对中国传统哲学中道术观的传承和发扬。因此，他在序末发出感慨："若夫先生之勤味道腴，术擅活人，则精于医者，类能道之，毋余之赘言云。"这生动反映了丁甘仁道术融会贯通的事实。而这种在传承发展中形成的指导思想是孟河学派形成的历史积累。在过去孟河地区，从汉唐医家葛洪等尊仲景学始，宋有许叔微，明有王肯堂，至清与江南叶薛诸家为邻，反映出学有渊源，根基深厚，均非一朝之功。而表现在医学治疗过程中则传承和倡导"和缓醇正"的思想。因此，要切记医生在治病时选药一定要结合病人的体质而定，否则会"交浅言深，取信良难；况在死生存亡之顷，欲求速效，授以猛剂，则病家畏；素不相习，漫推心腹，则病家疑；疑与畏交相阻，虽有上工良剂，终以弃置不用"。他强调"和则无猛峻之剂，缓则无急增之功"。

2. 高度赞赏全书反映的独特的临床经验。如王蕴章序言中说到便血的证治。他患便血，请丁济万医治，而丁济万得其祖父丁甘仁之真传，立处方，一月之内病近痊愈。这侧面反映了丁甘仁医术高超，其经验既可传承，又可在实践中复制。特别是从书中"便血案"条目中记载的6个医案开有6个药方的案例可以看出其辨证论治的独特经验。

3. 高度赞赏丁氏广交同道、虚心研讨的合作精神。丁氏"振乃祖之心得，付梨枣而遍观，成一家之言，为万世之方，析疑辨难，矫末俗之肤受，苦心勤求，挽既失之国粹"，形成良好社会基础，为拓展传承创新、育人造福之鸿图创造条件。在医疗实践中，他也善于向同行学习，常与汪莲石、余听鸿、唐容川、张幸青诸同道交往，博采众长。夏绍庭序言中说："绍庭几席追陪，谬承知己，谊同昆季，进于师友，磨琢切磋，获益无既。"安徽歙县新安王氏医学的杰出代表王仲奇在序言中说："虽然余尝与先生相会诊，见其虚衷抑己，恒心折焉。"《丁甘仁先生别传》云："既而问业于汪莲石，汪令治伤寒学，于舒氏集注，最有心得。"可见，丁甘仁对同行也无门户偏见，虚怀若谷。需特别指出的是，他与汪莲石事际上是师徒关系。正是丁甘仁博采众家的风格，帮助其汇集了一大批名医，为后来创办上海中医专门学校，并发扬与传承中医学奠定了基础。

4. 高度赞赏整理丁氏遗著，即生前诊治之医案的意义。全书医案均有理、有法，列出方药，阐述详细，为患者可知、学者可记、读者可诵、后者可学。而夏氏之说更为锦上添花，讲到："医何尚乎有案，案何尚乎有方，方者，效也；案者，断也。案有理有法，穷其因，详其证，而断以治。方有君有臣，有正有反，有奇有偶，因其过，去其偏，而持乎平。平即治，治即愈矣。"所以，正确的思维，也反映在诊疗时记录的理、法、方、药的全过程。这也是夏绍庭对丁氏一生行医、传教后生而对中医药发展作出辉煌贡献的高度总结和评价，进而说明写好医案的临床意义。医案是显示一个医生在诊疗疾病过程中最原始、最客观的病情和治疗的记录，也是医生最集中、最紧张、最果断时的思想的反映，又是其经验积累的体现，是学术发展渐见规范化、标准化的努力目标和要求。因规矩以成方圆。

5. 高度赞赏丁氏传承创新的精神。丁氏所处的时代，西学东渐。在中医学术日渐衰落，而西医以解剖之精、研几之审大有起而代之之势的大环境下，丁氏仍不惜余力，力邀有识之士、同道名家，进行传承创新。而在丁氏遽归道山、马首难瞻、他山莫助后，其文孙济万克承先志、虚中劬学、锲而不舍，尤能收辑遗案，编订成书，以资后学之观摩，以作同道之借镜，其功大焉。

6. 高度赞赏丁氏高尚的医德。秦氏序中指出："今世之所谓名医者，有三术焉。见病势较重，即多防变推诿之辞，为日后愈则居功，变则诿过之地，此其一也；专选平淡和平之药，动曰为某方所增损，以博稳当之名，可告无罪于天下，此其二也；和颜悦色，温语婉词，动效奴仆之称，求媚于妇女庸愚之辈，使其至死不悟，此其三也。"作为入门弟子，秦氏赞赏丁氏之学识渊博，经验丰富；也遗憾于丁氏因诊务繁忙，而著述甚少；更高度赞赏他的医德高尚，不仅诊治患者，且为病家尽力减轻负担。曹家达在别传中记述："先生于治病方药，知无不言，言无不尽。其论疗毒曰：热毒暴发，头面为重，甚有朝发而夕死者，乡村求药，去城市辽远，一时不及措手，惟有速取野菊叶，捣汁饮之，渣涂患处，消肿最速。予向者于吴姓验之。"这完全是从简、便、验、廉的角度去考虑。

7. 高度赞赏丁氏生前拯救中医学宝贵遗产，振兴中医事业的伟大举措。丁氏不停留于过去师带徒的培养中医人才模式，而是采用普及与提高的中医教育模式，邀请上海社会名流李平书、王一亭等发起筹备，并联合沪上名医谢利恒、夏应堂等于1916年创办上海中医专门学校，亲自题写"精诚勤笃"立为校训。开创了近代中医教育的先河，对21世纪的中医教育发展产生了深远影响。遗憾的是，已经取得大量成功经验，有套比较规范的教材、有一支比较成熟的师资队伍、有一定的成功教学方法的现在，开设60余年的中医高等学校却以传承中医精华、名医临床经验为名，大力提倡师带徒、工作室的方法，把以往家传带徒的形式广泛开展，把这种比较局限、狭窄的模式运用到学校教学中去。这种模式对发展中医高等教育，培养中医高级人才带来的冲击值得深思。

卷　一

伤寒

姜左　外寒束于表分，湿痰内蕴中焦，太阳阳明为病。寒热无汗，头疼，胸闷泛恶，纳谷减少，脉浮滑，苔白腻。拟汗解化滞，重用表药。经云：体若燔炭，汗出而散。

淡豆豉三钱　赤茯苓三钱　炒枳壳一钱五分　净麻黄四分　生姜二片姜半夏二钱　六神曲三钱　青防风一钱　广陈皮一钱　炒麦芽三钱　炒赤芍一钱五分

孔左　外邪袭于太阳，湿滞内阻中焦，有汗恶风不解，遍体酸疼，胸闷泛恶，腹内作胀。宜疏邪解肌，化滞畅中。

川桂枝八分　仙半夏二钱　炒枳壳一钱　白蔻仁八分　炒赤芍一钱五分陈广皮一钱　大腹皮二钱　六神曲三钱　紫苏梗一钱五分　苦桔梗一钱　赤茯苓三钱　制川朴一钱　生姜二片

张左　寒邪外束，痰饮内搏，支塞肺络，清肃之令不行，气机窒塞不宣，寒热无汗，咳嗽气喘，难于平卧，胃有蕴热，热郁而烦躁，脉浮紧而滑，舌苔薄腻而黄。宜疏外邪以宣肺气，化痰饮而清胃热，大青龙加减。

蜜炙麻黄四分　云茯苓三钱　橘红八分　炙款冬一钱五分　川桂枝六分象贝母三钱　半夏二钱　石膏三钱　旋覆花一钱五分，包　杏仁三钱　生甘草六分

王左　脉郁数，苔薄腻尖红，身热不扬，烦躁不寐，时欲呕，此无形之邪，与有形之痰滞互阻阳明，阳明经邪，不能外达也。宜疏达

伏邪，而化痰滞。

淡豆豉三钱　薄荷叶一钱　鲜竹茹三钱，枳实同炒　炒谷麦芽各三钱
黑山栀一钱五分　朱茯神三钱　荆芥穗一钱五分　象贝母三钱　净蝉衣一钱
苦桔梗一钱　地枯萝三钱　清炙枇杷叶三张、去毛、包

　　吴左　发热不退，胸闷呕吐，舌中有一条白苔，脉弦滑而数，太
阳阳明未解，痰滞逗留，中焦气滞，宣化失司。当拟栀豉汤疏解表
邪，温胆汤蠲除痰饮，俾得邪从外解，饮从内化，则热可退，而呕吐
自止。

淡豆豉三钱　黄芩一钱五分　半夏二钱　炒谷麦芽各三钱　赤芍二钱
生姜一片　川桂枝四分　竹茹一钱五分　陈皮一钱　鸡金炭一钱五分　泽泻
一钱五分

　　袁右　伤寒两候，太阳之邪未罢，阳明之热已炽，热熏心包，神
明无以自主，发热谵语，口渴欲饮，脊背微寒，脉浮滑而数，苔黄。
宜桂枝白虎，一解太阳之邪，一清阳明之热。

川桂枝五分　仙半夏二钱　生甘草四分　连翘三钱　熟石膏三钱，打
炙远志一钱　朱茯神三钱　知母一钱五分　生姜一片　红枣二枚

　　李左　伤寒挟滞，太阳阳明为病，身热十余日不解，脊背微寒，
脉浮滑而数，口干不多饮，唇焦，苔薄腻而黄，五六日不更衣，太阳
之邪未罢，阳明之热熏蒸，肠中浊垢，不得下达。拟桂枝白虎汤加
减，疏太阳之邪，清阳明之热，助以通腑，盖阳明有胃实当下之
条也。

川桂枝五分　生甘草五分　元明粉一钱五分　竹茹一钱五分　石膏三钱
栝蒌三钱　川军三钱　半夏一钱五分　生姜二片　大枣三枚

　　狄右　伤寒两候，壮热无汗，谵语烦躁，舌焦无津，脉象沉数，
肢反逆冷，五六日不更衣，此邪已化热，由阳明而传厥阴，阴液已
伤，燥矢不下，有热深厥深之见象，风动痉厥，恐在目前。急拟生津
清热，下则存阴，以望转机。

生石膏四钱　生甘草五分　肥知母一钱五分　鲜生地六钱　玄参三钱

鲜石斛三钱　郁李仁三钱，研　大麻仁四钱，研　天花粉三钱　茅芦根各一两，去心节　清宁丸三钱，包煎

[二诊]昨进生津清热，下则存阴之剂，得便甚畅，壮热渐减，微汗蒸蒸，四肢转温，书所谓里气通而表自和之意。惟口干欲饮，尚有谵语，舌上干糙未润，少阴津液已伤，阳明伏热尚炽，脉数未静。仍宜滋少阴之阴，清阳明之热，冀其津生邪却，始得入于坦途。

生石膏四钱　肥知母一钱五分　生甘草五分　天花粉三钱　鲜生地六钱　鲜石斛三钱　玄参三钱　川贝二钱　冬桑叶二钱　粉丹皮二钱　北秫米三钱，包　茅芦根各一两，去心节

[三诊]两进生津清热之剂，壮热大减，谵语亦止，舌糙黑未润，口干欲饮，脉数溲赤，阴液被热销铄，津无上承。再拟甘凉生津，以清邪热。

羚羊片五分　鲜生地八钱　鲜石斛五钱　生石膏四钱，打　冬桑叶二钱　玄参三钱·生甘草五分　肥知母一钱五分　粉丹皮二钱　大麦冬三钱　茅芦根各一两，去心节

[四诊]表里之邪，均已大减，舌焦黑转为红绛，津液有来复之渐，邪热有退化之机，脉数较和。仍守甘凉生津，以清余焰。

西洋参一钱　鲜生地八钱　鲜石斛五钱　肥知母一钱五分　玄参三钱　大麦冬三钱　天花粉三钱　生甘草五分　桑叶二钱　粉丹皮三钱　川贝母二钱　北秫米三钱，包　茅芦根各一两，去心节

诸右　伤寒一候，经水适来，邪热陷入血室，瘀热交结，其邪外无向表之机，内无下行之势，发热恶寒，早轻暮重，神糊谵语，如见鬼状，胁痛胸闷，口苦苔黄，少腹痛拒按，腑气不行，脉象弦数，症势重险，恐再进一步则入厥阴矣。姑拟小柴胡汤，加清热通瘀之品，一以和解枢机之邪，一以引瘀热而下行，冀其应手为幸。

柴胡一钱　炒黄芩一钱　羚羊片八分　藏红花八分　桃仁泥一钱，包

青皮—钱　绛通草八分　赤芍三钱　清宁丸三钱，包　生蒲黄二钱，包

王左　肾阴本亏，寒邪外受，太阳少阴同病，发热微寒，遍体酸楚，腰痛如折，苔薄腻微黄，脉象尺弱，寸关浮紧而数。太阳主一身之表，腰为少阴之府，风寒乘隙而入，营卫不能流通，两感重症。姑拟阳旦疏达表邪，以冀速解为幸。

川桂枝五分　苏梗叶各一钱五分　北细辛三分　厚杜仲—钱五分　丝瓜络—钱五分　葱头三枚　酒炒黄芩—钱　淡豆豉三钱　炙甘草五分　晚蚕沙三钱　生姜两片

封左　诊脉浮紧而弦，舌苔干白而腻，身热不扬，微有恶寒，咳嗽气逆，十四昼夜不能平卧，咽痛淡红不肿，两颧赤色，据述病起于夺精之后，寒邪由皮毛而入于肺，乘虚直入少阴之经，逼其水中之火飞越于上，书曰戴阳重症也。阅前方，始而疏解，前胡、薄荷、牛蒡、杏、贝之品，继则滋养，沙参、石斛、毛燕、川贝，不啻隔靴搔痒，扬汤止沸。夫用药如用兵，匪势凶猛，非勇悍之将，安能应敌也。拙拟小青龙合二加龙骨汤，一以温解寒邪，一以收摄浮阳，未识能挽回否？尚希明哲指教。

蜜炙麻黄五分　川桂枝八分　大白芍三钱　生甘草八分　熟附片—钱五分　牡蛎四钱，煅　花龙骨四钱　五味子—钱，干姜三分，拌捣　光杏仁三钱　仙半夏三钱　水炙桑皮二钱　远志八分

服二剂后，气喘渐平，去麻黄又服两剂，颧红退，即更方，改用平淡之剂调理，如杏、贝、甘、桔、茯神、桑皮、苡仁、冬瓜子、北秫米等，接服五六剂而痊。

姚左　伤寒两感，太阳少阴为病。太阳为寒水之经，本阴标阳，标阳郁遏，阳不通行，故发热恶寒而无汗；少阴为水火之脏，本热标寒，寒入少阴，阴盛火衰，完谷不化，故腹痛而洞泄。胸闷呕吐，舌苔白腻，食滞中宫，浊气上逆，脉象沉迟而细，仲圣云：脉沉细，反发热，为少阴病。与此吻合，挟阴挟食，显然无疑，症势非轻。姑宜温经达邪，和中消滞。

净麻黄_{四分}　熟附子_{一钱}　藿苏梗_{各一钱五分}　制川朴_{一钱}　枳实炭_{一钱}　仙半夏_{二钱}　赤茯苓_{三钱}　白蔻仁_{八分，研}　六神曲_{三钱}　生姜_{一片}　干荷叶_{一角}

[二诊] 服温经达邪，和中消滞之剂，得微汗，恶寒发热较轻，而胸闷呕吐，腹痛泄泻，依然不止，苔腻不化，脉沉略起，太阳之经邪，虽有外解之势，少阴之伏邪未达，中焦之食滞互阻，太阴清气不升，阳明浊气不降也，羔势尚在重途，还虑增剧。仍守原法出入，击鼓而进取之。

荆芥_{一钱}　防风_{一钱}　淡豆豉_{三钱}　熟附子_{一钱}　藿苏梗_{各一钱五分}　仙半夏_{二钱}　生姜_{二片}　枳实炭_{一钱}　制川朴_{一钱}　六神曲_{三钱}　大腹皮_{二钱}　酒炒黄芩_{一钱}　干荷叶_{一角}

[三诊] 脉沉已起，恶寒已而身热未退，泄泻止而呕恶胸闷。渴喜热饮，心烦少寐，舌转灰腻，少阴之邪，已转阳明之经，中焦之食滞，与素蕴之湿浊，互阻不化也，脉证参合，渐有转机。今拟透解阳明之经邪，宣化中焦之湿滞。

粉葛根_{二钱}　淡豆豉_{三钱}　嫩前胡_{一钱五分}　藿香梗_{一钱五分}　炒黄芩_{一钱五分}　仙半夏_{二钱}　枳实炭_{一钱}　炒竹茹_{一钱五分}　六神曲_{三钱}　大腹皮_{二钱}　赤茯苓_{三钱，朱砂拌}　干荷叶_{一角}

[四诊] 得汗表热大减，而里热尚炽，呕恶止而胸脘不舒，渴喜冷饮，心烦少寐，小溲短赤，舌边尖红绛碎痛，苔转薄黄，脉象濡数，良由寒已化热，热又伤阴，津少上承，心肝之火内炽，还虑劫液之变。今拟生津清解而降浮火，邪却津生，始得坦然。

天花粉_{三钱}　生甘草_{五分}　炒黄芩_{一钱五分}　川雅连_{四分}　连翘壳_{三钱}　朱茯神_{三钱}　江枳壳_{一钱}　炒竹茹_{一钱五分}　川贝母_{二钱}　活芦根_{一尺，去节}

[五诊] 表里之热均减，渴喜冷饮，心烦少寐，小溲短赤，舌红

绛碎痛，糜点已起，脉左弦数，右濡数。此阴液已伤，津乏上承，心肝之火内炽，伏热蕴湿交蒸，病情变化，正难预料。仍以滋液生津，引火下行。

西洋参一钱五分　生甘草五分　鲜生地四钱　川连五分　川通草八分　天花粉三钱　川贝母二钱　连翘三钱　嫩白薇一钱五分　北秫米三钱，包　鲜竹叶三十张　活芦根一尺，去节

[六诊] 热势渐退，舌糜亦化，佳兆也。而心烦少寐，渴喜冷饮，脉数不靖，阴液伤而难复，虚火旺而易升，邪热已解，余焰未清，仍守增液生津，引火下行，药既获效，毋庸更张。

原方加琥珀多寐丸一钱五分，野蔷薇花露半斤，入煎。

贺右　伤寒两感，挟滞交阻，太阳少阴同病。恶寒发热，头痛无汗，胸闷腹痛拒按，泛恶不能饮食，腰酸骨楚，苔白腻，脉象沉细而迟。病因经后房劳而得，下焦有蓄瘀也。虑其传经增剧。拟麻黄附子细辛汤加味，温经达邪，去瘀导滞。

净麻黄四分　熟附片一钱五分　细辛三分　赤茯苓三钱　仙半夏三钱　枳实炭一钱　制川朴一钱　大砂仁八分　焦楂炭三钱　延胡索一钱　两头尖一钱五分，酒浸泡　生姜三片

[二诊] 昨投麻黄附子细辛汤，去瘀导滞之剂，得畅汗，寒邪已得外达，发热渐退，腹痛亦减，惟头胀且痛，胸闷不思纳食，脉象沉迟，舌苔薄腻，余邪瘀滞未楚，阳气不通，脾胃健运失司。今制小其剂而转化之。

川桂枝五分　炒赤芍三钱　紫苏梗一钱五分　云茯苓三钱　仙半夏三钱　枳实炭一钱　金铃子二钱　延胡索一钱　大砂仁八分　炒谷麦芽各三钱　生姜三片

杨右　脉象浮弦，汗多如雨，恶风发热不解，遍体骨楚，少腹痛拒按，舌苔薄而腻，病从房劳经后而得。风入太阳，皮毛开而经腧闭，蓄瘀积而气滞阻，即两感之重症也。亟宜温经达邪，去瘀消滞，

以冀应手。

川桂枝八分　白芍药二钱　清炙草八分　熟附子二钱　云茯苓三钱
大砂仁八分　焦楂炭三钱　五灵脂一钱　两头尖一钱五分，酒，浸泡　生姜三片

此症一剂而愈，故录之。明日以桂枝汤加和胃之品调之。

陈左　气阴已伤，伏邪留恋，渐欲传入少阴，虚阳易于外越，痰湿弥漫中宫，清阳不能宣布，颇虑正虚邪实。姑拟扶正达邪，宣化痰湿，俾太阴之邪，从阳枢外泄乃顺。

潞党参三钱　生甘草八分　广陈皮一钱五分　熟附块二钱　仙半夏三钱
熟谷芽三钱　软柴胡八分　云茯苓三钱　生姜三片　红枣五枚

卫左　始由发热恶寒起见，继则表不热而里热，口干不欲饮，四肢逆冷，脉沉苔腻，加之呕恶呃逆，大便不实。外邪由太阳而陷于太阴，不得泄越，阳气被遏，胃阳不宣也。脉沉非表，为邪陷于里之证。四肢逆冷，经所谓阳气衰于下，则为寒厥是也，伤寒内陷之重症。姑拟四逆汤加减，通达阳气，和胃降浊。

淡干姜五分　丁香四分　川桂枝八分　六神曲三钱　炙甘草五分　柿
蒂三枚　熟附子一钱五分　川朴八分　陈皮一钱五分　仙半夏三钱　熟谷芽三钱　生姜三片

【点评】以阴阳为纲，先定六经，辨析表里寒热虚实。

书中共载伤寒医案16则，有自表入里，或夹滞而太阳阳明为病；也有两感重症，或邪陷寒厥而为病。总的来说，凡临证，必须"先定六经"，再"按经辨治"。以阴阳为两大纲，分清表里、寒热、虚实。感邪途径是从外而入，由表及里，故治疗须以"重用表药"为原则。丁氏在治疗伤寒病时"先定六经"，在"按经辨治"的同时，再根据六经的传变及兼夹证候详加辨别，灵活制定治疗方案，做到法随证变，进退有序。

三阳证中根据寒邪是否外束肌表和有汗无汗的不同，有桂枝汤、麻黄汤的选择；若表邪乘隙入里致表里两盛，太阳少阴同

病，根据表重于里还是里重于表，又有阳旦汤和麻黄附子细辛汤的区别；表寒里热者用桂枝白虎汤或大青龙汤；热入血室用小柴胡汤加清热通瘀剂。

关于三阴证，丁氏认为多系三阳证内陷而成，邪陷入里伤正，见里证即以补里虚为主，如：外邪由太阳陷于太阴，不得泄越，阳气被遏，胃阳不宣的病证。脉沉非表，为邪陷于里之证。四肢逆冷，经所谓"阳气衰于下，则为寒厥"，此伤寒内陷之重症。当以四逆汤加减，通达阳气，和胃降浊，先稳定病情，再予施救。

在六经分治过程中，治疗表证始终以透邪热为主；治疗里证即以补里虚为主。

风温

吴右　风温秋燥之邪，蕴袭肺胃两经。肺主一身之气，胃为十二经之长，肺病则气机窒塞，清肃之令不行，胃病则输纳无权，通降之职失司，以故肌热不退，业经旬余，咳嗽痰多，胁肋牵痛，口渴唇燥，谷食无味，十余日未更衣，至夜半咳尤甚，不能安卧，象似迷睡。子丑乃肝胆旺候，木火乘势升腾，扰犯肺金，肺炎叶举，故咳嗽胁痛肋痛。若斯之甚也。脉象左尺细数，左寸关浮弦而滑，右尺软数，右寸关滑数不扬，阴分素亏，邪火充斥，显然可见。据述，起病至今，未曾得汗，一因邪郁气闭，一因阴液亏耗，无蒸汗之资料。脉症参合，症非轻浅，若进用汗法，则阴液素伤，若不用汗法，则邪无出路，顾此失彼，棘手之至，辗转思维，用药如用兵，无粮之师，利在速战。急宜生津达邪，清肺化痰，去邪所以养正，除暴所以安良，然乎否乎？质之高明。

天花粉三钱　光杏仁三钱　金银花三钱　冬桑叶三钱　生甘草八分

川象贝各二钱　连翘壳二钱　淡豆豉三钱　嫩前胡二钱　薄荷叶一钱　冬瓜子三钱　黑山栀一钱五分　广郁金一钱　活芦根一两，去节　枇杷叶露二两，冲

[二诊] 风燥外受，温从内发，蕴蒸肺胃两经，以致肌热旬余不退，咳嗽痰多，胁肋牵痛，不便转侧，口渴溲赤，夜半咳甚气逆，直至天明稍安。夜半乃肝胆旺时，木火乘势升腾，扰犯于肺。加之燥痰恋肺，肺炎叶举，清肃之令不能下行，谷食衰少，十天不更衣，胃内空虚，肠中干燥可知。唇焦，舌不红绛，但干而微腻，脉象两尺濡数，两寸关滑数无力。经云：尺肤热甚为病温。脉数者曰温。皆是伏温熏蒸之见象，平素阴液亏损，温病最易化热伤阴，是阴液愈伤，而风温燥痰为患愈烈也。欲清其热，必解其温，欲化其痰，必清其火。昨进生津解温，清肺化痰之剂，胁痛潮热，虽则略平，余恙依然，尚不足恃，颇虑喘逆变迁。今仍原意去表加清，清其温即所以保其阴，清其燥即所以救其肺，未识能出险入夷否？鄙见若斯，拟方于后。

天花粉三钱　甘菊花三钱　冬桑叶三钱　川象贝各二钱　山栀一钱五分　生甘草八分　银花三钱　连翘一钱五分　光杏仁三钱　竹茹一钱五分　丝瓜络一钱五分　芦根一两，去节　竹油一两，冲　枇杷叶露二两，冲

[三诊] 两进清解伏温，清化燥痰之剂，昨日申刻得汗不畅，伏温有外达之势，肌热较轻，而未尽退，咳嗽胁痛气逆亦觉轻减二三，固属佳兆。无如阴液亏耗之体，木火易炽，津少上承，肺失输化之权，燥痰胶结难解，口干欲饮，唇燥溲赤，脉象寸关滑数不靖，尺部无力，舌苔化而复薄腻，王孟英先生称第二层之伏邪，有类乎斯，真阴如此之亏，温邪若斯之重，安有不肌肉消瘦，皮毛憔悴者乎！所虑正不胜邪，虚则多变，尚未敢轻许无妨也。昨方既获效机，仍守原意出入。

天花粉三钱　薄荷叶八分　光杏仁三钱　鲜竹茹一钱五分　活芦根一两，去节　生甘草八分　金银花三钱　通草一钱　川象贝各一钱五分　淡竹

油—两，冲　冬桑叶三钱　连翘壳—钱五分　冬瓜子三钱　黑山栀—钱五分
枇杷叶三张，去毛，包

[四诊] 连进清解伏温，清燥化痰之剂。午后申刻得汗两次，伏温有外解之象。仲景云：阳明病欲解时，从申至戌上是也。温热已去其七，咳嗽气逆亦去其半，惟形神衰弱，唇燥口干，睡则惊悸，小溲未清，右脉滑数较和，左脉弦数不靖，舌苔化而未净。此气液素亏，肝热内炽，肺胃两经，受其摧残，安能输化津液，灌溉于五脏，洒陈于六腑哉？脉症参合，险关已逾，循序渐进，势将入于坦途。仍议清余焰以化痰热，生津液而滋化源。虽不更衣，多日不食，胃中空虚，肠中干燥，虽有燥屎，勿亟亟于下也，即请方正。

天花粉三钱　光杏仁三钱　鲜竹茹—钱五分　黑山栀—钱五分　淡竹油—两，冲　生甘草五分　川象贝各—钱五分　金银花三钱　知母—钱五分　活芦根—尺，去节　冬桑叶三钱　朱茯神三钱　连翘壳—钱五分　通草—钱
枇杷叶三张，去毛，包

[五诊] 身热已去七八，咳嗽亦减五六，咳时喉有燥痒，鼻孔烘热，口干唇燥，舌苔化而未净，肺金之风燥，尚未清彻，余热留恋。燥从火，火灼津液为痰，书所谓火为痰之本，痰为火之标也。右脉滑数较和，左脉弦数不静。阴液亏耗，肝火易炽，胃气未醒，纳谷减少，脉证参合，渐有转机之象，倘能不生枝节，可望渐入坦途。前方既见效机，仍守轻可去实，去疾务尽之义，若早进滋阴，恐有留邪之弊，拙见如此，即请明正。

净蝉衣八分　光杏仁三钱　金银花三钱　花粉三钱　炙兜铃—钱五分　轻马勃八分　川象贝各—钱五分　连翘—钱五分　生草五分　枇杷叶三张，去毛，包　冬桑叶三钱　栝蒌皮三钱　黑山栀—钱五分　竹茹—钱五分　活芦根—尺，去节

[六诊] 病有标本之分，治有先后之别，病生于本者，治其本，

病生于标者，治其标。今治标以来，伏邪已解，肺炎亦消，咳嗽痰鸣，亦减六七。惟阴分本亏，津少上承，余焰留恋气分，肺金输布无权，厥阳易于升腾，口干唇燥，头眩且痛，形神衰弱，小溲带黄，舌苔化而未净，皆系余燥为患。燥从火，火灼津液为痰，有一分之燥，则一分之痰不能清彻也。左脉弦数已缓，右脉滑数亦和，恙已转机，循序渐进，自能恢复原状。再清余燥以化痰热，生津液以滋化源，俾得津液来复，则燥去阴生矣。

　　净蝉衣八分　生甘草五分　生石决五钱　桑叶三钱　活芦根一尺，去节　轻马勃八分　光杏仁三钱　鲜竹茹一钱五分　冬瓜子三钱　枇杷叶三张，去毛、包　天花粉三钱　川象贝各一钱五分　炙兜铃一钱五分　钩藤三钱

　　张童　风自外来，温从内发，风性属阳，温易化热，热盛生痰，风善上升，风温痰热，互蕴肺胃，发热旬余，口干欲饮，咳嗽气粗，胁肋牵痛，热痰蒙蔽清窍，灵机堵塞，心主神明之所，变为云雾之乡，神识模糊，谵语妄言，起坐如狂，前医叠投犀、羚不应，其邪在气，不在营也。况按胸腹之间，似觉闷胀，内夹宿食，又可知也。舌尖红，苔薄腻黄，唇焦，脉滑数，伤寒大白云：唇焦属食积，腑行溏薄，不得径用下达明矣。脉诊证参合，痉厥之险，不可不虑。姑拟辛凉清疏，以解伏气，温胆涤痰，而通神明，苟能神清热减，自有转机。

　　薄荷一钱　朱茯神三钱　广郁金一钱五分　天竺黄二钱　荸荠汁一酒杯，冲　银花四钱　枳实一钱五分　象贝母三钱　鲜石菖蒲五分　保和丸三钱，包　连翘二钱　竹茹一钱五分　活芦根一尺，去节　冬瓜子三钱

　　一剂神清，二剂热减，三剂热退而愈。

　　王幼　发热八日，汗泄不畅，咳嗽痰多，烦躁懊憹，泛泛呕恶，且抽搐有如惊风之状，腑行溏薄，四末微冷，舌苔薄腻而黄，脉滑数不扬。前师作慢惊治，用参、术、苓、半、贝齿、竺黄、钩钩等，烦躁泛恶益甚。此乃风温伏邪，蕴袭肺胃，蓄于经络，不能泄越于外，势有内陷之象。肺邪不解，反移大肠则便溏，阳明之邪不达，阳不通

行则肢冷，不得与慢惊同日而语也。况慢惊属虚，岂有烦躁懊侬之理？即曰有之，当见少阴之脉证。今种种病机，恐有痧疹内伏也，亟拟疏透，以冀弋获。

荆芥穗一钱五分　粉葛根二钱　蝉衣八分　薄荷八分　苦桔梗八分　淡豆豉三钱　银花炭三钱　连翘一钱五分　赤茯苓三钱　枳实炭一钱五分　炒竹茹一钱五分　藿香梗一钱五分

[二诊] 服疏透之剂，得汗甚多，烦躁泛恶悉减。面额项颈之间，有红点隐隐，即痧疹之见象。咳嗽痰多，身热不退，舌质红，苔薄腻而黄，脉滑数。伏温之邪，有外达之机，肺胃之气，窒塞不宣。仍从辛凉清解，宣肺化痰，冀痧透热退则吉。

原方去豆豉，加紫背浮萍。

赵 左　温邪四天，身热有汗不解，口渴欲饮，烦躁不安，脉濡数，舌黄，伏邪郁于阳明，不得外达，虑其化火入营。急宜清解伏温，而化痰热。

淡豆豉三钱　金银花三钱　霜桑叶三钱　活芦根一两，去节　黑山栀一钱五分　连翘壳一钱五分　甘菊花三钱　鲜竹叶三十张　粉葛根二钱　天花粉三钱　象贝母三钱

孙女　初起身热形寒，即鼻衄如湧①，吐血盈碗，口干不多饮，入夜烦躁不安，脉濡数，舌边红，苔薄腻。伏温之邪在营，逼血妄行；大忌骤用滋阴，恐温邪不得从阳明而解也。

黑荆芥一钱五分　轻马勃八分　连翘一钱五分　白茅花根三钱、两札　冬桑叶三钱　淡豆豉三钱　象贝母三钱　侧柏炭一钱五分　粉丹皮一钱五分　竹茹一钱五分　黑山栀一钱五分　薄荷叶八分

[复诊] 投药两剂，吐衄均止，身热转盛，苔腻稍化，脉仍濡数。伏温之邪，由营及气，由里达表，佳象也。仍与辛凉清解，以泄

———————
① 湧：同"涌"。

其温。

薄荷八分　淡豆豉三钱　象贝三钱　连翘一钱五分　朱茯神三钱　赤芍一钱五分　桑叶三钱　黑山栀一钱五分　竹叶三十张　竹茹一钱五分　茅根一两，去节

陈左　身热及旬，咳嗽痰有腥味，大便不实，舌质红，苔黄，脉滑数，白疹布而未透，风温袭入肺胃，湿热蕴蒸气分，症势非轻。拟轻清宣解，轻可去实，千金苇茎加味。

净蝉衣八分　生草五分　金银花三钱　象贝母三钱　连翘一钱五分　生苡仁三钱　嫩前胡一钱五分　桔梗五分　冬瓜子三钱　赤芍一钱五分　桑叶三钱　芦根五钱，去节　鲜荷叶一角　金丝荷叶五张

徐孩　发热六天，汗泄不畅，咳嗽气急，喉中痰声辘辘，咬牙嚼齿，时时抽搐，舌苔薄腻而黄，脉滑数不扬，筋纹色紫，已达气关。前医叠进羚羊、石斛、钩藤等，病情加剧。良由无形之风温，与有形之痰热，互阻肺胃，肃降之令不行，阳明之热内炽，太阴之温不解，有似痉厥，实非痉厥，即马脾风之重症，徒治厥阴无益也。当此危急之秋，非大将不能去大敌，拟麻杏石甘汤加减，冀挽回于什一。

麻黄一钱　杏仁三钱　甘草一钱　石膏三钱　象贝三钱　天竺黄二钱　郁金一钱　鲜竹叶三十张　竹沥五钱，冲　活芦根一两，去节

[二诊] 昨投麻杏石甘汤加减，发热较轻，咬牙嚼齿抽搐均定，佳兆也。惟咳嗽气逆，喉中尚有痰声，脉滑数，筋纹缩退，口干欲饮，小溲短赤，风温痰热，交阻肺胃，一时未易清彻。仍击鼓再进。

麻黄一钱　杏仁三钱　甘草一钱　石膏三钱　象贝三钱　广郁金一钱　天竺黄二钱　兜铃一钱五分　冬瓜子三钱　淡竹油五钱，冲　活芦根二两，去节

[三诊] 两进麻杏石甘汤以来，身热减，气急平，嚼齿抽搐亦平，惟咳嗽痰多，口干欲饮，小溲短赤，大便微溏色黄，风温已得外解，痰热亦有下行之势，脉仍滑数，余焰留恋。然质小体稚，毋使过之，

今宜制小其剂。

净蝉衣八分　川象贝各一钱五分　金银花三钱　冬桑叶三钱　通草八分　杏仁三钱　炙远志五分　连翘一钱五分　花粉三钱　兜铃一钱五分　冬瓜子三钱　活芦根一两，去节　荸荠汁一酒杯，冲

李左　壮热一候，有汗不解，口渴烦躁，夜则谵语，脉洪数，舌边红中黄，伏温化热，蕴蒸阳明气分，阳明热盛，则口渴烦躁，上熏心包，则谵语妄言，热势炎炎，虑其入营劫津。急拟白虎汤加味，甘寒生津，专清阳明。

生石膏五钱　连翘壳三钱　粉丹皮一钱五分　鲜竹叶三十张　肥知母一钱五分　黑山栀一钱五分　霜桑叶三钱　朱茯神三钱　生甘草八分　天花粉三钱　淡黄芩三钱　活芦根一两，去节

汪左　诊脉沉细而数，苔薄黄，表热不扬，而里热甚炽，神识昏糊，谵语妄言，甚则逾垣上屋，角弓反张，唇焦，渴不知饮，此温邪伏营，逆传膻中。温郁化火，火灼津液为痰，痰随火升，蒙蔽心包，神明无主，肝风骤起，风乘火势，火借风威，所以见证如是之猖狂也。脉不洪数，非阳明里热可比，厥闭之险，势恐难免。亟拟清温熄风，清神涤痰，以救涸辙而滋化源，是否有当，质之高明。

鲜石斛三钱　犀角片五分　薄荷八分　朱茯神三钱　川贝三钱　花粉三钱　羚羊片三分　连翘一钱五分　江枳实一钱　竹茹一钱五分　天竺黄一钱五分　石菖蒲八分　竹沥冲，二两　紫雪丹四分，冲

两剂，风平神清，表热转盛，去紫雪、犀、羚，加芩、豉，重用银、翘，数剂而安，伏温由营达气而解。

张左　发热汗多，气短而喘，脉数而乱，舌红，暑热伤津耗气，肺金化源欲绝，肺为水之上源，肺虚不能下荫于肾，肾不纳气，肺主皮毛，肺伤则卫气失守，是以汗出甚多。经云：因于暑、汗、烦则喘喝是也。症势危笃，勉拟生脉散，益气生津，而清暑热。

西洋参三钱　大麦冬三钱　鲜石斛三钱　清炙枇杷叶三钱，包，去毛　天花粉三钱　肥知母一钱五分　牡蛎一两　浮小麦一两

谢右　温邪发热八天，汗泄不畅，渴而引饮，神昏谵语，叠见呃逆，舌红，脉沉数无力，阴液已伤，邪郁不达，暑热痰浊互阻，木火冲气上逆，胃气不得下降，清窍被蒙，神明无以自主，症势沉重。急宜生津清温，和胃降逆。

鲜石斛五钱　金银花三钱　陈广皮一钱　旋覆花一钱五分，包　淡豆豉三钱　连翘壳一钱五分　鲜竹茹一钱五分　天花粉三钱　黑山栀一钱五分　柿蒂五枚　炙远志肉八分

雷右　身热一候，有汗不解，咳嗽气逆，但欲寐，谵语郑声，口渴不知饮，舌光红干涸无津，脉细小而数，右寸微浮而滑，此风温伏邪，始在肺胃，继则传入少阴，阴液已伤，津乏上承，热灼津液为痰，痰热弥漫心包，灵机堵塞，肺炎叶枯，有化源告竭之虞，势已入危险一途。勉拟黄连阿胶汤合清燥救肺汤加减，滋化源以清温，清神明而涤痰，未识能挽回否？

蛤粉炒阿胶三钱　天花粉三钱　鲜生地三钱　天竺黄二钱　川雅连五分　冬桑叶三钱　鲜石斛三钱　光杏仁三钱　川贝三钱　淡竹沥五钱，冲　冬瓜子三钱　活芦根一两，去节　银花露一两　枇杷叶露二两，煎药

另饮去油清鸭汤，佐生阴液。

[二诊]　昨进黄连阿胶汤合清燥救肺汤之剂，津液有来复之渐。舌干涸转有润色，神色较清，迷睡亦减，而里热依然，咳嗽气逆，咯痰艰出，口干欲饮，脉息如昨，数象较和。伏温燥痰，互阻肺胃，如胶似漆，肺金无以施化，小溲不通，职是故也。昨法既见效机，仍守原意出入。

蛤粉炒阿胶三钱　桑叶三钱　鲜生地三钱　鲜石斛三钱　川贝三钱　光杏仁三钱　天花粉三钱　天竺黄二钱　生甘草五分　活芦根一两，去节　冬瓜子三钱　知母一钱五分　竹沥五钱，冲　银花露一两　枇杷叶露二两，煎药

[三诊]　投药两剂，神识已清，舌转光红，身热较退，咳痰艰出，

口干欲饮，脉细滑带数。阴液伤而难复，肝火旺而易升，木叩金鸣，火烁津液为痰，所以痰稠如胶，而咳逆难平也。仍拟生津清温，润肺化痰，俾能精胜邪却，自可渐入坦途。

原方去知母、天竺黄，加青蒿梗三钱、嫩白薇三钱。

张左　发热十二天，有汗不解，头痛如劈，神识时明时昧，心烦不寐，即或假寐，梦语如谵，咽痛微咳，口干欲饮，舌质红苔黄，脉弦滑而数。风温伏邪，蕴袭肺胃，引动厥阳升腾，扰犯清空，阳升则痰热随之，蒙蔽灵窍，颇虑痉厥之变。亟拟清疏风温，以熄厥阳，清化痰热而通神明，如能应手，庶可转危为安。

羚羊片五分　银花三钱　朱茯神三钱　川象贝各一钱五分　菊花三钱　竹茹一钱五分　桑叶三钱　带心连翘一钱五分　枳实一钱五分　天竺黄二钱　山栀一钱五分　茅根五钱，去心　鲜石菖蒲五分　珠黄散二分，冲服　淡竹沥一两，冲服

[二诊] 神识已清，头痛亦减，惟身热未退，咽痛焮红，咽饮不利，口干溲赤，咳痰不爽，脉滑数，舌质红苔黄。风为阳邪，温为热气，火为痰之本，痰为火之标。仍从辛凉解温，清火涤痰。

桑叶三钱　薄荷八分　连翘一钱五分　川象贝各一钱五分　天竺黄二钱　桔梗八分　菊花三钱　银花三钱　山栀一钱五分　轻马勃八分　生甘草八分　竹茹二钱，枳实拌炒　活芦根一两，去节　淡竹沥五钱，冲

陆左　风温伏邪，夹痰交阻，肺胃不宣，少阳不和，寒热往来，咳嗽胸闷，甚则泛恶。脉象弦滑，舌前半无苔，中后薄腻。和解枢机，宣肺化痰治之。

前柴胡各五分　云苓三钱　光杏仁三钱　炒谷麦芽各二钱　象贝三钱　苦桔梗一钱　橘红一钱　冬桑叶三钱　枳实炭三钱　半夏一钱五分　炒竹茹一钱五分　冬瓜子三钱

[复诊] 寒热轻减，咳嗽痰多，口干欲饮，五六日未更衣。舌前半光绛，中后腻黄，脉数不静，阴液已伤，阳明腑垢不得下达。今拟

存阴通腑，清肺化痰。

天花粉三钱　生草六分　象贝三钱　生枳实一钱五分　杏仁三钱　元明粉一钱五分，冲　川军三钱　冬瓜子三钱　炒枳壳三钱　干芦根一两，去节

许君　咳嗽膺痛，身热轻而复重，大便溏泄，舌苔灰腻而黄，脉滑数。风温伏邪，挟滞交阻，邪不外达，移入大肠。拟葛根芩连汤加减。

粉葛根二钱　淡豆豉三钱　枳实炭三钱　酒黄芩一钱五分　炒银花四钱　赤苓三钱　香连丸一钱，包　炒赤芍一钱五分　桔梗八分　荷叶一角　象贝母三钱

袁左　温邪挟滞，阳明为病，发热十天，口渴烦躁，谵语妄言，舌糙黄，六七日未更衣，脉象滑数有力，此浊垢不得下达之征也。法宜生津清温，加栝蒌、大黄，以符仲景急下存阴之意。

粉葛根二钱　金银花三钱　肥知母一钱五分　生甘草八分　生石膏三钱　天花粉三钱　全栝蒌四钱，玄明粉一钱，同捣　生军三钱　鲜竹叶三十张　茅芦根各五钱，去心、节

陈左　身热四天，有汗不解，烦躁胸闷，入夜神糊谵语，苔黄脉数。此无形之伏温，与有形之痰浊互阻，清阳被灼，君主乃昏。宜清温涤痰，而安神明。

粉葛根一钱五分　天花粉三钱　黑山栀一钱五分　竹叶心三钱　金银花三钱　鲜竹茹一钱五分　九节菖蒲一钱　荸荠汁冲，一酒杯　带心连翘三钱　枳实炭二钱　炙远志肉五分　活芦根一两，去节

祁左　冬温伏邪，身热十七天，有汗不解，咳嗽胁痛，甚则痰内带红，渴喜热饮，大便溏泄。前投疏表消滞，荆防败毒、小柴胡及葛根芩连等汤，均无一效。今忽汗多神糊，谵语郑声，汗愈多则神识愈糊，甚则如见鬼状。苔干腻，脉濡细。是伏邪不得从阳分而解，而反陷入少阴，真阳外越，神不守舍，阴阳脱离，不能相抱。脉症参合，危在旦夕间矣。急拟回阳敛阳，安定神志，冀望一幸。

吉林参须一钱　熟附片一钱　煅牡蛎四钱　花龙骨三钱　朱茯神三钱

炙远志二钱　　仙半夏二钱　　生白术一钱五分　　浮小麦四钱　　焦楂炭二钱　　干荷叶一角　　炒苡仁谷芽各三钱

两剂后即汗敛神清，去参、附、龙、牡，加炒怀山药三钱、川贝二钱，又服二剂。泻亦止，去楂炭，加炒扁豆衣三钱、藕节三枚，即渐渐而痊。

董左　初起风温为病，身热有汗不解，咳嗽痰多，夹有红点，气急胸闷，渴喜热饮，大便溏泄。前师叠投辛凉清解，润肺化痰之剂，似亦近理，然汗多不忌豆豉，泄泻不忌山栀，汗多伤阳，泻多伤脾，其邪不得从阳明而解，而反陷入少阴，神不守舍，痰浊用事，蒙蔽清阳，气机堵塞。今见神识模糊，谵语郑声，汗多肢冷，脉已沉细，太溪、趺阳两脉亦觉模糊，喉有痰声，嗜寐神迷，与邪热逆传厥阴者，迥然不同，当此危急存亡之秋，阴阳脱离即在目前矣，急拟回阳敛阳，肃肺涤痰，冀望真阳内返，痰浊下降，始有出险入夷之幸，然乎否乎，质之高明。

吉林参八分　　熟附片八分　　左牡蛎三钱　　花龙骨三钱　　朱茯神三钱
炙远志一钱　　仙半夏一钱五分　　川象贝各二钱　　水炙桑叶皮各一钱五分　　炒扁豆衣三钱　　生薏仁四钱　　冬瓜子三钱　　淡竹沥一两，生姜汁两滴同冲服　　另真猴枣粉二分，冲服

[二诊] 前方服后，肢渐温，汗渐收，脉略起，原方加光杏仁三钱。

[三诊] 肢温汗收，脉亦渐起，阳气已得内返，神识渐清，谵语郑声亦止，惟咳嗽痰多，夹有血点，气逆喉有痰鸣，舌苔薄腻转黄，伏温客邪已有外达之机，痰浊逗留肺胃，肃降之令失司。今拟清彻余温，宣肺化痰。

桑叶一钱五分　　桑皮一钱五分　　光杏仁三钱　　川象贝各一钱五分　　朱茯神三钱　　炙远志一钱　　炙兜铃一钱　　生薏仁三钱　　冬瓜子三钱　　淡竹油一两
猴枣粉二分，冲服　　鲜枇杷叶三钱，去毛、包

[四诊] 服两剂后，咳嗽气逆痰鸣，均已大减，咽喉干燥，痰内带红，舌边绛，苔薄黄，神疲肢倦，脉濡小而数，是肺阴暗伤，痰热未楚。今拟清燥救肺，化痰通络。

蛤粉炒阿胶一钱五分　南沙参三钱　侧柏炭一钱　竹茹二钱　藕节二枚　桑叶皮各一钱五分　粉丹皮一钱五分　甜光杏三钱　川象贝各二钱　栝蒌皮二钱　蜜炙兜铃一钱　冬瓜子三钱　干芦根一两，去节　猴枣粉二分　竹沥一两，冲

枇杷叶露煎药，二三剂渐次告愈。

按：风温冬温，用参、附、龙、牡等，是治其变症，非常法也。盖人之禀赋各异，病之虚实寒热不一，伤寒可以化热，温病亦能化寒，皆随六经之气化而定。是证初在肺胃，继传少阴，真阳素亏，阳热变为阴寒，迫阳既回，而真阴又伤，故先后方法两殊，如此之重症，得以挽回。若犹拘执温邪化热，不投温剂，仍用辛凉清解，如连翘、芩、连、竺黄、菖蒲、至宝、紫雪等类，必当不起矣，故录之以备一格。

【点评】本篇有风温医案 19 则，丁氏融伤寒温病于一体，客观地分析病情，把六经、卫气营血和三焦的辨证联系在一起。其治疗经验集中体现在"轻、透、救"的用药特点上。"轻"即"轻可去实"之意，即感邪早期，看到使用重剂而不见效、药量无可再加又无法可施之时，改用轻剂或有转机之望。丁氏的这一用药特点，既是治疗疾病的需要，又是防止用药太重伤患者正气的需要。其轻指药之性缓而量微，所选用药物既能发挥治疗作用而又没有留邪伤正的弊端。在风温门的第一案就可看出此用药经验，连续六诊，用药随证变化，强调利在速战。"透"即透邪热外出，邪热初入更宜用轻清透邪法宣展气化，不宜即取清气，否则将出现寒滞闭围的现象。"救"即及时救治，若邪热不解，陷入厥少，病情即转险重(如风温第 19 案)，必须及时救治。此时邪不得从阳明而解，而反陷入少阴，神不守舍，痰浊用事，蒙蔽清阳，气

机堵塞。今见神识模糊，谵语郑声，汗多肢冷，脉已沉细，太溪、跌阳两脉亦觉模糊，喉有痰声，嗜寐神迷，与邪热逆传厥阴者迥然不同，当此危急存亡之秋，阴阳脱离即在目前矣，急拟回阳敛阳，肃肺涤痰。当时，这种情况不是风温常见证，在案后有原按分析非常清楚，很有启示。

暑温

计左　暑温一候，发热有汗不解，口渴欲饮，胸闷气粗，入夜烦躁，梦语如谵，小溲短赤，舌苔薄黄，脉象濡数。暑邪湿热，蕴蒸阳明，漫布三焦，经所谓因于暑，烦则喘喝，静则多言是也。颇虑暑热逆传厥阴，至有昏厥之变。

清水豆卷四钱　青蒿梗一钱五分　天花粉三钱　朱茯神三钱　通草八分　黑山栀一钱五分　带心连翘三钱　益元散三钱，包　青荷梗一支　竹叶心三钱　广郁金一钱五分　万氏牛黄清心丸一粒包煎

[二诊]暑温九天，汗多发热不解，烦闷谵语，口渴欲饮，舌边红苔黄，脉象濡数，右部洪滑。良由暑湿化热，蕴蒸阳明之里，阳明者胃也，胃之支脉，贯络心包，胃热上蒸心包，扰乱神明，故神烦而谵语也。羌势正在鸱张，还虑增剧，今拟竹叶石膏汤加味。

生石膏五钱　茯苓三钱　郁金一钱五分　仙半夏一钱五分　通草八分　竺黄二钱　鲜竹叶心三钱　益元散三钱，包　鲜石菖蒲五分　白茅根三钱，去心　荷梗一支　万氏牛黄清心丸一粒包煎

[三诊]神识渐清，壮热亦减，原方去石膏、牛黄清心丸，加连翘心、花粉、芦根。

方左　长夏酷热，炎威逼人，经商劳碌，赤日中暑。暑热吸受，痰浊内阻，心包被蒙，清阳失旷，以致忽然跌仆，不省人事，牙关紧

闭，肢冷脉伏。暑遏热郁，气机闭塞，脉道为之不利，中暑重症，即热深厥深是也。急拟清暑开窍，宣气涤痰，以冀挽回。

薄荷叶八分　净银花三钱　连翘壳三钱　碧玉散四钱，包　广郁金一钱五分　川贝母三钱　天竺黄二钱　枳实炭三钱　炒竹茹一钱五分　鲜石菖蒲一钱　西瓜翠衣三钱　另苏合香丸一粒，研冲　淡竹沥五钱，冲

[二诊] 服清暑开窍、宣气涤痰之剂，神识已清，牙关亦开，伏脉渐起，而转为身热头胀，口干不多饮，胸闷不能食，舌苔薄黄，暑热有外达之机，暑必夹湿，湿热蕴蒸，有转入阳明之象。今拟清解宣化，以善其后。

炒香豉三钱　薄荷八分　银花三钱　桑叶三钱　菊花三钱　郁金一钱　黑山栀一钱五分　连翘一钱五分　枳实一钱五分　竹茹叶各一钱五分　六一散三钱，包　川贝三钱　西瓜翠衣四钱

谢右　秋凉引动伏暑，夹湿滞内阻，太阳阳明为病，寒热无汗，头胀且痛，胸痞泛恶，苔薄腻，脉濡数，邪滞互郁，胃气不得下降也。亟宜疏透伏邪，而化湿滞，以冀邪从外达，湿滞内化，不致增剧乃佳。

豆豉三钱　前胡一钱五分　半夏三钱　六曲三钱　薄荷八分　竹茹一钱五分　香薷五分　山栀一钱　桔梗八分　鲜藿香一钱五分　鲜佩兰一钱五分　荷叶一角　炒枳实一钱

钱右　外受风凉，内蕴伏暑，暑必夹湿，湿与滞阻，阳明为病，发热恶寒，胸痞泛恶，头胀且痛，遍体酸楚，舌苔腻布，脉象濡数，邪势鸱张，非易速解。拟黄连香薷饮加减。

陈香薷五分　淡豆豉三钱　六神曲三钱　姜川连四分　炒枳实一钱五分　姜竹茹一钱五分　制川朴八分　仙半夏一钱五分　鲜藿香一钱五分　鲜佩兰一钱五分　玉枢丹三分，冲服

李童　暑温十天，身热汗出不彻，渴不多饮，胸脘烦闷，口有甜味，苔薄腻黄，脉濡数。暑必夹湿，伏于募原，既不能从阳明而解，

亦不能从下焦而去，势有欲发白㾦之象。暑湿为黏腻之邪，最为缠绵。

陈香薷八分　青蒿梗一钱五分　净蝉衣八分　江枳壳一钱五分　川通草八分　川黄连三分　清水豆卷三钱　炒牛蒡二钱　广郁金一钱五分　赤茯苓三钱　鲜藿香一钱五分　鲜佩兰一钱五分　甘露消毒丹三钱，包

荣左　伏暑秋温，发热两候，早轻暮重，烦躁不寐，梦语如谵，鼻衄痰红，口干欲饮，大便溏薄色黄，汗泄不多，舌质红苔黄。此伏暑化热，蕴蒸阳明之里。阳明者胃也，胃络上通心包，胃热上蒙清窍，心神不得安宁，故烦躁少寐，梦语如谵也。鼻衄虽曰红汗，究属热迫营分，逼血而妄行也。脉象左弦数，右滑数。参脉合证，阴液暗伤，邪热猖獗，颇虑传入厥阴，致神昏痉厥之险。急宜甘寒生津，清解伏暑，冀营分之热，能得从气分而解为幸。

天花粉三钱　朱茯神三钱　粉葛根一钱五分　鲜竹茹二钱　益元散三钱，包　金银花五钱　酒炒黄芩一钱　冬桑叶二钱　连翘壳三钱　川雅连五分　白茅根三扎，去心

[二诊] 昨投清温生津之剂，身热略减，夜寐稍安，鼻衄亦止，而口干欲饮，胸闷懊侬，难以名状，汗泄不多，舌质红，苔黄，脉数依然，良由暑温之热，仍在阳明之里，未能达到气分，势欲蒸发白㾦之象，阴液暗伤，无作汗之资料，还虑增剧。温邪有汗而再汗之例，仍宜甘寒生津，解肌清温，冀望正胜邪却，始能入于坦途。

天花粉三钱　粉葛根五钱　粉丹皮二钱　鲜石斛三钱　清水豆卷四钱　鸡苏散三钱，包　熟石膏三钱，打　冬桑叶二钱　连翘壳三钱　鲜竹叶三十张　活芦根一尺，去节　北秫米三钱，包

[三诊] 连进生津清温，服后热势反增。渴欲引饮，饮后得汗甚畅。白㾦布于胸腹之间，至天明时热势始减，胸闷渐舒，脉数稍和，即是正胜邪却之机。既已获效，仍守原法扩充。

天花粉三钱　生甘草六分　连翘壳三钱　鲜石斛三钱　嫩白薇一钱五分

生石膏三钱，打　仙半夏一钱五分　川贝母二钱　川通草八分　鲜竹叶三十片　白茅根两札，去心　北秫米三钱，包

[四诊]　身热大减，汗泄溱溱，白㾦密布腹脐之间，伏暑湿热已得外达。惟咳痰带红，睡醒后口舌干燥，神疲肢倦，小溲频数不爽，溺时管痛，脉象濡数不静，舌质淡红，此阴液已伤，木火易升，肺金化源受伤，不能下及州都，阳明之蕴热，尚留连为患也。仍拟竹叶石膏汤加减，生津液以滋化源，清阳明而息余焰。

西洋参一钱五分　朱茯神三钱　川通草八分　活芦根一尺，去节　生石膏三钱，打　川贝母二钱　粉丹皮二钱　北秫米三钱，包　鲜竹叶三十张　生甘草六分　天花粉三钱　冬桑叶二钱　滋肾通关丸一钱五分，包煎

[五诊]　身热已退，白㾦密布甚多，口舌干燥亦减，伏暑之热，有整肃之渐，而小溲尚未爽利，咳痰色黄，脉象濡数无力，舌淡红，肺胃余热留恋，气化不及州都也。仍拟甘寒生津，养胃清肺，以善其后。

西洋参一钱五分　朱茯神三钱　冬桑叶二钱　冬瓜子三钱　活芦根一尺，去节　生甘草八分　川贝母三钱　粉丹皮一钱五分　北秫米三钱，包　金石斛二钱　栝蒌皮三钱　嫩白薇一钱五分　通天草八分　滋肾通关丸一钱五分，包煎

何女　秋温伏暑，延今三候，初起吐血衄血，继则身灼热无汗，热盛于夜，谵语妄言，口渴欲饮，七八日未更衣，舌焦糙无津，唇色紫暗，脉象弦滑而数，红白疹虽现即隐，咳呛痰内带红，良由伏温由营及气，由里及表，表未得汗，仍传于里，里热炽盛，少阴之阴液被劫，津无上承，阳明经热未得外解，腑中燥屎不得下行，腑热熏蒸心包，神明无以自主，手指震动，肝风欲起，痉厥之变，即在目前矣。急拟生津解肌，下则存阴，表里两治，以望转机。

鲜生地六钱　天花粉三钱　熟石膏三钱，打　川贝母三钱　茅芦根各一两，去心节　京玄参三钱　薄荷叶八分　生甘草五分　枳实炭一钱　鲜石斛

四钱　　**粉葛根**一钱　　**全栝蒌**四钱，切，玄明粉一钱五分，同捣　　**鲜竹茹**二钱　　清宁丸三钱，包

[二诊] 投生津解肌，下则存阴之剂，已服两帖，微微得汗，腑垢已得下行，所下之垢，色紫黑甚畅，灼热略衰，谵语亦减，而咳呛咯痰不出，痰内带红，耳聋失聪，口干欲饮，舌糙黑已减，脉尚弦数，唇焦而裂，此少阴阴液已伤，阳明伏暑化热，灼津液而为痰，痰阻肺络，清肃之令不行，木火升腾，扰犯清窍，虽有转机之兆，尚未敢轻许无妨。今拟人参白虎汤合清营增液汤加减，清营凉气，肃肺化痰，能得津胜邪却，即可望出险入夷。

西洋参一钱五分　　**鲜生地**五钱　　**肥知母**二钱　　**连翘壳**三钱　　**鲜竹叶**三十张　　**生石膏**四钱，打　　**京玄参**三钱　　**川贝母**三钱　　**粉丹皮**二钱　　**生甘草**八分　　**鲜石斛**三钱　　**朱茯神**三钱　　**枳实炭**八分　　**活芦根**一尺，去节

[三诊] 人参白虎汤、清营增液汤又服二剂，灼热已减其半，神识亦清，舌焦黑已退，转为红绛，脉左弦数，右濡滑而数，睡则惊悸，耳聋口渴，咳呛咯痰不爽，痰中夹血，津液有来复之渐，暑热有退避之势。余焰烁液为痰，胶阻肺络，木火升腾，扰犯清空，合脉论证，已有出险入夷之佳象。再议生津泄热，清肺化痰。

西洋参一钱五分　　**肥知母**一钱五分　　**冬桑叶**二钱　　**朱茯神**三钱　　**活芦根**一尺，去节　　**生甘草**六分　　**青蒿梗**一钱五分　　**生石膏**三钱，打　　**天花粉**三钱　　**粉丹皮**二钱　　**川贝母**三钱　　**生石决**八钱　　**嫩白薇**一钱五分　　**鲜藕**四两，切片入煎

[四诊] 身灼热已去七八，惟咳呛咯痰不爽，口渴不多饮，痰中之血，两日不见，耳鸣失聪，脉左弦小而数，右濡滑而数，舌绛红，肾阴胃液难复，木火易于上升，余波未尽，肺金清肃之令不行，况值燥令，燥从火化，火未有不克金也。再宜甘凉濡润，生津泄热，清肺化痰。

西洋参一钱五分　生甘草八分　水炙桑叶皮各一钱五分　生石决八钱　朱茯神三钱　天花粉三钱　肥知母一钱五分　粉丹皮一钱五分　嫩白薇一钱五分　北秫米三钱，包　冬瓜子三钱　活芦根一尺，去节　枇杷叶露四两，后入

茅童　温邪夹湿，发热十三天，汗泄不畅，口干欲饮，舌质红，罩薄腻，左脉弦数，右脉濡数。前医早进白虎汤，致邪陷太阴，清气不升，大便溏薄，日夜十余次，小溲短赤，心烦少寐，热势加剧，病情非轻。拟解肌疏邪，而理中土，仲圣谓里重于表者，先治其里，仿此意化裁。

粉葛根二钱　炮姜炭四分　炒潞党三钱　生白术二钱　生甘草五分　赤茯苓三钱　金银花三钱　山楂炭三钱　炒车前子三钱，包　戊己丸二钱，包　鲜荷叶一角

[二诊]昨进理中汤加减，大便溏泄渐止，而发热依然，口干欲饮，舌转红绛，脉象弦数，汗泄不通。此气分之温未罢，营分之热内炽，湿化为燥，燥亦伤阴，津乏上承，今拟清营透气，兼顾中土。

天花粉三钱　炒银花三钱　赤茯苓三钱　冬桑叶三钱　煨葛根一钱五分　生白术二钱　粉丹皮一钱五分　扁豆衣三钱　生甘草五分　嫩白薇一钱五分　鲜荷叶一角　白茅根五钱

[三诊]昨进清营透气，兼顾中土之剂，身热渐减，又见鼻红，虽曰红汗，究属热遏营分，逼血上行。舌红绛，脉弦数不静，阴分已伤，肝火内炽，湿从燥化，阳明之温，尚未清彻也。既有效机，再进一筹出入。

鲜生地三钱　炒银花三钱　赤茯苓三钱　冬桑叶三钱　天花粉二钱　生白术二钱　粉丹皮一钱五分　川贝母二钱　生甘草五分　嫩白薇一钱五分　炒扁豆衣三钱　北秫米三钱，包　鲜荷叶一角　茅根五钱，去心

陈左　湿温已延月余，潮热时轻时剧，渴喜热饮。白痦亦布，谵语郑声，小溲浑赤，脉象虚滑而数，舌质红润，唇燥，此乃气阴已

伤，伏邪湿热留恋阳明，上蒙清窍，神明无以自主也，脉证参合，已入危险一途。亟拟扶正宣邪，苦化湿热，以望转机。

潞党参三钱　朱茯神三钱　川雅连三分　川贝母三钱　银柴胡一钱　炙远志肉五分　细木通五分　天竺黄二钱　白薇一钱五分　紫贝齿三钱　仙半夏一钱五分　北秫米三钱，包　益元散三钱，包

【点评】暑温医案共9则，根据时令节气之异，该病可以分为暑热症、暑湿症和伏暑症。而定六经则表现以太阳、阳明病为主。人参白虎汤、竹叶石膏汤、黄连香薷饮、清营汤则为常用之方。

在暑温病的治疗中，丁氏特别强调其湿蚀化热，内聚成痰，痰湿蒙蔽清窍，外发白痦，内耗阴津的病理变化。其病情的黏腻缠绵、热象反复、气机闭塞、重症顿现是判断病变发展的依据，而用药也随证而变，丝丝入扣，终操左券。

湿温

李左　湿温四天，身热有汗不解，胸痞泛恶，口干不多饮，舌苔薄腻而黄，脉濡滑而数。伏邪湿热，漫布三焦，气机不宣，痰浊交阻，胃失降和。治宜宣气淡渗。

光杏仁三钱　清水豆卷四钱　鲜竹茹一钱五分　枳实一钱五分，同炒　茯苓皮三钱　川通草八分　白蔻仁一钱　块滑石三钱　佛手露一两，冲　生熟苡仁各三钱　仙半夏一钱五分　酒炒黄芩一钱五分　鲜藿香佩兰各一钱五分

俞左　湿温五天，身热不解，有汗恶风，遍体骨楚，胸闷泛恶，不能饮食，舌苔腻布而垢，脉象濡迟。伏温挟湿挟滞，互阻中焦，太阳表邪郁遏，太阴里湿弥漫，清不升而浊不降，胃乏展和之权，邪势正在鸱张。拟五苓合平胃散加减。

川桂枝八钱　赤猪苓各三钱　福泽泻一钱五分　清水豆卷四钱　制川朴一钱　广陈皮一钱　仙半夏一钱　制苍术一钱　枳实炭一钱　六神曲三钱　鲜藿梗一钱五分　鲜佩兰一钱五分

王左　温邪暑湿，挟滞互阻，太阴阳明为病。发热五天，有汗不解，胸痞泛恶，腹痛痢下，日夜四五十次。舌尖绛，中厚灰腻而黄，脉象滑数有力。暑为天之气，湿为地之气，暑湿蕴蒸阳明，湿滞郁于肠间，气机窒塞，胃失降和，湿温兼痢之重症。姑拟宜泄气分之伏邪，化阳明之垢浊，表里双解，通因通用之意。

炒香豉三钱　银花炭四钱　六神曲三钱　炒竹茹一钱五分　黑山栀皮一钱五分　扁豆衣三钱　焦楂炭三钱　青陈皮各一钱五分　酒炒黄芩一钱五分　仙半夏一钱五分　鲜藿香一钱五分　炒赤芍一钱五分　鲜佩兰一钱五分　枳实导滞丸三钱，包

李左　伏邪湿热，蕴蒸气分，漫布三焦。身热早轻暮重，已有旬余，白疹布而不多，湿热原有暗泄之机。无如入夜梦呓，如谵语之状，亦是湿热熏蒸清窍所致。口干溲赤，大便溏薄，热在阳明，湿在太阴，经所谓热迫注泄是也。吴鞠通先生云：湿温之症，氤氲黏腻，非易速解，虑其缠绵增剧。拟葛根黄芩黄连汤加味，解肌清温，苦化湿热。

粉葛根二钱　朱茯神三钱　炒麦芽三钱　朱灯心三扎　酒炒黄芩一钱五分　炒银花三钱　川通草八分　水炒川连三分　连翘壳一钱五分　净蝉衣八分　鸡苏散三钱，包　青荷梗一枝　鲜竹叶三十张

王右　湿温身热两候，有汗不解，早轻暮重，口干不多饮，红疹白痞，布于胸膺之间。脉数，苔灰黄，伏邪湿热，蕴蒸气分，漫布三焦。叶香岩先生云：湿热为黏腻之邪，最难骤化，所以身热久而不退也。宜以宣化。

净蝉衣八分　茯苓皮三钱　香青蒿一钱五分　青荷梗一支　熟牛蒡二钱　川通草八分　嫩白薇一钱五分　黑山栀一钱五分　清水豆卷三钱　六一散三钱，包　酒炒黄芩一钱五分

杨_左　湿温七天，身热有汗不解，午后入夜尤甚，口苦而干，渴不多饮，脉濡滑带数，舌苔薄腻，伏邪蕴湿，逗留膜原，少阳阳明为病。前进达原宣化不应，今拟柴葛解肌加味。

软柴胡_{八分}　清水豆卷_{四钱}　仙半夏_{一钱五分}　六一散_{三钱，包}　粉葛根_{一钱五分}　赤茯苓_{三钱}　六神曲_{三钱}　福泽泻_{一钱五分}　甘露消毒丹_{四钱，包}

[二诊]服药两剂，身热较前大减，胸脘不舒，纳减少寐，余邪湿热未楚，胃不和则卧不安也。脉濡滑，苔薄腻微黄。今拟芳香淡渗，以靖余氛，更当避风节食，不致反复为要。

清水豆卷_{四钱}　佩兰叶_{一钱五分}　仙半夏_{一钱五分}　炒枳壳_{一钱}　广藿香_{一钱五分}　赤茯苓_{三钱}　炒秫米_{三钱}　炒麦芽_{四钱}　川通草_{八分}　益元散_{三钱，包}　佛手_{八分}　甘露消毒丹_{四钱，包}

冯_左　湿温三候，身热有汗不解，胸痞泛恶，脐腹作胀，两足痿软不能步履，苔腻脉濡。湿邪自下及上，自外入内，盖脚气之重症也。若加气喘，则危殆矣，急拟逐湿下行。

清水豆卷_{四钱}　陈广皮_{一钱}　制苍术_{一钱}　制川朴_{一钱}　仙半夏_{二钱}　枳实炭_{一钱}　赤茯苓_{三钱}　淡吴萸_{五分}　大腹皮_{二钱}　木防己_{二钱}　陈木瓜_{三钱}　生苡仁_{四钱}　生姜_{三片}

范_童　初患间日疟，寒短热长，继因饮食不节，转成湿温。身热早轻暮重，热盛之时，神识昏糊，谵语妄言，胸痞闷泛恶，腑行不实，舌苔灰腻满布，脉象滑数，良由伏温夹湿夹滞，蕴蒸生痰，痰浊蒙蔽清窍，清阳之气失旷，与阳明内热者，不可同日而语也，颇虑传经增变。拟清温化湿，涤痰消滞，去其有形，则无形之邪，自易解散。

淡豆豉_{三钱}　前胡_{一钱五分}　干葛根_{一钱}　金银花_{三钱}　连翘壳_{三钱}　赤茯苓_{三钱}　仙半夏_{二钱}　藿香佩兰_{各一钱五分}　炒枳实_{一钱五分}　干荷叶_{一角}　竹茹_{一钱五分，姜炒}　焦神曲_{三钱}　菖蒲_{八分}

[二诊] 服前方以来，诸恙渐轻，不过夜有梦语如谵之象。某医认为暑令之恙，暑热熏蒸心包，投芩、连、益元散、竹叶、茅根等，变为泄泻无度，稀粥食升，犹不知饱，渴喜热饮，身热依然，舌灰淡黄，脉象濡数，此藜藿之体，中气本虚，寒凉太过，一变而邪陷三阴，太阴清气不升，浊阴凝聚，虚气散逆，中虚求食，有似除中，而尚未至除中也。阴盛格阳，真寒假热，势已入于险境。姑仿附子理中合小柴胡意，冀其应手则吉。

　　熟附块一钱五分　炒潞党二钱　炮姜炭六分　炒冬术二钱　炙草四分
云茯苓三钱　煨葛根一钱五分　软柴胡七分　仙半夏二钱　广陈皮一钱　炒
谷芽苡仁各三钱　红枣二枚　干荷叶一角

[三诊] 温运太阴，和解枢机，连服三剂，身热泄泻渐减，胀满亦松，脘中虽饥，已不多食，均属佳境。而神疲倦怠，渴喜热饮，舌淡黄，脉濡数无力，中虚脾弱，饮水自救。效方出入，毋庸更张。

　　炒潞党二钱　熟附片一钱　炮姜炭五分　云茯苓三钱　炙甘草五分
大砂仁八分　广陈皮一钱　炒谷芽苡仁各三钱　炒白术二钱　干荷叶一角
又服三剂，加炒怀药三钱。

按：此症骤见似难着手，然既泻而腹仍膨，则非实胀，已可概见。苔灰淡黄，脉象濡数，俱是假热，所谓不从脉而从症也。

费左　湿温三候，初病足背湿热结毒起见，腐溃不得脓，疮旁四周肿红焮痛，寒热晚甚，梦语如谵。前医叠投寒凉解毒，外疡虽见轻减，而加呃逆频频，胸痞泛恶，口有酸甜之味，不能饮食，渴不欲饮，口舌糜腐，小溲短赤，脉象濡滑而数。良由寒凉太过，湿遏热伏，热处湿中，胃阳被遏，气机窒塞，已成坏证。议进辛以开之，苦以降之，芳香以宣之，淡渗以利之，复方图治，应手乃幸。

　　仙半夏二钱　淡吴萸一分　广郁金五钱　川通草八分　清水豆卷四钱
枳实炭一钱　川雅连四分　姜竹茹五钱　干柿蒂五枚　鲜藿香五钱　鲜佩
兰五钱　鲜枇杷叶三张，去毛，包

　　[二诊] 连服辛开苦降、芳香淡渗之剂，呃逆止，泛恶亦减，胸痞噫气，口舌糜腐依然，口有酸甜之味，身热起伏无常，小溲短赤，脉象濡数。湿热为黏腻之邪，最难骤化，胶阻于中，则胸痞噫气，熏蒸于上，则口有酸甜，三焦决渎无权，则小溲短赤，白疹不现，邪无出路。前方既见合度，循序前进，以图后效。

　　仙半夏五钱　左金丸五分，包　清水豆卷四钱　通草八分　枳实炭一钱　炒竹茹二钱　茯苓皮三钱　鲜藿佩各五钱　干柿蒂五枚　枇杷叶五张，去毛，包　滋肾通关丸五钱，包煎

　　[三诊] 呕恶止，胸痞未舒，口舌糜腐亦减，白疹渐现，伏邪湿热，已有暗泄之机。十余日未更衣，小溲短赤，身热临晚似剧，脉濡数。申酉为阳明旺时，阳明腑垢不得下达，三焦之余湿，一时未易清彻。再守原法，加入通幽润肠之品，腑垢得去，则经中之余热，自无形默化也。

　　仙半夏四钱　川雅连四分　青蒿梗五钱　嫩白薇五钱　清水豆卷四钱　全栝蒌四钱，切　郁李仁三钱，研　大麻仁三钱，研　枳实炭一钱　炒竹茹五钱　鲜佩兰四钱　滋肾通关丸五钱，包煎

　　[四诊] 腑气已通，诸恙均平。今且调其胃气，宣化余湿，更当节饮食，以杜反复。

　　南沙参三钱　青蒿梗五钱　嫩白薇五钱　清水豆卷三钱　鲜佩兰五钱　仙半夏五钱　江枳壳一钱　炒竹茹五钱　通草八分　鲜枇杷叶四张　生熟谷芽各三钱　滋肾通关丸五钱，包

　　徐右　伏温夹湿，陷入厥阴，神识昏糊，牙关紧闭，四肢逆冷，唇燥而焦，胸闷呕吐，饮食不进，湿热酿成浊痰，互阻中焦，胃失降和，脉沉细而数，苔灰黄，况素体阴亏，肝火内炽，更兼怀孕，颇虑殒胎，危笃之证。仿经旨有故无殒亦无殒也之意，拟四逆散加减，冀陷入之邪，从阳明而解为幸。

　　银柴胡一钱　炙远志肉一钱　炙僵蚕三钱　仙半夏五钱　净蝉衣七分

枳实炭八分　九节石菖蒲八分　炒竹茹五分　嫩钩钩三钱，后下　清水豆卷二钱　广郁金五钱　薄荷叶八分　淡竹沥一两，冲　姜汁三四滴，冲服

[二诊] 昨进四逆散加减，神识渐清，呕吐亦止。虽属佳兆，无如牙关拘紧，齿垢无津，里热口干，胸闷气粗，按脉沉细而数，良由阴液已伤，津无上承，陷入之温邪，未能透达，痰热胶阻肺络，肺失输布之权，况怀麟七月，胎气亦伤，虽见小效，尚不足恃也。今拟生津达邪，清神涤痰，未识能得转危就安否。

霍石斛三钱　炙远志肉一钱　川贝母二钱　淡竹油一两，冲　清水豆卷三钱　鲜石菖蒲八分　栝蒌皮二钱　嫩钩钩三钱，后下　黑山栀二钱　鲜枇杷叶三张，去毛，包　鲜竹茹二钱，枳实七分，同炒

[三诊] 神识渐清，呕吐渐止，牙关拘紧亦舒，齿垢无津，咳嗽咯痰不爽，里热头眩，按脉濡滑而数，是阴液已伤，津少上承，陷入之邪，有暗泄之机，厥阳升腾，痰热胶阻肺络，肺失输布，怀麟七月，今太阴肺经司胎，胎热乘肺，肺气愈形窒塞，虽逾险岭，未涉坦途。再拟生津达邪，清神涤痰，冀望正胜邪却为吉。

霍山石斛三钱　炙远志肉一钱　霜桑叶三钱　清水豆卷三钱　鲜石菖蒲八分　滁菊花三钱　黑山栀二钱　鲜竹茹二钱　光杏仁三钱　川贝母二钱　栝蒌皮二钱　嫩钩钩三钱，后下　鲜枇杷叶三张，去毛，包　淡竹油一两，冲

[四诊] 神识已清，津液渐回，里热亦减，而呕吐又起，不能饮食，口舌碎痛，腑气不行，脉象左弦数，右濡滑。此湿火上升，痰浊未楚，肺胃之气，不得下降，能得不生枝节，可望渐入佳境。仍拟生津和胃，苦降痰浊，怀麟七月，助顺胎气。

川石斛三钱　川贝母二钱　炙白苏子五钱　水炒川连三分　全栝蒌四钱，切　旋覆花五钱，包　仙半夏五钱　鲜竹茹二钱　生熟谷芽各三钱　干芦根一两，去节　清炙枇杷叶三钱，去毛，包　柿蒂十四枚　广橘白一钱

[五诊] 呕吐已止，口舌碎痛亦减，胸脘不舒，饮食少进，神疲，

右颧赤色，脉象软滑无神。怀麟七月，阳明少阴阴液已伤，痰浊未楚，厥气乘势横逆。再宜益阴柔肝，助顺胎气，而化痰浊。

川石斛三钱　抱茯神三钱　广橘白一钱　生白芍二钱　川贝母二钱　炒竹茹二钱　仙半夏五钱　栝蒌皮二钱　生熟谷芽各三钱　干芦根二两，去节　清炙枇杷叶三钱，去毛，包　春砂壳四分

[六诊] 呕吐止，口舌碎痛亦减，惟纳谷不香，颈项胸膺发出白㾦，伏邪湿热，已有外泄之佳象。口干不多饮，舌质红，苔薄腻，脉象濡滑而数。阴伤难复，浊痰未化，津少上承。怀麟七月，胎前以清热养阴为主。再宜养阴宣肺，和胃化痰。

川石斛三钱　抱茯神三钱　熟谷芽四钱　净蝉衣八分　清水豆卷三钱　佩兰梗五钱　光杏仁三钱　陈广皮一钱　象贝母三钱　清炙枇杷叶三钱，去毛，包　炒竹茹五钱　干芦根一两，去节　净蝉衣八分　吉林参须八分

谨按：此症为阴虚温邪内陷，若遇时医，见神识昏糊而大进犀羚，则邪遏不达而毙。或见四肢逆冷，而任投姜附，则阴液涸竭而亡。况怀麟七月，恐其胎气受伤，用药最为棘手。而夫子初诊，即认定为热厥，投四逆散以解之。继又速进养阴清热之剂，使内陷之邪，由脏转腑，由里达表，竟使病者得庆更生，夫子之识见深矣。治安幸列门墙，弥殷瞻仰，谨录之。受业朱治安志。

邹女　湿温九天，身热午后尤甚，口干不多饮，头痛且胀，胸闷不能食，腑行溏薄，舌苔薄腻带黄，脉象濡数，左关带弦，温与湿合，热处湿中，蕴蒸膜原，漫布三焦，温不解则热不退，湿不去则温不清，能得白㾦，而邪始有出路，然湿为黏腻之邪，最难骤化，恐有缠绵之虑。姑拟柴葛解肌，以去其温，芳香淡渗，而利其湿。

软柴胡八分　粉葛根一钱五分　清水豆卷三钱　赤茯苓三钱　福泽泻五钱　银花炭三钱　连翘壳二钱　鲜藿香一钱五分　鲜佩兰一钱五分　神曲二钱　大腹皮二钱　川通草八分　干荷叶一角　甘露消毒丹四钱，包

[二诊] 湿温十二天，汗多，身热虽减，而溏泻更甚于前，日夜

有十余次之多。细视所泻之粪水，黑多黄少，并不臭秽，唇焦齿垢，口干欲饮，饮入肠鸣，小溲短少而赤，舌边红，苔干黄，脉象左濡数，右濡迟，趺阳之脉亦弱。此太阴为湿所困，清气下陷。粪水里黑多黄少，黑属肾色，是少阴胜趺阳负明矣，况泻多既伤脾、亦伤阴。脾阳不能为胃行其津液，输运于上，伤阴津液亦不上承，唇焦齿垢，职是故也。书云：自利不渴者属太阴，自利而渴者属少阴。少阴为水火之脏，为三阴之枢，少阴阴阳两伤，上有浮热，下有虚寒，显然可见。脉证参观，颇虑正不敌邪，白㾦不能外达，有内陷之险，欲滋养则碍脾，欲温化则伤阴，顾此失彼，殊属棘手。辗转思维，惟有扶正祛邪，培补中土，冀正旺则伏邪自达，土厚则虚火自敛，未识能弋获否。

人参须一钱　米炒於术二钱　清水豆卷四钱　云茯苓三钱　生甘草三分　炒怀山药三钱　炮姜炭三分　炒扁豆衣三钱　炒谷芽苡仁各三钱　干荷叶一两　陈仓米一两，煎汤代水

[三诊] 湿温两候，前方连服三剂，泄泻次数已减。所下粪水，仍黑黄夹杂，小溲短赤，口干欲饮，齿缝渗血，舌边红，苔干黄，脉象濡数，尺部细弱，白㾦布于胸膺脐腹之间，籽粒细小不密，伏温蕴湿，有暗泄之机。然少阴之阴，太阴之阳，因泻而伤，清津无以上供。泻不止，则正气不复，正不复，则邪不能透达，虽逾险岭，未涉坦途也。仍拟益气崇土为主，固胃涩肠佐之。

吉林参一钱　米炒於术二钱　生甘草三分　云茯苓三钱　炒怀山药三钱　炒川贝二钱　禹余粮三钱　炒谷芽三钱　广橘白一钱　炒薏仁三钱　干荷叶一角

[四诊] 湿温十七天，泄泻已减七八，粪色转黄，亦觉臭秽，太阴已有健运之渐，白㾦布而甚多，色亦显明，正胜邪达之佳象。口干而腻，不思谷食，睡醒后面红，稍有谵语，逾时而清，脉濡数而缓，舌质红苔黄。良由气阴两伤，神不安舍，余湿酿成痰浊，留恋中焦，

胃气呆顿。今拟七分扶正，三分祛邪，虚实兼顾，以善其后也。

人参须八分　炒於术一钱五分　炒川贝二钱　云苓神各三钱，辰砂拌
远志一钱　炒怀药三钱　广橘白一钱　炒谷芽苡仁各三钱　清水豆卷三钱
佩兰一钱五分　清炙枇杷叶二钱，去毛，包

张左　秋温伏暑，蕴蒸阳明，身热甚壮，有汗不解，口干欲饮，
苔黄脉数，两足逆冷。是热在阳明，湿在太阴，与中寒者不同，症势
沉重。姑拟加味苍术白虎汤，清温燥湿，以望转机。

生石膏五钱　天花粉三钱　黑山栀一钱五分　肥知母一钱五分　金银花
三钱　活芦根一两，去节　生甘草五分　连翘壳一钱五分　制苍术一钱

王幼　湿温伏邪，已十六天，汗多潮热，口干欲饮，白㾦布于胸
腹之间，八九日未更衣，脐下按之疼痛，舌红绛中后腻黄，脉象沉
数。叠投清温化湿之剂，诸症不减；良由伏邪蕴湿化热，由气及营，
由经入腑，腑中宿垢不得下达也。吴又可云：温病下不嫌早。导滞通
腑为主，清温凉营佐之，使有形之滞得下，则无形之邪自易解散。

生川军二钱　玄明粉一钱五分，后下　枳实一钱　生甘草五分　冬桑叶
二钱　粉丹皮二钱　青蒿梗一钱五分　嫩白薇一钱五分　京赤芍一钱五分　青
荷梗一尺　活水芦根一尺，去节

[复诊]　昨进导滞通腑，清营泄热之剂。腑气已通，潮热渐减，
白㾦布而不多，口干欲饮，舌中腻黄渐化，脉濡数无力，阴液暗伤，
余热留恋气营之间，清津无以上供。今拟生津清化，佐入和胃之品，
尚须节食，恐多食则复，少食则遗之弊。

天花粉三钱　霜桑叶二钱　粉丹皮一钱五分　京赤芍一钱五分　朱茯神
三钱　青蒿梗一钱五分　嫩白薇一钱五分　川通草八分　六一散三钱，包　青
荷梗一尺　生熟谷芽各三钱

裘左　湿温八天，壮热有汗不解，口干欲饮，烦躁不寐，热盛之
时，谵语妄言，胸痞泛恶，不能纳谷，小溲浑赤，舌苔黄多白少，脉
象弦滑而数。阳明之温甚炽，太阴之湿不化，蕴蒸气分，漫布三焦，

有温化热、湿化燥之势，症非轻浅。姑拟苍术白虎汤加减，以观动静。

生石膏_{三钱} 肥知母_{一钱五分} 枳实炭_{一钱} 川通草_{八分} 制苍术_{八分} 茯苓皮_{三钱} 炒竹茹_{一钱五分} 飞滑石_{三钱} 仙半夏_{一钱五分} 活芦根_{一尺，去节} 青荷梗_{一尺}

[二诊] 今诊脉洪数较缓，壮热之势大减，稍能安寐，口干欲饮，胸闷泛恶，不能纳谷，舌苔腻黄渐化，伏温渐解，而蕴湿犹留中焦也。既见效机，毋庸更张，参入芳香淡渗之品，使湿热有出路也。

熟石膏_{三钱} 仙半夏_{一钱五分} 枳实炭_{一钱} 福泽泻_{一钱} 制苍术_{八分} 赤茯苓_{三钱} 炒竹茹_{一钱五分} 川通草_{八分} 飞滑石_{三钱} 鲜藿佩_{各一钱五分} 荷梗_{一尺}

[三诊] 热退数日，复转寒热似疟之象，胸闷不思纳谷，且有泛恶，小溲短赤，苔黄口苦，脉象左弦数，右濡滑。此伏匿之邪，移于少阳，蕴湿留恋中焦，胃失降和。今宜和解枢机，芳香淡渗，使伏匿之邪，从枢机而解，湿热从小便而出也。

软柴胡_{八分} 仙半夏_{二钱} 酒黄芩_{一钱} 赤茯苓_{三钱} 枳实炭_{一钱} 炒竹茹_{一钱五分} 川通草_{八分} 鲜藿佩_{各一钱五分} 福泽泻_{一钱五分} 青荷梗_{一尺}

赵_童 湿温已延月余，身热早轻暮剧，有时畏冷背寒，热盛之时，谵语郑声，渴喜热饮，小溲短赤，形瘦骨立，纳谷衰微，舌质红，苔薄黄，脉象虚弦而数，白疹布而不多，色不显明。良由病久正气已虚，太少之邪未罢，蕴湿留恋膜原，枢机不和，颇虑正不敌邪，致生变迁。书云：过经不解，邪在三阳。今拟小柴胡合桂枝白虎汤加减，本虚标实，固本去标为法。

潞党参_{一钱五分} 软柴胡_{一钱} 生甘草_{五分} 仙半夏_{二钱} 熟石膏_{三钱} 赤茯苓_{三钱，朱砂拌} 炙远志_{一钱} 川桂枝_{八分} 川通草_{八分} 福泽泻_{一钱五分} 焦谷芽_{三钱} 佩兰叶_{一钱五分}

[二诊] 进小柴胡合桂枝白虎汤加减，寒热渐退，谵语亦止，白疹布而渐多，脉象濡数，苔薄黄。太少之邪，已有外达之势，口干不多饮，精神疲倦，谷食衰微，正气已夺，脾胃鼓舞无权。今拟制小其剂，扶正祛邪，理脾和胃，冀胃气来复，自能入于坦途。

潞党参—钱五分　银柴胡—钱　生甘草五分　云茯苓三钱，辰砂拌　仙半夏二钱　粉葛根—钱五分　广橘白—钱　佩兰叶—钱五分　嫩白薇—钱五分　川通草八分　生熟谷芽各三钱　生姜—片　红枣三枚

李左　脉来濡数，濡为湿，数为热，湿与热合，蕴蒸气分，漫布三焦，是以身热三候，朝轻暮重，白疹满布胸膺之间，形瘦神疲，乃湿热郁久不化，耗气伤阴所致，症势非轻。急拟存阴清宣。

金石斛三钱　嫩白薇—钱五分　六一散三钱，包　象贝母三钱　南北沙参各—钱五分　茯苓皮三钱　净蝉衣八分　鲜竹叶三十张　香青蒿—钱五分　川通草八分　连翘壳—钱五分　青荷梗—支

沈左　湿温四候，身热早轻暮重，有汗不解，白瘖已布，色不显明，口干欲饮，唇燥齿垢，形瘦神疲，舌质红，苔微黄，脉濡数无力。此乃气阴已伤，余邪湿热，留恋气营之间，入夜梦语如谵，有神不守舍之象，且有咳嗽，肺胃亦虚，虚多邪少，还虑生波。今拟清养肺胃之阴，宣化三焦之湿。

南沙参三钱　朱茯神三钱　川贝母二钱　川通草八分　川石斛三钱　冬桑叶三钱　栝蒌皮二钱　冬瓜子三钱　嫩白薇—钱五分　粉丹皮—钱五分　广橘白—钱　生苡仁三钱　清炙枇杷叶二钱，去毛，包

[复诊] 诸恙见轻，原方加北秫米三钱包。

郑左　湿温十六天，身灼热，有汗不退，口渴欲饮，烦躁少寐，梦语如谵，目红溲赤，舌红糙无津，脉象弦数，红疹布于胸膺之间。此温已化热，湿已化燥，燥火入营，伤阴劫津，有吸尽西江之势，化源告竭、风动痉厥之变，恐在目前。亟拟大剂生津凉营，以清炎炎之威，冀其津生邪却，出险入夷为幸。

鲜生地六钱　　天花粉三钱　　川贝母二钱　　生甘草八分　　粉丹皮二钱　冬桑叶三钱　　金银花八钱　　嫩白薇一钱五分　　羚羊片八分　　朱茯神三钱　　带心连翘三钱　　茅芦根各一两　　鲜石斛四钱　　鲜竹叶三十片张

[二诊] 湿温十八天，甘寒清解，已服二剂，舌红糙略润，津液有来复之渐。身灼热、口渴引饮均减，夜寐略安，佳境也。红疹布而渐多，目白红丝，小溲短赤，脉数不静，少阴之阴已伤，水不济火，营分之热尚炽，木火升腾。前方既见效机，毋庸改弦易辙也。

原方加：西洋参一钱五分、鲜藕四两，切片入煎。

[三诊] 湿温三候，温化热，湿化燥，叠进生津凉解，身灼热大减，寐安，梦语亦止。红疹满布，营分之热，已得外达，脉数不静，舌转光红，小便黄，七八日未更衣，阴液难以骤复，木火尚炽，余焰未净。仍拟生津泄热，佐通腑气，虽缓下，亦寓存阴之意。

西洋参一钱五分　　冬桑叶二钱　　天花粉三钱　　嫩白薇一钱五分　　鲜生地四钱　　粉丹皮二钱　　川贝母三钱　　生甘草六分　　鲜石斛四钱　　朱茯神三钱　郁李仁三钱，研　　麻仁四钱，研　　活芦根一尺，去节

[四诊] 湿温二十二天，身灼热已退，寐安神清，红疹布而渐化，腑气亦通，舌质红，苔微白，脉象濡软而数，精神疲倦，小溲淡黄，谷食无味，邪退正虚，脾胃鼓舞无权。今拟养正和胃，寒凉慎用，虑过犹不及也。

西洋参五钱，米炒　　朱茯神三钱　　川石斛三钱　　生甘草五分　　川通草八分　栝蒌皮二钱　　广橘白一钱　　川贝母二钱　　北秫米三钱，包

巫左　湿温症已延月，寒热时轻时剧，口干不喜饮，腑行溏薄。初由伏邪湿热，蕴于募原，少阳枢机不和，太阴为湿所困，清气不升。阅前方参、附、龙、牡、姜、桂、二陈等剂，温涩太过，致伏邪无路可出，愈郁愈深，如胶似漆。邪遏化热，湿遏化燥，伤阴劫津，化源告竭，气逆而促，神糊谵语，所由来也。舌苔黑糙而垢，有似少

阴热结旁流、急下存阴之条，无如脉象左弦细促数，右部虚散，腹无燥实坚满之形，安有可下之理？阴液枯槁，正气亦匮，厥脱之变，即在目前矣。勉拟增液生津，以救其焚，亦不过尽人力以冀天眷！

西洋参三钱　朱茯神三钱　天竺黄一钱五分　嫩钩钩三钱，后入　大麦冬二钱　紫贝齿三钱　银柴胡八分　枳实炭八分　霍石斛三钱　川贝母二钱　清炙草四分　炒竹茹一钱五分

费右　湿温三候，灼热不退，舌绛起刺，脉洪数。温邪化火，由气入营，热邪内炽，扰犯心胞，伤津劫液，化源欲竭。以致唇焦齿垢，谵语妄言，内陷重症，危笃之至。拟养阴救液，清火开窍，未识能有挽回否。

犀角尖三分　粉丹皮一钱五分　带心麦冬三钱　鲜石菖蒲五分　鲜生地三钱　京赤芍一钱五分　上川连三分　鲜竹叶心三钱　带心连翘三钱　京玄参三钱　天竺黄二钱　活芦根一两，去节　牛黄清心丸一粒，另研细末化服

叶左　初病喉痧，治愈之后，因复感停滞，酿成湿温。身热有汗不解，临晚畏寒，入夜热势较盛，天明即觉轻减，已有三候。口干不多饮，小溲短赤，逾时有粉汁之形。苔薄黄，脉濡数。素有失红，阴虚体质，叠进清温化湿之剂，其热非特不减，反加肤肿足肿，脐腹饱满，面浮咳嗽。细推病情。太阳经邪未解，膀胱腑湿不化，久则湿困太阴，健运无权。湿为阴邪，易于化水，水湿泛滥，则为肤肿足肿；中阳不运，浊阴凝聚，则为脐腹饱满；水湿逆肺，则为咳嗽面浮；格阳于外，则身热不退也。恙势已入险境，岂可泛视。今拟五苓加味，温开太阳而化水湿，勿可拘执阴虚体质，而畏投温剂，致一误而再误也。然乎否乎？质之高明！

川桂枝八分　连皮苓四钱　炒白术三钱　猪苓三钱　仙半夏三钱　大腹皮二钱　大砂仁八分　光杏仁三钱　福泽泻一钱　姜皮八分　广陈皮一钱　冬瓜子皮各三钱

[二诊]　两进五苓，症势未见动静。夫太阳为寒水之经，本阴标

阳；太阳与少阴为表里，少阴为水火之脏，本热标寒。太阳之阳不行，少阴之阴亦伤，少火不能生土，中央干健无权，水湿日积，泛滥横溢，浊阴凝聚，阴盛格阳，肺失治节，水道不行，险象环生，殊可虑也。脉象寸部濡数，关尺迟弱，真阳埋没，阴霾满布，若加气喘，则难为力矣。再拟五苓合真武汤，震动肾阳，温化水湿，千钧一发，惟此一举，狂见如斯，明者何如！？

熟附块一钱　川桂枝八分　广陈皮一钱　大砂仁八分　连皮苓四钱　猪苓二钱　大腹皮二钱　川椒目十四粒　炒白术三钱　福泽泻一钱五分　水炙桑皮一钱五分　淡姜皮八分

[三诊] 连服五苓真武以来，肤肿跗肿腹满，已见轻减，小溲稍多，真阳有震动之渐，水湿有下行之势，临晚形寒身热，至天明得汗而退，枢机有斡旋之意，均属佳象。口干渴喜热饮，痰多咳嗽，谷食衰微，白苔化而转淡。夫太阴为湿久困，干健无权，肺失肃化。脉象关尺迟弱略起，虽逾险岭，未涉坦途。仍守前法，努力前进。

桂枝六分　炒白术三钱　熟附块一钱　软柴胡七分　大腹皮二钱　云茯苓四钱　福泽泻一钱五分　大砂仁八分　仙半夏二钱　水炙桑皮一钱五分　清炙草五分　生姜二片　红枣四枚　炒谷芽苡仁各三钱

[四诊] 温少阴，开太阳，运中阳，逐水湿，又服二剂，肿退，腹满渐消，临晚寒热亦轻，惟痰多咳嗽，纳谷衰少，小溲不清，苔薄腻微黄，脉象缓滑。此脾不健运，胃不流通，湿痰积之于肺，肺失肃化之权。

再仿前意，制小其剂。

吉林参须八分　连皮苓四钱　炒白术一钱五分　光杏仁三钱　冬瓜子皮各三钱　广陈皮一钱　熟附块八分　炒谷麦芽各三钱　软柴胡八分　福泽泻一钱五分　清炙草五分　大砂仁八分　仙半夏二钱

[五诊] 肿满已消，寒热亦退，惟纳谷衰少，口有甜味，痰多咳

嗽，小溲不清，脉象濡滑。余湿留恋中焦，脾胃运化失司，津液不布为痰，此痰多而咳嗽也。今当调理脾胃以化余湿，节其饮食而慎起居。

炒白术五钱　陈广皮一钱　清水豆卷四钱　炒谷芽苡仁各三钱　冬瓜子皮各三钱　连皮苓四钱　仙半夏二钱　省头草一钱五分　大砂仁七分　光杏仁三钱　川贝母二钱　川通草八分　清炙枇杷叶二钱，去毛，包

哈右　湿温匝月，身壮热，汗多畏寒，胸闷呕吐，纳食不进，烦躁懊侬，少腹胀痛拒按，溺时管痛，小便不利，口干唇燥，渴喜热饮，舌苔白腻，脉象左弦迟而紧，右沉细无力，据述病起于经行之后，阅前所服之方，栀豉、二陈、泻心、八珍、金铃子散等剂。推其病情，其邪始在太阴阳明，苦寒叠进，邪遂陷入少阴厥阴，清阳窒塞，蓄瘀积于下焦，膀胱宣化失司，烦躁似阳，实阴躁也，阴盛于下，格阳于上，若再投苦降，则邪愈陷愈深矣。今拟吴茱萸汤加味，温经逐湿，理气祛瘀，冀其转机为幸。

淡吴萸六分　熟附片八分　赤茯苓三钱　连壳蔻仁八分　焦楂炭三钱　姜半夏二钱　大砂仁八分　广陈皮八分　延胡索一钱　五灵脂一钱五分　两头尖一钱五分，酒浸，包　福泽泻一钱　生姜二片

[二诊]　两进吴茱萸汤，呕吐烦躁，均已轻减，少腹胀痛亦松，反加大便溏泄，有七八次之多，寒滞有下行之机，中阳有来复之渐，佳象也。身热依然，口干唇燥，渴喜热饮，苔腻稍化，脉仍弦迟，勿可因口干唇燥，即改弦易辙，虽有身热，可毋庸虑，但使卫阳能入于阴，则身热自除矣。仍守原法，更进一筹。

原方去生姜、连壳蔻仁，加炮姜炭六分、炒白术一钱。

[三诊]　呕吐溏泄已止，少腹胀痛亦减大半。惟小溲不利，溺时管痛，唇燥口干不多饮。脉象寸关濡滑，尺部涩迟，是蓄瘀蕴湿，留恋下焦，膀胱气化无权，脾不能为胃行其津液，浸润于上，症虽转机，还当谨慎。今制小其剂，加入通关滋肾之品，使蓄瘀蕴湿，从下

窍而出。

吴茱萸_{四分} 仙半夏_{二钱} 熟附片_{八分} 赤茯苓_{三钱} 广陈皮_{一钱} 炒白术_{二钱} 炮姜炭_{四分} 清炙草_{四分} 大砂仁_{八分} 琥珀屑_{六分，冲} 通天草_{五钱} 滋肾通关丸_{三钱，包煎}

[四诊] 诸恙十减七八，小溲亦利，惟纳谷衰少，神疲肢倦，唇干口干不多饮，苔转淡黄，脉现濡缓，是脾胃两伤，运化失常。今拟醒脾和胃，而宣余湿，隔一日服一剂，仿经旨大毒治病，十去其六，小毒治病，十去其八①，毋使过之，伤其正也之意。

炒白术_{二钱} 云茯苓_{三钱} 清炙草_{五分} 广陈皮_{一钱} 仙半夏_{二钱} 大砂仁_{八分} 焦谷芽_{五钱} 省头草_{五钱} 绛通草_{八分} 通天草_{五钱} 生姜_{二片} 红枣_{四枚}

郑左 湿温十八天，初起身热，继则不热，两颧红赤，小溲自遗，时时欲寐，舌灰薄腻，口干不欲饮，脉沉细无神。此邪陷少阴，肾阳堙没，龙雷之火，飞越于上，戴阳症也，殊为可虑！急拟温经扶正而潜浮阳，未识能得挽救否。

潞党参_{五钱} 花龙骨_{三钱} 煨益智_{一钱五分} 炙远志_{一钱} 熟附块_{三钱} 煅牡蛎_{三钱} 清炙草_{五分} 炒於术_{一钱五分} 鹿角霜_{五钱}

[复诊] 加炙黄芪、大砂仁。

周左 湿温月余，身热汗多，神识昏糊，谵语郑声，唇燥口干不欲饮，谷食不进，舌苔干腻，脉象沉细。此湿邪久困太阴，陷入少阴，湿为阴邪，最易伤阳，卫阳失于外护则汗多，浮阳越于躯壳则身热，神不守舍则神糊，与热入心包者，有霄壤之别。动则微喘，肾气不纳也。十余日未更衣，此阴结也。脉证参合，正气涣散，阴阳脱离即在目前矣。急拟参附回阳，龙牡潜阳，苟能阳回神定，庶可望转危

---

① 大毒治病，十去其六，小毒治病，十去其八：原作"大毒治病，十去其八，小毒治病，十去其六"。据《素问·五常政大论》改。

为安之幸。

别直参二钱　熟附块二钱　左牡蛎三钱　大砂仁八分　仙半夏二钱
炙远志一钱　花龙骨三钱　朱茯神三钱　炒枣仁三钱　北秫米三钱，包　浮
小麦四钱

[二诊]两进参附回阳，龙牡潜阳，汗收神清，阳气有内返之佳
境。口干，渴喜热饮，纳谷衰少，精神困顿，十余日未更衣，腹内微
胀，并不拒按，苔干腻，脉沉细。阳不运行，阴气凝结，肠垢不得下
达，犹严寒之时，水冰而地坼也，险岭虽逾，未入坦途。再拟扶正助
阳，温通腑气。

别直参一钱五分　熟附块一钱五分　朱茯神三钱　炙远志一钱　炒枣仁
三钱　仙半夏三钱　陈广皮一钱　大麻仁四钱，研　郁李仁三钱，研　焦谷
芽四钱　半硫丸二钱，包
外用蜜煎导法。

[三诊]服两剂后，腑气已通，余恙如故。原方去半硫丸、郁李
仁、大麻仁，加米炒於术。

朱孩　湿温已延月余。身热不退，腹痛便泄，大腹膨胀，面浮体
肿，舌苔灰黄，脉象濡数，纹色青紫，已逾气关。某专科投以银翘、
芩、连、滑石、通草、楂、曲、鸡金、苓、术等，意谓疳积成矣。惟
按脉论证，此三阳之邪，已传入三阴。在太阴则大腹胀痛，在少阴则
泄泻体肿，在厥阴则腹痛肢冷。卫阳不入于阴则发热，水湿泛滥横
溢，则遍体浮肿。小孩稚阳，病情若此，犹小舟之重载，覆沉可虑！
今拟真武、理中、小柴胡复方图治，冀挽回于什一。

熟附片八分　炒干姜五分　炒白术一钱五分　连皮苓三钱　陈皮一钱
炒潞党一钱　软柴胡五分　清炙草五分　川椒目十粒　砂仁八分　大腹皮
二钱　六神曲三钱

[二诊]服理中、真武、小柴胡复方以来，腹胀满肢体肿均见轻

减，泄泻亦止，佳兆也。惟身热晚作，乳食少进，口干欲饮。指纹色青紫已回气关之内，脉仍濡数无力，是阴盛格阳，真寒假热，切勿因身热而即改弦易辙也。仍守原法，努力前进。

原方加：嫩白薇一钱。

[三诊] 肿胀十减七八，身热亦觉渐退，惟神疲形瘦，谷食少进，水湿已化，正虚困顿，脾胃阳衰，鼓舞无权也。仍守原方出入。

原方去柴胡，加焦谷芽三钱、佩兰梗一钱五分。

按：此症疑似之处，最难辨别。认定三阴见象，投以温药，故能无虑也。否则再进寒凉，必致邪陷阳越，而不起矣。

【点评】湿温医案共 24 则，案中先辨三阳和三阴，所探讨的湿邪为病化热化寒之变化极尽详细。丁甘仁辨治湿温病，病在卫分、气分，多按三阳经辨治；湿胜阳微，多循三阴经辨治。在阳以气分为多，在阴邪陷厥少为险。其论治内容有如下特点。

一、以透为先，要分三焦。湿温病的特点为多热在阳明、湿在太阴，病势弥漫，蕴蒸气分，湿热黏腻，病势缠绵难愈。如案中所述，太阳、太阴为病，表邪郁遏，湿滞中焦；或者太阴、阳明为病，暑湿蕴蒸阳明，湿滞肠间，见湿温兼痢重症；或者少阳、阳明为病，伏邪蕴湿，逗留膜原等，除以宣化、芳化、清利、清气、淡渗或者导滞外，均以透邪见于始终，可见丁氏深受叶天士、吴鞠通的影响。笔者学习这些经验，于临床取效显著。深深体会到：湿热病在卫气阶段时，氤氲之湿与邪热相合，热寓湿中，湿蒸热外，湿得热愈盛，热得湿更炽，屡见高热不退，治疗颇为复杂，运用清透法则多可奏效。

案一 黄某某，男，25 岁，住院号 16851。

患者于 1979 年 8 月 29 日突然发热，稍有鼻塞，寻予处理。30 日傍晚体温升至 39℃且伴头痛。31 日清晨来我院急诊。查体：白细胞总数 4600。分类：中性粒细胞 75%，淋巴细胞 23%，嗜酸性粒细胞1%，单核细胞1%。尿常规：红细胞$(2\sim3)\times10^{12}$/L，白细胞$(3\sim4)\times10^{9}$/L，蛋白少量。无其他体征，当时作上感处理。从31日到9月2日在院留观期间，体温始终在$39\sim40℃$，伴头痛、咳嗽，咯白色泡沫痰，并呕吐胃内容物，用解热镇痛药、四环素、吗啉胍等药治疗无效而收入病房。检查：体温39.8℃，咽部充血明显，扁桃体不肿大，肺部呼吸音粗糙，在左腋下可听到细小的湿啰音。胸透(－)，肥达氏反应(－)，肝肾功能正常。考虑到有肾病综合征史，感染后易于复发，故取青霉素、庆大霉素、柴胡注射液等治疗，但是热势未见下降，遂邀中医会诊。

9月5日初诊所见：高热(40℃)，汗出不解，头痛偏于两侧，咳嗽，口渴欲饮，舌质红，苔黄腻而燥，脉象滑数。此乃夏暑乘凉太过，暑湿之邪遏伏于里，过夏复感新邪，邪热盛于气分，肺气失宣。治当清透遏伏之暑湿，泄热生津为主。处方：

清水豆卷15g　粉葛根9g　知母12g　生石膏90g后下　薄荷3g后下　鲜芦根30g　杏仁9g　鲜生地30g　黄芩12g　生甘草4.5g　2剂，早晚各服一剂。

9月7日二诊：前投芳透暑邪，辛寒清气之药，经服药后，热势鸱张之象渐退，体温降至37.5℃。咳嗽已解，仍诉头痛且重，口渴欲饮，舌苔薄而干，边有齿印，脉数未静。湿热胶结之象，一时难去，再宗前意出入。处方：

清水豆卷12g　鸭跖草15g　黄芩6g　虎杖10g　生石膏30g后下　知母12g　鲜生地15g　生甘草4.5g　2剂，一日一剂。

9月10日三诊：体温36.8℃，热退阴伤，口渴欲饮，纳食不馨，大便稍干，舌苔薄而干，脉濡细。拟与养阴清化为主。处方：

鲜生地15g　麦冬10g　石斛9g　玄参12g　南北沙参各9g　花粉9g　茯苓12g　陈皮6g　炒白术9g　生熟谷芽各12g

2剂，一日一剂。

按：本病西医临床诊断为病毒感染，中医认为是湿热病。盖至虚之处便是容邪之所，故久病之体于暑天乘凉太过，感受暑湿之邪，遏伏于内，入秋而发。尽管热势鸱张，仍从邪热留恋气分、蕴结不解辨证，注意暑多挟湿的特点，治疗方面以芳化清透、辛寒、甘寒之品合于一方，共奏涤暑透邪、清热生津之功，用药5天，热势退尽而出院。

案二 董某某，男，40岁，住院号156677。

患者因肝炎后肝硬化腹水、脾功能亢进住院治疗。由于肺部感染及肛周感染，体温反复升高至39～40℃，每次三五天呈规律性发作。发作前伴有寒战，继则汗出热退。曾经用卡那霉素、庆大霉素、先锋霉素、白霉素、复方SMZ、鱼腥草片、四季青静脉滴注等，热势起伏不退，已经两月，遂邀中医会诊。运用中药治疗2周，体温逐渐降至正常。感染逐渐得到控制。兹整理病案如下：

一诊：湿热蕴蒸，阻于三焦，邪势弥漫，身热不扬，时起时伏，已有2个月。头重如裹，神识昏蒙，胸闷心烦，口苦口干欲饮、纳食不馨，小溲短赤，舌质暗、苔黄腻，脉左弦滑数、右弦细数。"因于湿，首如裹"，胸中清旷之地，遂成云雾之乡，心神扰乱不宁，正虚之体，不宜克伐，当予轻清宣透、化湿畅中，又佐益气之品，以求扶正达邪。处方：

清水豆卷15g 葛根6g 桑叶6g 薄荷叶2.4g后下 杏仁9g 苡仁15g 郁金9g 蔻仁3g后下 黄芩12g 佩兰6g 茯苓12g 益元散15g包煎 太子参15g 莲子心9g 泽泻12克

二诊：服完上方8剂，热势渐见退净，精神渐见振作，胸闷亦解，苔腻渐化，为湿邪外解之兆，故纳食亦增。前日又劳累而出现低热，总由湿热未清之故，再拟清透余邪。处方：

清水豆卷12g 葛根6g 青蒿6g 杏仁9g后下 苡仁12g

蔻仁 3g 后下　薄荷叶 2.4g 后下　黄芩 9g　佩兰 6g　茯苓 12g
太子参 15g　大腹皮 9g　泽泻 12g

　　按：本病西医诊断也是病毒感染。中医认为是暑湿之邪弥漫，遏伏于里，故不清则邪不去，不透则热不除。既取三仁分消走泄，又以豆卷、桑叶清里透外。虑其正虚之体，故入益气之品。全方重在调畅气机，杏仁开上焦之痹，蔻仁理中焦气滞，茯苓、苡仁淡渗下气，气行则湿化，湿化则热势孤立。尽管与上案运用清透法的原则是一致的，但在用药上有所侧重，配伍上有所不同，这由辨证所致。

　　二、湿滞气阻，气化湿化。丁氏治疗湿温还有一个特点，即病理上注重气滞，治法上注重气化，用药上注重调气，病后注重健脾和胃以复中气。案中辨证以六经为先，又考虑湿性重浊黏腻，易致气机不畅，久而脾胃运化失常。故湿滞气阻，宜从气化入手，气化湿亦化。丁氏的经验完全传承《临证指南医案》和《温病条辨》。在湿温案中费左案的调气用药谓："辛以开之，苦以降之，芳香以宣之，淡渗以利之"，与吴瑭治疗湿温病用调气方法对照起来，其意更明。兹作简述。

　　吴瑭认为，湿热为患，阻滞气机，在表经络之气不通，在内三焦气机阻滞。其中于上焦为肺气不通，中焦为脾胃之气升降失常，下焦为膀胱气化失司。因而在化湿清热的治疗中，他把调畅气机当作十分重要的一环。

　　吴瑭指出："盖肺主一身之气，气化则湿亦化也。"朱武曹评："解此二语，则于湿热病思过半矣。"吴瑭突出运用调畅气机治疗湿热病是"多前人所未及，较之温热，尤为枕中鸿宝也"。主要治法有以下几点：

　　1. 轻开肺气　湿热初起，阻遏肺卫，当以轻清之品宣通气滞。肺痹之气得开，腠理疏通，郁遏之湿热也随汗而解。宣肺气，启上闸，开水源，源清流自洁。治用三仁汤、宣痹汤，均属走气道化湿之治。

2. 芳化宣气　三焦湿郁，升降失司，证见周身重痛，脘腹胀闷，便溏苔白等。藿香正气散之五个化裁方，可随证以为治。五方中有用藿香梗者，"取其走中不走外"；有用茵陈者，取其"宣湿郁而动生发之气"；有用神曲、麦芽者，取其"升降脾胃之气"。近人治肝病之湿热蕴结，谓茵陈可以退黄，麦、曲可以消食，殊不知三者合用尚有芳化宣气以复升降之能。

3. 通腑下气　湿热久羁，郁结中焦，肠道气机痹阻，失其传导之常。症见少腹硬满，大便不通，或见大便溏臭不爽，色如果酱，身热郁不解，舌苔黄腻，脉象濡数。如湿浊蒙于上，则窍阻神昏。治宜宣清导浊、通腑下气。方用宣清导浊汤。"俾郁结之湿邪，由大便一齐解散"。此处通腑乃轻法频下，轻法者，不用承气荡散，因其行速而气徒伤。频下者，因湿邪非一次能去，频除积滞，气机得通，湿热之邪自去。

4. 清透化气　内外合邪，湿郁经脉，有汗而身痛不解，胸腹郁发白痦，且见胸脘痞闷欲呕，大便自利。治当调畅气机，清透湿热，方用薏苡竹叶散。方中连翘、竹叶辛凉透表，苡仁除湿宣痹，三药合用宣通经络之湿热；白蔻化中焦湿浊；滑石、茯苓、通草淡渗分利。诸药合用使湿邪从小便而去，则大便自调。故吴氏认为此乃："俾表邪从气化而散，里邪从小便而驱，双解表里之妙法也"。

5. 通利膀胱　湿热阻滞三焦，膀胱气化失常，则小便短少，甚或不通；热为湿遏，困阻清阳，则热蒸头胀，呕逆神迷，渴不多饮，苔白腻。此时尤宜"开沟渠以泄之"。方用茯苓皮汤宣通膀胱气化，分利湿邪。方中茯苓皮、猪苓、竹叶、苡仁、通草，淡渗分利，须仗大腹皮理其气机，气机一通，在里壅塞之湿热，随诸药导之而去。

6. 清宣三焦　暑热夹湿，弥漫三焦气分。暑热蒸腾于外，则见身热不退；上蒸头面清窍，则面赤耳聋；阻于中焦，则脘腹痞闷而不甚渴饮；湿热蕴结下焦，泌别失职，则小便短赤且见下利稀水。此时"邪不在一经一脏矣，故以急清三焦为主。然虽云三焦，以手太阴一经为要领。盖肺主一身之气"。治宜清热除湿，清宣三焦。方用三石汤、杏仁滑石汤等。三石汤方中杏仁宣开上焦肺气，气化则暑湿易化；石膏、竹叶清泄中焦邪热；滑石、寒水石、通草清利下焦湿热；银花、金汁涤暑解渴。

7. 宣通经络 湿热蕴阻，以致经络之气痹塞不通，寒战热炽，骨节烦疼，面色萎黄，舌色灰滞。治当宣痹止痛。方用宣痹汤。方中杏仁宣肺气，山栀、连翘清气热，防己通络，合赤小豆、滑石、苡仁、蚕砂利湿化浊。所谓湿热之邪可清可利，经络之痹可宣可通。两者密切配合，湿热之邪自无容留之所。

吴氏运用调畅气机之法治疗湿热病，于上述诸法中常以苦辛寒为主，兼以芳香化浊。宣中焦湿热之邪常用苦辛寒或苦辛温或苦辛淡法；清宣三焦常用苦辛寒法。湿热蒸郁，上下气机痹塞，蒙蔽心包，吴氏用芳香宣通。由此可见吴氏之用药，除用寒以清热外，还主张辛散，苦泄。目的在开气痹，宣气滞，分消湿热，醒脾和胃。

三、湿胜阳微，以温治温。湿温病有从热化，也有从寒化，此常陷入三阴，多险恶重症。如书中徐右案，前后六诊，以温治温，终获神清气回之效，可见丁氏用药之高超。

痉证

陈幼 两目上窜，时剧时轻，今晚角弓反张，脐腹疼胀，舌强不利吮乳，舌尖边淡红，中后薄腻，脉濡弱，哭声不扬。气阴暗伤，虚风内动，痰热逗留，肺胃气机室塞，窍道不通。与熄风安神，化痰宣肺法。

煅石决三钱　朱茯神三钱　川象贝各二钱　嫩钩钩三钱，后下　青龙齿三钱　炙远志一钱　陈木瓜二钱　山慈菇片五分　净蝉衣八分　炙僵蚕三钱　珍珠粉一分，冲服　金器一具，入煎

[二诊] 角弓反张之势已和，舌强不利吮乳，手足心热，哭泣声哑，脉象弦细，风阳挟痰热上阻廉泉，横窜络道。肺胃气机窒塞不宣。再拟熄风涤痰，清热宣肺。

霜桑叶二钱　朱茯神三钱　川象贝各二钱　嫩白薇一钱五分　甘菊花三钱　远志肉一钱　炙僵蚕三钱　青龙齿三钱　净蝉衣八分　煅石决三钱　山慈菇片四分　嫩钩钩三钱，后入　淡竹沥一两，冲服　真猴枣珍珠粉各一分，冲服　金器一具，入煎

朱幼　初病伏邪化热，销烁阴液，发热口渴，唇皮焦燥，过服清凉，以致脾阳受伤，清气下陷，小溲清长，而大便溏泄也，势成慢惊重症。急拟温肾运脾。

煨葛根二钱　炒於术一钱五分　陈广皮一钱　扁豆衣三钱　熟附片八分　炙甘草五分　焦谷芽三钱　炮姜炭四分　炒怀药三钱　干荷叶一角

冯幼　先天不足，后天又弱，吐泻已久，神疲内热，口干不多饮，舌质红，指纹红紫带青，已过气关。呕吐伤胃，泄泻伤脾，脾阳胃阴两伤，肝木来乘，所谓阴虚生内热，阳陷则飧泄也，渐入慢惊一途，恐鞭长莫及矣。勉拟连理汤加味，温养脾胃，抑木和中，以望转机。

炒潞党参一钱五分　炙甘草五分　炮姜炭三分　焦谷芽三钱　陈木瓜二钱　陈广皮一钱　云茯苓二钱　川雅连三分　炒於术一钱五分　灶心黄土一两

马左　形寒畏冷，遍身骨楚，头项强痛，泛泛作恶，小溲短少，脉紧急，苔薄腻。太阳阳明两经同病，急与葛根汤散其寒邪，不致缠绵是幸。

粉葛根一钱五分　云茯苓三钱　炒谷芽三钱　川桂枝五分　姜半夏三钱

陈佩兰一钱五分　净麻黄五分　陈广皮一钱五分　炒香豉三钱　煨生姜两片

[二诊] 昨进葛根汤，得汗甚多，头项痛骨楚均舒，泛泛作恶已止。身热头眩，口干欲饮，脉象弦数，苔薄腻黄，舌质红。太阳之邪已解，阳明之热内炽，幸喜素体强盛，不致迁延。今与桂枝白虎，一以清阳明之热，一以肃太阳之邪。

川桂枝三分　赤苓三钱　炒谷芽三钱　生石膏三钱　江枳壳一钱五分
省头草一钱五分　天花粉三钱　苦桔梗八分　炒竹茹一钱五分　干芦根五钱，去节

费左　身热不退，头项强痛，角弓反张，神昏谵语，渴喜冷饮，脉象弦数，苔薄腻，舌红。前医叠投表散之剂，汗出太多，高年气阴本亏，重汗乏阴，以致阴虚不能敛阳，二元不入于阳，若见风动呃逆，则无望矣！急与桂枝羚羊，未识能转危为安否。

粉葛根一钱五分　朱茯神三钱　生石决四钱　川桂枝三分　羚羊片五分
鲜石菖蒲一钱　嫩钩尖三钱，后入　天花粉三钱　天竺黄一钱五分　鲜竹叶三十张　活芦根一尺，去节

[二诊] 头项强痛轻减，身热亦略退，神志平静，渴喜多饮，脉细数，苔腻舌红。阴亏于下，阳浮于上。前方既见效机，仍守原意出入。

粉葛根一钱五分　朱茯神三钱　生石决五钱　羚羊角五分　石菖蒲八分
嫩钩尖三钱，后入　天花粉三钱　天竺黄一钱五分　川贝母三钱　鲜竹叶三十张　朱灯心二扎

[三诊] 神志已清，头项强痛亦止，神疲欲卧，纳谷不香，脉濡细，苔薄腻，险岭已逾，可告无虞。再与清养之品，善后可矣。

冬桑叶三钱　朱茯神三钱　生谷芽三钱　甘菊花三钱　川贝母三钱
香佩兰一钱五分　生石决三钱　天花粉三钱　生竹茹一钱五分　嫩钩尖三钱，后入　鲜竹叶三十张

【点评】外感热病论治的意义和方法。

《丁甘仁医案》中外感热病医案68案，涉及伤寒16案，风温19案，暑温9案，湿温24案，痉症5案。这些医案，体现了丁氏寒温融合的思想，是伤寒六经辨证与温病卫气营血、三焦辨证及其主治方药的综合运用。丁氏打破成规，独出心裁，在实际应用取得疗效基础上有新的发展，揭示了治疗外感热病的辨证论治规律。

一、临床意义

1. 传承、兼容和发展　丁氏在长期临床实践中，承先贤经旨，倡导寒温融合思想。他指出，熟读《素问·热论》之后，必须深入领会《伤寒论》，熟悉历来的温病学说。在实际应用时，必须将它们互相联系，融会贯通，因人制宜，随宜应用，而不能对立起来。临证必须"先定六经"，再"按经辨治"。并且认为要全面掌握外感热病的基本理论和辨证施治基本原则，不仅要认真研读《素问·热病论》，更必须认真研究如《伤寒论》和《温热经纬》《温病条辨》等各家学说和著作。在读了《伤寒论》以后，又须继续学习舒驰远《伤寒集注》等名家著述。因为这些书把六经主症及主治方法加以概括使其规律性更强。故丁氏尝谓："读古人书，自己要有见识，从前人的批判中，通过自己的思考，来加以辨别。并须通过临床实习，接触实际病例，方能心领神会，达到运用自如。"

2. 中医救治急症　丁甘仁对危急重证之救治，有胆有识，不同凡响。他认为病情的发生发展复杂多变，真真假假，疑象丛生。如何洞察病情，去伪存真？从丁氏的临证经验看，把握病机，并以之解释整个病情变化是其关键。治疗伏温挟湿的患者徐右共六诊附了案语，分析精细，值得思考。选录如下："此症为阴虚温邪内陷，若遇时医，见神识昏糊而大进犀羚，则邪遏不达而毙。或见四肢逆冷，而任投姜附，则阴液涸竭而亡。况怀麟七月，恐其胎气受伤，用药最为棘手。而夫子初诊，即认定为热厥，投四逆散以解之。继又速进养阴清热之剂，使内陷之邪，由脏转腑，由里达表，竟使病者得庆更生，夫子之识见深矣。"

3. 从临床实践出发　传承丁氏医案中对外感热病的治疗经验，要从现在的临床实践出发。丁氏学生章次公有云："发皇古义，融会新知。"其在常见病早期常多反复；或用西药后，证情未有明显改善；或见发热、咳嗽等症持续不去；或病后未复的情况，或以六经辨证，或以卫气营血、三焦辨证，进行论治而奏效。如病后未见康复，常取脏腑辨证兼气血辨证予以调理。

二、辨治方法

1. 以透邪贯彻始终　伤寒、温病同为外感热病，都具有由表入里、由实转虚的传变规律，故在病变早期拟定治法方药时均要考虑使用透散法。因而在同一个医案中常常是伤寒方与温病方同时采用，并不是以经方和时方划分界限，这往往取得很好的疗效。例如：丁氏在治疗湿温时，除用上下分消、化湿畅中的时方外，亦常配合使用仲景之小柴胡汤、理中汤等方。至于外感热病中、后期出现的复杂证候，丁氏则不纠缠于伤寒与温病之争，尽量用六经分证。若营卫分证清楚者即用温病辨证法，或截断扭转危急之象，透发营血热毒。

2. 以立中气调和营卫　外感热病的邪退正虚时期阴阳不和、寒热错杂的证象渐显，治疗上即以和阴阳、立中气为主。或用甘凉生津以清余热，或以益气健脾而复元气，或用理脾和胃以养正气。须知病后阴阳两虚，补阴则碍阳，补阳则损阴，唯有取甘味之品助中健运，以使气血来复。此时助建中气而使营卫自和，气血得充，阴阳则和也。如尤在泾说："欲求阴阳之和者，必求于中气，求中气之立者，必以建中也。"

霍乱

陈左　夏月阳外阴内，偏嗜生冷，腠理开发，外邪易袭。骤触疫疠不正之气，由口鼻而直入中道，以致寒暑湿滞，互阻中焦，清浊混淆，乱于肠胃，胃失降和，脾乏升运，而大吐大泻，挥霍撩乱。阴邪锢闭于内，中阳不伸，不能鼓击于脉道，故脉伏；不能通达于四肢，故肢冷，两足转筋。一因寒则收引，一因土虚木贼也。汗多烦躁，欲坐井中之状，口渴不欲饮，是阴盛于下，格阳于上，此阴躁也。形肉陡然削瘦，脾土大伤，谷气不入，生化欲绝，阴邪无退散之期，阳气有脱离之险，脉证参合，危在旦夕间矣！拟白通四逆加人尿猪胆汁意，急回欲散之阳，驱内胜之阴，背城借一，以冀获效。

生熟附子各三钱　淡干姜五钱　炙甘草一钱　姜半夏三钱　吴茱萸七分　川雅连三分　赤茯苓四钱　广陈皮一钱　陈木瓜五钱　童便一杯，冲服　猪胆汁三四滴，冲服

[复诊] 吐泻烦躁均减，脉伏肢冷依然，加炒潞党参四钱。

罗左　触受寒疫不正之气，夹湿滞交阻，太阴阳明为病，清浊相干，升降失常，猝然吐泻交作，脉伏肢冷，目陷肉削，汗出如雨。脾主四肢，浊阴盘踞中州，阳气不能通达，脉伏肢冷，职是故也。阳气外越则自汗，正气大虚则目陷肉削。舌苔白腻，虚中挟实，阴霍乱之重症。亟拟白通四逆汤合附子理中汤加减，以期转机为幸。

熟附子块二钱　淡干姜一钱　清炙草八分　姜半夏三钱　吴茱萸七分　童便一酒杯，冲报　炒潞党参三钱　生白术二钱　赤茯苓四钱　制川朴一钱

川雅连三分　猪胆汁三四滴，冲服　灶心黄土一两　阴阳水煎。

朱右　疫疠之邪，由口鼻而直入中道，与伏暑湿滞互阻，脾胃两病，猝然腹中绞痛，烦躁懊憹，上为呕吐，下为泄泻，四肢厥逆，口干欲饮，脉伏，舌苔薄腻而黄。清气在下，浊气在上，阴阳乖戾，气乱于中，而为上吐下泻，湿遏热伏，气机闭塞，而为肢冷脉伏，热深厥深，霍乱重症。亟宜黄连解毒汤加减，辛开苦降，芳香化浊，冀挽回于什一。

上川连八分　淡吴萸二分　仙半夏二钱　枳实炭一钱　酒黄芩一钱五分　藿香梗一钱五分　六神曲三钱　赤猪苓各三钱　炒白芍一钱五分　玉枢丹四分，磨冲　阴阳水煎

[二诊] 昨投黄连解毒汤，吐泻渐减，脉息渐起，四肢微温，佳兆也。惟烦躁干恶，口渴喜冷饮，舌前半红绛，中后薄黄，小溲短赤。是吐伤胃，泻伤脾，脾阳胃阴既伤，木火上冲，伏暑湿热留恋不化也。今守原意，加入清暑渗湿之品，能得不增他变，可冀出险履夷。

上川连八分　淡吴萸一分　仙半夏一钱五分　枳实炭八分　酒黄芩一钱五分　炒白芍一钱五分　炒竹茹一钱五分　枇杷叶四片　柿蒂五枚　赤茯苓三钱　活芦根一尺，去节　川通草八分　神仁丹四分，冲服

[三诊] 吐泻已止，脉起肢温，烦躁干恶亦减，惟身热口渴，欲喜冷饮，小溲短少而赤，舌红苔黄，阴液已伤，伏暑湿热蕴蒸膜原，三焦宣化失司。再拟生津清暑。苦寒泄热，淡以渗湿。

天花粉三钱　仙半夏一钱五分　金银花三钱　六一散三钱，包　赤茯苓三钱　鲜石斛三钱　川雅连五分　连翘壳三钱　川通草八分　淡竹茹一钱五分　活芦根一尺，去节　枇杷叶四张，去毛，包

尤左　寒暑湿滞互阻，太阴阳明为病，阴阳逆乱，清浊混淆，猝然吐泻交作，腹中绞痛，烦闷懊憹，脉沉似伏，霍乱之症，弗轻视之。亟拟芳香化浊，分利阴阳。

藿苏梗_{各一钱五分}　枳实炭_{一钱}　陈广皮_{一钱}　姜川连_{五分}　大腹皮_二钱　姜半夏_{二钱}　制川朴_{一钱}　白蔻仁_{八分}　淡吴萸_{二分}　六神曲_{三钱}炒车前_{三钱}　生姜_{三片}　赤猪苓_{各三钱}　玉枢丹_{四分，冲服}

[二诊] 昨进正气合左金法，吐泻渐止，腹痛亦减，脉转濡数，反见身热，口干不多饮，舌苔灰腻而黄，伏邪有外达之机，里病有转表之象，均属佳境。仍守原意，加入解表，俾伏邪从汗而散。

淡豆豉_{二钱}　嫩前胡_{一钱五分}　苏藿梗_{各一钱五分}　仙半夏_{二钱}　大腹皮_{二钱}　薄荷叶_{八分}　制川朴_{一钱}　陈广皮_{一钱}　炒枳壳_{一钱}　六神曲_{三钱}白蔻壳_{一钱}　姜竹茹_{一钱}　干荷叶_{一角}

[三诊] 恙由吐泻而起，太阴阳明为病，今吐泻虽止，而里热口渴，烦躁不寐，舌糙黑，脉细数。脾胃之阴已伤，心肝之火内炽。当宜养阴救液而清伏热。

鲜石斛_{三钱}　连翘壳_{三钱}　冬桑叶_{三钱}　朱茯神_{三钱}　细生地_{三钱}黑山栀_{一钱五分}　粉丹皮_{二钱}　天花粉_{三钱}　生甘草_{六分}　活芦根_{一尺，}_{去节}

李左　暑湿夹滞，互阻中焦，太阴阳明为病，吐泻交作，腹中绞痛，脉沉，四肢厥冷，舌灰腻微黄。此系感受疫疬之气，由口鼻而入中道，遂致清浊混淆，升降失司。邪入于胃，则为呕吐，邪入于脾，则为泄泻。湿遏热伏，气道闭塞，气闭则不能通达经隧，所以四肢逆冷也。伤寒论曰：呕吐而利，名曰霍乱。此重症也，急拟芳香化浊，分利阴阳。

藿苏梗_{各一钱五分}　川雅连_{五分}　淡黄芩_{一钱五分}　炒竹茹_{一钱五分}广陈皮_{一钱}　淡吴萸_{二分}　炒赤芍_{二钱}　大腹皮_{二钱}　仙半夏_{二钱}　制川朴_{八分}　枳实炭_{一钱}　六神曲_{三钱}　炒车前_{三钱}　玉枢丹_{四分，冲}

居左　疫疬之邪，挟暑湿滞互阻，太阴阳明为病，腹中绞痛，烦躁不安，上为呕吐，下为泄泻，四肢逆冷，口干欲饮，脉细欲伏，舌苔薄腻而黄。清气在阴，浊气在阳，阴阳反戾，气乱于中，遂有此变。湿遏热伏，气机痞塞，所以四肢逆冷，脉道为之不利，霍乱重症，急拟萸连解毒汤加味，辛开苦降，芳香化浊。

川雅连八分　淡吴萸三分　淡黄芩一钱五分　鲜竹茹三钱　枳实炭一钱
大白芍一钱五分　灶心土五钱　藿香梗一钱五分　仙半夏一钱五分　六神曲
三钱　玉枢丹三分，磨冲　阴阳水煎

赵右　寒疫不正之气，挟湿滞互阻，太阴阳明为病，清浊相干，升降失常，忽然吐泻交作，脉伏肢冷。目陷肉削，汗出如冰。脾主四肢，浊阴盘踞中州。阳气不能通达，肢冷脉伏，职是故也。阴无退散之期，阳有散亡之象，阴霍乱之重症，危在旦夕！勉拟通脉四逆汤加味，驱内胜之阴，复外散之阳，未识能有挽回否？

熟附片三钱　姜川连八分　仙半夏一钱五分　猪胆汁三、四滴，冲服
淡干姜五分　炙甘草五分　赤猪苓各三钱　淡吴萸三分　制小朴八分　葱白头三个

泄泻

章左　感受时气之邪，袭于表分，湿滞互阻肠胃，清浊混淆，以致寒热无汗，遍体酸疼，胸闷泛恶，腹鸣泄泻，日十余次，小溲不利，舌腻脉浮，表里两病，勿轻视之。仿喻氏逆流挽舟之意，拟仓廪汤加减，疏解表邪，而化湿滞。

荆芥穗一钱五分　嫩防风一钱　羌独活各一钱　苦桔梗一钱　炒枳壳一钱　赤茯苓三钱　仙半夏二钱　六神曲三钱　焦楂炭三钱　干荷叶一角
陈仓米四钱　薄荷叶八分

邬左　受寒挟湿停滞，脾胃两病，清不升而浊不降，胸闷泛恶，腹痛泄泻，苔腻脉迟。拟正气饮加减，芳香化浊，分利阴阳。

藿苏梗各一钱五分　广陈皮一钱　仙半夏二钱　制川朴一钱　赤茯苓四钱　大腹皮二钱　白蔻壳八分　大砂仁八分　六神曲三钱　焦楂炭二钱

生姜二片　干荷叶一角　纯阳正气丸五分，吞服

宋右　暑湿挟滞交阻，肠胃为病，腹痛泄泻黄水，日十余次，胸闷不能纳谷，小溲短赤，口干欲饮，舌质红、苔黄，脉濡数。治宜和中分利，利小便正所以实大便也。

煨葛根二钱　赤猪苓各三钱　生白术一钱五分　炒扁豆衣三钱　陈皮一钱　大腹皮三钱　六神曲三钱　炒车前子三钱　春砂壳八分　六一散三钱，包　香连丸一钱，吞服　干荷叶一角　银花炭三钱

王孩　泄泻旬日，腹鸣且胀，舌薄黄根白腻，指纹青，已至气关，面色萎黄。此太阴为病，健运无权，清气不升，浊气凝聚，恐有慢惊之变。姑仿理中汤加味。

生白术二钱　炮姜炭四分　熟附片六分　清炙草五分　云茯苓二钱　广陈皮一钱　煨木香五分　焦楂炭一钱五分　炒荷蒂三枚　炒怀药三钱　灶心黄土四钱，煎汤代水

朱右　形瘦色苍，木火体质，血亏不能养肝，肝气横逆，犯胃则呕，克脾则泻，泻久阴伤，津无上潮，口干舌光，经闭四月，脉象弦细，延即成损。拟敛肝柔肝，扶土和中。

炙乌梅四分　陈木瓜五钱　大白芍一钱五分　云茯苓三钱　生白术三钱　炒怀药三钱　广陈皮一钱　紫丹参二钱　炒诃子皮五钱　炒御米壳五钱　灶心黄土四钱　焦谷芽四钱　陈米汤煎

十剂后，呕泻均止，加炒潞党二钱。

裴左　五更泄泻，延经数月，泻后粪门坠胀，纳谷衰少，形瘦色萎，舌无苔，脉濡细。命火式微，不能生土，脾乏健运，清气下陷。拟补中益气，合四神加减，益气扶土，而助少火。

炒潞党三钱　清炙黄芪三钱　土炒於术二钱　清炙甘草五分　广陈皮一钱　炒补骨脂一钱五分　煨益智一钱五分　淡吴萸五分　煨肉果一钱　炮姜炭八分　桂附地黄丸三钱，吞服

匡孩　泄泻黄水，已延旬余，口舌糜腐，妨于吮乳。脉纹色紫，已到气关，此脾土已虚，湿热内蕴，热蒸于上，湿注于下，湿多成五

泄也。生甫数月，小舟重载，勿轻视之。

　　生白术一钱五分　炒怀药二钱　赤茯苓三钱　炒扁豆衣三钱　薄荷叶六分　川雅连四分　生甘草四分　焦楂炭二钱　车前子一钱五分　干荷叶一角　陈仓米一合，煎水煎药

　　邝孩　泄泻色青如蓝，日七八次，腹鸣作痛，纳少溲赤，苔腻黄白相兼。此风邪从脐而入肠胃，挟滞交阻，中土不运，清浊不分也。

　　炒黑防风一钱　炒黑荆芥一钱　生白术二钱　赤茯苓三钱　炒扁豆衣三钱　煨木香八分　广陈皮一钱　焦楂炭三钱　鸡金炭二钱　陈莱菔英三钱　戊己丸一钱，包

　　谈右　泄泻黄水，为日已久，肾主二便，始因湿胜而濡泻，继因濡泻而伤阴。浊阴上干则面浮，清阳下陷则足肿。脾湿入于带脉，带无约束之权，以致带下频频。脾津不能上蒸，则内热口干。浮阳易于上升，则头眩眼花。腰为肾之府，肾虚则腰酸。脉象弦细，脾失健运之功，胃乏坤顺之德。营血虚则肝燥，脾湿陷则肾寒。拟参苓白术散加味，养胃扶土而助命火，譬之釜底添薪，则釜中之水，自能化气上行，四旁受其滋溉，则少火充足，胃纳渐加，即真阴自生，而湿自化，虚热乃不治自平矣。

　　炒潞党三钱　怀山药三钱　焦白芍三钱　煅牡蛎五钱　连皮苓三钱　生甘草八分　厚杜仲三钱　红枣三枚　炒於术二钱　熟附子二钱　煅龙骨三钱

　　王右　脾土薄弱，湿滞易停，泄泻青水。乃风邪淫肝，肝木乘脾，脾胃运化失常，纳少神疲，脉濡软。宜以扶土和中，祛风胜湿。

　　炒白术二钱　云茯苓三钱　范志曲三钱　炙甘草五分　焦白芍二钱　扁豆衣三钱　炒谷芽三钱　黑防风一钱五分　陈广皮一钱　干荷叶一角

　　吴左　泄泻伤脾，脾阳式微，清气下陷，脾主四肢，阳不营运行于四肢，卫气乃不能卫外为固。虚阳逼津液而外泄，大有亡阳之虑。

拟附子理中，合二加龙骨牡蛎主治。

熟附块三钱　炮姜炭八分　川桂枝一钱　浮小麦三钱　吉林参一钱
云茯苓三钱　大白芍二钱　炒於术一钱五分　炙黄芪三钱　煅龙骨三钱　炙
甘草八分　炙升麻五分　煅牡蛎四钱

朱左　呕吐伤胃，泄泻伤脾，脾胃两败，健运失常，木乘土位，清不升而浊不降。宜抑木扶土，佐入益火之品。

熟附块一钱　云茯苓三钱　黑防风一钱五分　生姜二片　焦於术二钱
姜半夏三钱　大砂仁八分　范志曲三钱　炒白芍三钱　广陈皮一钱　煨木
香五分

【点评】丁氏治疗泄泻以脾虚湿盛为基本病机，以健脾化湿为基本治疗方法，注重分离阴阳，疏解化浊。综抑肝扶脾、益火扶土之法，不执一家之言而兼采众家之长。从所载12则医案来看，丁氏治疗泄泻注重湿邪互阻胃肠，清气不升，浊阴不降；或因脾虚肾亏而现运化失常，火不生土的病机。每案分析病由，探析病理过程。师古而不泥古，知常达变，匠心独运，治疗别开生面，均为心得之言。

案内用药颇具特色，以轻灵见长，所用药物多则3~5钱，少则5分，其他如生姜加1片，荷叶取一角，化裁精当，皆中病即止。特别善用荷叶，载案12则，其中4则用到荷叶，1则用荷蒂。《本草纲目》谓荷叶能生发元气，裨助脾胃，涩精浊，散瘀血，消水肿、痈肿，发痘疮，治吐血、咯血、衄血、下血、溺血、血淋、崩中、产后恶血、损伤败血。案内分析荷叶性苦平而不燥，能清热解暑而不伤阴，又善发清阳。清阳升，则浊泻止，一药多用，配合其他健脾化湿之药而达到升清阳、健脾胃的目的，奏祛湿而不伤阴、清热而不寒凉之功，此为经验之谈，也显示其用药特色。

痢疾

王妪　寒热呕恶，饮食不进，腹痛痢下，日夜五六十次，赤白相杂，里急后重，舌苔腻布，脉象浮紧而数。感受时气之邪，袭于表分，湿热挟滞，互阻肠胃，噤口痢之重症。先宜解表导滞。

荆芥穗一钱五分　青防风一钱　淡豆豉三钱　薄荷叶八分　藿苏梗各一钱五分　仙半夏二钱　枳实炭一钱五分　苦桔梗一钱　炒赤芍一钱五分　六神曲三钱　焦楂炭三钱　生姜二片　陈红茶一钱　另玉枢丹四分，开水先吞服

[二诊] 得汗，寒热较轻，而痢下如故，腹痛加剧，胸闷泛恶，饮食不进，苔腻不化，脉象紧数。表邪虽则渐解，而湿热挟滞，胶阻曲肠，浊气上干，阳明通降失司，恙势尚在重途，书云：无积不成痢。再宜疏邪导滞，辛开苦降。

炒豆豉三钱　薄荷叶八分　淡吴萸三分　川雅连五分，拌炒　枳实炭一钱　仙半夏二钱　炒赤芍一钱五分　酒炒黄芩一钱　肉桂心三分　生姜二片　青陈皮各一钱　六神曲三钱　焦楂炭三钱　大砂仁八分　木香槟榔丸三钱，包煎

[三诊] 寒热已退，呕恶亦减，佳兆也。而腹痛痢下，依然如故，胸闷不思纳谷，苔腻稍化，脉转弦滑，湿热滞尚留曲肠，气机窒塞不通。仍宜寒热并用，通行积滞，勿得因年老而姑息也。

仙半夏二钱　川雅连四分　酒炒黄芩一钱五分　炒赤芍二钱　肉桂心三分　枳实炭一钱　金铃子二钱　延胡索一钱　六神曲三钱　焦楂炭三钱　大砂仁八分，研　全栝蒌三钱，切　生姜一片　木香槟榔丸四钱，包煎

[四诊] 痢下甚畅，次数已减，腹痛亦稀，惟脘闷不思纳谷，苔厚腻渐化，脉象濡数，正气虽虚，湿热滞尚未清彻，脾胃运化无权。

今制小其剂，和中化浊，亦去疾务尽之意。

酒炒黄芩一钱五分　炒赤芍一钱五分　全当归一钱五分　金铃子二钱
延胡索一钱　广陈皮一钱　春砂壳八分　六神曲三钱　炒谷麦芽各三钱
全栝蒌四钱，切　银花炭三钱　荠菜花炭三钱　香连丸一钱，吞服

宣童　发热六天，临晚尤甚，热度至百零四之盛，下痢日夜七
八十次之多，速至圊而不能便，腹痛堕胀难忍，谷食不进，幸无呕
吐，而口干欲饮，苔腻黄，脉滑数。时疫伏温，蕴蒸阳明，欲达而
不能达，湿滞败浊，互阻曲肠，欲下而不能下。手足阳明为病，病
情猛烈，急议表里双解，通因通用，冀望热清痢减，始有转机
之幸。

粉葛根二钱　薄荷叶八分　金银花八钱　连翘壳四钱　酒炒黄芩一钱
五分　炒赤芍一钱五分　青陈皮各一钱　全栝蒌四钱，切　春砂壳八分　苦
桔梗一钱　六神曲三钱　焦楂炭三钱　枳实导滞丸三钱，包煎

[二诊]　连投解肌通腑之剂，得汗甚多，发热较轻，白疹隐隐，
布于胸膺之间，伏温之邪，有外达之机，痢下次数虽则不少，而腹痛
已减，后重亦松，纳谷无味，口干欲饮，苔黄，脉滑数不静。湿热败
浊，尚在曲肠之间，未得下行也。原法增减，努力前进。

原方去薄荷叶，加清水豆卷四钱。

[三诊]　发热渐退，痢下亦稀，腹痛后重，已减其半。谷食无味，
口干不多饮，神疲色萎，苔薄黄，脉濡滑而数。阴液暗伤，湿热滞尚
未清彻，肠胃气机不和。今拟理脾和胃，清化湿浊，更宜薄滋味，节
饮食，恐有食复之弊，虽有虚象，不可骤补。

炒银花五钱　炒赤芍一钱五分　酒炒黄芩一钱　全当归一钱五分　广陈
皮一钱　春砂壳八分　苦桔梗一钱　焦楂炭三钱　焦谷麦芽各三钱　全栝
蒌三钱，切　荠菜花炭三钱　香连丸一钱二分，包

洪左　血痢及旬，日夜十余次，腹疼里急，身热晚甚，口干欲
饮，舌前半糙绛，中后腻黄，脉象弦数。此乃阴液素亏，津乏上承，

伏温在营，血渗大肠，肠中湿浊稽留，气机痞塞不通，症非轻浅。姑拟生津达邪，清营化浊。

鲜石斛三钱　淡豆豉三钱　金银花五钱　连翘壳三钱　白头翁三钱　北秦皮二钱　酒炒黄芩一钱五分　炒赤芍一钱五分　焦楂炭三钱　全栝蒌四钱，切　枳实炭一钱　苦桔梗一钱　活芦根一尺，去节

[二诊] 昨投药后，诸恙不减，而反烦躁不寐，舌红绛，苔糙黑无津，脉弦数。伏温化热，由阳明而传于厥少二阴，厥阴为藏血之经，内寄相火，厥阴有热，则血溢沸腾，而下迫大肠，则为血痢；少阴为水火之脏，水亏火无所济，津液愈伤，神被热扰，则烦躁而不寐也。身热晚甚者，阳明旺于申酉。阳明之温热炽盛也，温已化热伤阴，少火悉成壮火，大有吸尽西江之势！急拟黄连阿胶汤，滋少阴之阴，白头翁汤，清厥阴之热，银翘、花粉，解阳明之温。复方图治，犹兵家之总攻击也。勇往前进，以冀弋获。

阿胶珠二钱　川雅连四分　生甘草五分　白头翁三钱　鲜石斛四钱　连翘壳三钱　生赤白芍各一钱五分　酒炒黄芩一钱　北秦皮二钱　金银花四钱　粉葛根一钱五分　天花粉三钱　活芦根一尺，去节　生山楂三钱

[三诊] 服药后，已得安静，水火有既济之象，且有微汗，伏温有外解之势，血痢次数亦减，药已中肯，有转危为安之兆。惟阴液大伤，清津无以上供，齿垢唇燥，舌仍焦糙，口渴不欲饮，热在营分，蒸腾营气上升，故口渴而不欲饮也。脉弦数不静，守原法而出入一二，冀望津液来复，邪热退却，由里及表，由营返气，始能入于坦途耳。

原方去葛根，加粉丹皮一钱五分、鲜生地四钱。

[四诊] 血痢大减，临晚身热亦去其半，舌黑糙已退，转为光红，唇燥口干，不思纳谷，脉濡数，阴液伤而难复，邪热退而未净也。仍拟生津清营，以和胃气。

鲜石斛三钱　天花粉三钱　生甘草五分　阿胶珠二钱　川雅连三分
白头翁三钱　酒炒黄芩一钱　赤白芍各一钱五分　嫩白薇一钱五分　炒银花
四钱　广橘白一钱　生熟谷芽各三钱　活芦根一尺，去节

[五诊] 血痢止，潮热亦退，唇燥齿干，睡醒后口舌无津，谷食
衰少，神疲委顿，脉濡数不静。阴液未复，津无上承，脾胃输化无
权，生气受戕，人以胃气为本。今拟甘寒生津，养胃清热，以善
其后。

西洋参一钱五分　鲜石斛三钱　生甘草五分　大麦冬二钱　炒银花三钱
嫩白薇一钱五分　广橘白一钱　生谷芽四钱　抱茯神三钱　生扁豆衣三钱
怀山药三钱　活芦根一尺，去节

陶左　夏秋痢下，至冬不止，赤白夹杂，日夜二十余次，腹痛后
重，纳谷衰少，面色萎黄，舌苔白腻，脉象沉细而迟，此脾脏受寒，
不能统血，血渗大肠，肠中湿浊，胶阻不化，延久有胀满之虑。急拟
温运太阴，而化湿浊，勿因久痢骤进兜涩也。更宜节饮食，薄滋味，
亦是助药力之一端。

炒潞党参一钱　熟附块一钱五分　炮姜炭八分　清炙草六分　生白术
二钱　全当归二钱　炒赤白芍各一钱五分　软柴胡七分　川桂枝八分　焦楂
炭三钱　大砂仁一钱，研　炒焦赤砂糖三钱

[二诊] 投温运太阴，而化湿浊之剂，已服三帖，下痢赤白，已
减其半，纳谷衰少，神疲委顿，脉象沉细，寒浊虽则渐化，脾胃输运
无权。既已获效，更进一筹。

原方去柴胡、桂枝，加炒麦谷芽各四钱，灶心黄土四钱。

吕右　经闭一载，营血早亏，今下痢赤白，已延三月，腹痛后
重，纳谷衰少，形瘦骨立，舌光无苔，脉象濡细。据述未病喜食水
果，既病又不节食，脾土大伤，中焦变化之血，渗入大肠，肠中湿浊
互阻，积而为痢也。今拟温运脾胃，以和胃气，寒热并调，去其
错杂。

炒潞党参一钱五分　熟附块一钱　炮姜炭六分　生白术三钱　清炙草六分　全当归二钱　炒赤白芍各一钱五分　肉桂心三分，饭丸吞服　焦楂炭三钱　大砂仁八分，研　阿胶珠一钱　戊己丸二钱，包煎　炒焦赤砂糖三钱

[二诊]经治以来，血痢虽则轻减，而余恙如旧。舌边碎痛，恐起口糜之先端。谷食衰少，胃气索然。欲温中则阴分愈伤，欲滋养则脾胃益困，顾此失彼，棘手之症，难许完璧。专扶中土，以冀土厚火敛之意。

炒潞党三钱　生於术二钱　清炙草五分　炒怀药三钱　炮姜炭六分　全当归一钱五分　赤白芍各一钱五分，炒　御米壳三钱，炒　炒谷芽四钱　驻车丸三钱，包煎

滕左　暑湿挟滞，郁于曲肠，煅炼成积，气机流行窒塞，腹痛痢下，日夜数十次，赤白相杂，里急后重，纳少。舌苔腻布，脉象沉紧。先宜通因通用。

炒黑荆芥一钱　银花炭三钱　炒赤芍五钱　全当归二钱　苦桔梗一钱　青陈皮各一钱　全栝蒌三钱，切　六神曲三钱　焦楂炭三钱　炒条芩八分　大砂仁八分，研　煨姜二片　陈红茶一钱　枳实导滞丸三钱，吞服

罗左　寒暑湿滞，互阻肠胃，腹痛下痢，次数甚多，胸闷泛恶，不能饮食，苔腻脉迟，宜温下法。

熟附块一钱五分　制川军三钱　枳实炭一钱五分　姜半夏三钱　藿香梗一钱五分　玉枢丹四分，先开水吞　青陈皮各一钱　白蔻仁八分，研　大砂仁八分，研　制川朴一钱　焦楂炭三钱　生姜三片

靳左　痢下纯红，里急后重，腹痛纳少，苔黄，脉濡数。此湿热入营，血渗大肠，肠中滞浊互阻，煅炼而为红积也。拟清热导滞，调气行血，气调则后重自除，血行则痢红自愈。

白头翁三钱　北秦皮二钱　炒黄芩一钱五分　全当归一钱五分　酒川连五分　炒赤白芍各一钱五分　桃仁泥一钱五分，包　杜红花八分　焦楂炭三钱　全栝蒌四钱，切　春砂壳八分　细青皮一钱

祁右　痢下匝月，次数虽少，谷食不进，里热口干，加之呃逆口糜，脉小数，舌质红，苔糜腐，痢久伤阴，木火冲胃，湿热败浊，稽留曲肠，肠膜已腐矣，危状叠见，恐难挽回。勉拟参连开噤意，聊尽人工。

西洋参一钱五分　川雅连五分　炒黄芩一钱　生白芍一钱五分　炙甘草五分　广陈皮一钱　炒竹茹一钱五分　清炙枇杷叶三钱　焦柿蒂十枚　石莲三钱　焦麦芽一钱五分　荠菜花炭三钱　滋肾通关丸一钱五分，包煎

吴左　年五十阴气自半。肠中干燥，喜用灌肠，而转为下痢，色青如蓝，肛门时时坠胀，历五六日，片刻不能安适，谷食减少，舌中剥，边薄腻，脉虚弦，良由灌肠之时，风邪从肛门而入。风气通于肝，青为肝之色，风淫于肝，肝木乘脾，脾失健运之常，谷食入胃，不能生化精微，而变为败浊。风气从中鼓荡，驱败浊下注大肠，而为之下痢色青如蓝也。肛门坠胀者，中虚清气不升，经所谓中气不足，溲便为之变也。宜补中益气，去风化浊之治。

清炙黄芪三钱　炒防风一钱　清炙草六分　银柴胡一钱　蜜炙升麻五分　炒潞党一钱五分　全当归二钱　炒白芍一钱五分　苦桔梗一钱　广陈皮一钱　炒焦赤砂糖三钱　山楂肉三钱　炒谷麦芽各三钱

此方一剂知，三剂已，接服归芍六君汤。

哈左　脾有寒，肠有湿热，痢下赤白，腹痛绵绵，舌薄黄，脉沉细。土虚木来侮之，气机窒塞不通，不通则痛。徒用攻剂，恐有流弊，今宜温运脾阳，苦化湿热。

银柴胡八分　清炙草五分　广陈皮一钱　酒炒黄芩一钱五分　金铃子二钱　炒白芍二钱　春砂壳八分　六神曲三钱　肉桂心三分　全当归二钱　苦桔梗一钱　焦楂炭三钱　荠菜花炭三钱　香连丸七分，包

王右　脾寒肠湿，血痢色紫，腹无痛苦，久而不止，纳少神疲，脉象沉细，苔薄黄。拟黄土汤加味，温运中阳，而清湿热，以冀火土相生，阳气得以上升，阴血不致下泄矣。

炮姜炭三分　生地炭三钱　酒炒黄芩一钱　白归身二钱　生於术二钱

阿胶珠三钱　炒赤芍二钱　肉桂心三分　清炙草五分　地榆炭三钱　灶心黄土一两，煎汤代水

黄左　湿热滞郁于肠胃，气机流行窒塞，腹痛痢下鲜血，里急后重，纳谷减少，苔黄脉数，症势沉重。拟白头翁汤加味，苦寒清热，和中涤肠。

白头翁一钱五分　北秦皮一钱五分　全当归三钱　银花炭四钱　酒炒黄芩三钱　川黄柏一钱五分　炒青陈皮各一钱五分　炒黑荆芥一钱五分　炒赤芍二钱　地榆炭一钱　春砂壳五分　荠菜花炭三钱　枳实导滞丸四钱，包

【点评】丁氏医案中共载痢疾案13则，从辨证上分新久来确立以祛邪为主，还是以扶正为主。如初起因风寒外束、寒湿中滞，即取疏其外邪，化其痞滞之法。择防风、荆芥疏散表邪；半夏、枳壳、腹皮和中顺气，以消痞满；楂、曲、麦芽消积化滞；并以木香槟榔丸泄热通腑。腑气通，积滞除，则诸症皆随气化而愈矣。湿热往往挟食积成滞。因而，治疗时，除清宣之外，不忘化滞。方中用银花炭、赤芍清热和荣止血；苓、泽、红茶化湿；青陈皮、砂仁理气；腹皮、栝蒌仁宽肠除满；又有葛根升于上，荷叶托于下，一升一托于清宣之中，邪去而正固；并以枳实导滞丸消导积滞除病之根；香连丸清肠行气除重，使药直达病所。此外，感受时疫毒邪，热毒壅盛肠道，燔灼气血，为疫毒痢的主要病机。疫毒痢证情危重，治之棘手，唯逆流挽舟为是。丁氏立清化和中之法，用白头翁汤去柏加味。方中白头翁清血分之湿热，丁氏认为它是治热性赤痢之要药；秦皮清肝热，止热痢；黄芩清肠中之热且能燥湿；银花炭除清热解毒外尤有止血之功；赤芍凉血；茯苓、泽泻、六一散清暑渗湿；楂、曲消积化滞；陈皮行气除积；再以香连丸直达病所。这里显示了丁氏善用反治法，即通因通用。案中强调除邪务尽，使邪去正安，常用白头翁汤、黄芩汤冲服枳实导滞

九、木香槟榔丸。

如为久痢病及脾肾者，丁氏以扶正补脾、温化补肾为法，择用党参、於术、扁豆益气健脾；当归、阿胶补血养荣；附子温阳；制大黄、神曲消其不尽之余邪；荷叶利气上托；戊己丸治痢止痛。除此之外，荠菜花系民间治痢要药；至于杏、麻、蒌三仁之用，旨在润肠，寓通法于塞用之中，亦丁氏经验之精华也。

疟疾

马左 夏伤于暑，以营为舍，秋冒风凉，与卫并居。凉者阴邪也，阴欲入而阳拒之，阴并于阳，则阳虚而阴盛，阴盛则寒；暑者阳邪也，阳欲出而阴格之，阳并于阴，则阴虚而阳盛，阳盛则热。是以先寒栗鼓颔，而后壮热头痛，依时而作，汗出而解，日日如是，已有两旬之久。胸闷不思饮食，舌苔腻布，脉象弦滑，弦为少阳之脉，滑为痰湿之征。邪伏少阳，痰湿阻于募原，无疑义矣。今拟清脾饮加减，和解枢机，蠲化痰湿。

软柴胡一钱　仙半夏二钱　酒黄芩一钱　制小朴八分　煨草果八分
细青皮一钱　生甘草四分　六神曲三钱　鲜佩兰二钱　生姜一片

钱左 寒热日作，已有匝月，胸脘不舒，纳少神疲，脉象弦滑无力，舌苔薄白。此正虚邪伏募原，少阳枢机为病。今拟小柴胡汤加味，扶正达邪，和胃化痰。

潞党参一钱五分　软柴胡一钱　姜半夏二钱　生甘草四分　广陈皮一钱
炒枳壳一钱　煨草果八分　川象贝各二钱　炒谷麦芽各三钱　佩兰一钱五分
生姜二片　红枣四枚

陆左 间日疟先战寒而后壮热，热盛之时，烦躁胸闷谵语，自午后至夜半，得汗而解，已发七八次，纳少神疲，脉弦滑而数，苔薄腻而黄。伏邪痰湿互阻，阳明为病，营卫循序失司。拟桂枝白虎汤加味，疏解肌邪，而清阳明。

川桂枝八分　广陈皮一钱　熟石膏四钱，打　生甘草一钱　炒谷芽四钱 仙半夏三钱　川象贝各二钱　煨草果八分　肥知母一钱五分　佩兰一钱五分 生姜二片　红枣四枚　甘露消毒丹四钱，荷叶包煎

[二诊] 服桂枝白虎汤三剂，间日寒热已减大半，发时谵语亦止，惟胸闷纳少，神疲乏力，脉弦滑不静，苔薄腻，夜不安寐。伏邪痰湿未楚，胃不和则卧不安也。前法既效，率由旧章。

川桂枝六分　仙半夏三钱　熟石膏二钱，打　生甘草四分　广陈皮一钱 茯神三钱，朱砂拌　川象贝各二钱　北秫米三钱，包　炙远志一钱　佩兰一钱 五分　生姜二片　红枣四枚

姜童　间日疟已延月余，加之大腹时满，纳少便溏，舌苔薄腻，脉象沉弦。乃久疟伤脾，脾阳不运，浊湿凝聚募原，三焦输化无权，书所谓诸湿肿满，皆属于脾，又曰浊气在上，则生䐜胀是也。表病传里，势非轻浅。

亟与温运太阴，以化湿浊，和解枢机，而达经邪。

熟附片一钱　淡干姜五分　生白术一钱五分　连皮苓四钱　泽泻一钱五 分　软柴胡八分　仙半夏二钱　生甘草四分　制川朴一钱　大腹皮二钱 六神曲三钱　炒麦芽　苡仁各三钱

[二诊] 温运太阴，和解枢机，连服三剂，腹胀满渐见轻减，寒热又作，是陷入太阴之邪，仍欲还出阳经之佳象。胸闷纳少，腑行不实，小溲短少，脉转弦滑，痰湿留恋中焦，脾胃运化失职。前法颇合，再进一筹。

熟附片一钱　炮干姜六分　生白术二钱　赤猪苓各三钱　福泽泻一钱五 分　软柴胡一钱　仙半夏二钱　粉葛根一钱　生甘草五分　制小朴八分 大腹皮二钱　六神曲三钱　干荷叶一角

杨右　三日疟已延半载，发时寒战壮热，历十小时始衰，纳谷渐少，面色萎黄，脉象沉弦无力，苔薄腻。

此正气已虚，邪伏三阴，营卫循序失司，缠绵之症。姑拟扶正达邪，用阳和阴。

炒潞党_{一钱五分}　软柴胡_{八分}　生甘草_{六分}　仙半夏_{二钱}　川桂枝_{六分}　熟附片_{一钱}　炙鳖甲_{四钱}　青蒿梗_{一钱五分}　鹿角霜_{三钱}　云茯苓_{三钱}　广陈皮_{一钱}　焦谷芽_{四钱}　生姜_{二片}　红枣_{四枚}

[二诊] 前方服六剂，寒热即止，接服六君子汤，加草果、姜、枣。

俞_左　伏邪久蕴，消耗阴液，临晚身热，至夜半而减，已延数月，咳呛咯痰不爽，纳少形肉消瘦，苔薄黄，脉弦滑而数。少阴之阴已伤，阳明之邪不解。书云：但热不寒，名曰瘅疟，久不愈，即为瘵疟也。

潞党参_{一钱五分}　生甘草_{六分}　青蒿梗_{一钱五分}　炙鳖甲_{三钱}　川贝母_{三钱}　熟石膏_{三钱，打}　仙半夏_{一钱五分}　银柴胡_{一钱}　冬瓜子_{三钱}　朱茯神_{三钱}　嫩白薇_{一钱五分}　大荸荠_{五枚}　焦谷芽_{四钱}

屠_右　但寒不热，名曰牡疟，间日而作，已有月余，汗多淋漓，纳谷减少，脉沉细而弦，舌中剥边薄白而腻。是阳虚失于外护，不能托邪外出，痰湿困于中宫，脾胃运化失职，高年患此，勿轻视之。亟拟助阳达邪，和中化湿。

潞党参_{三钱}　熟附块_{二钱}　川桂枝_{一钱}　软柴胡_{一钱}　陈广皮_{一钱}　姜半夏_{三钱}　云茯苓_{三钱}　鹿角霜_{三钱}　煨草果_{八分}　清炙草_{五分}　生姜_{二片}　红枣_{四枚}

[二诊] 寒减，胸闷气逆，去参，加旋覆花_{一钱五分，包}　炙白苏子_{二钱}。

[三诊] 牡疟寒热已减，汗多淋漓，纳少胸闷，脉沉细而弦，舌中剥边薄腻。阳虚气弱，不能托邪外出，痰湿逗留募原，皮毛开而经隧闭也。仍宜助阳达邪，和中化湿。

潞党参_{三钱}　熟附片_{二钱}　川桂枝_{一钱}　炒白芍_{一钱五分}　清炙草_{五分}

软柴胡八分　仙半夏三钱　煨草果一钱　酒常山一钱　鹿角霜三钱　生姜二片　红枣四枚

　　杨左　伏邪痰湿，逗留募原，营卫失其常度，邪与营争则热，与卫争则寒，寒热日作，胸闷泛恶，舌苔薄腻，脉象弦滑。此邪在少阳，湿在阳明，少阳为半表半里之经，寒热往来，职是故也。今宜和解宣化，淡渗湿热，俾得邪从外达，湿从下趋，则营卫调和，寒热自解矣。

　　前柴胡各一钱五分　茯苓皮四钱　块滑石三钱　仙半夏二钱　象贝母三钱
川通草八分　酒炒黄芩一钱五分　白蔻壳八分　鲜藿香一钱五分　生姜二片

喉痧

白喉　痧后

　　杨左　风温疫疠之邪，引动肝胆之火，蕴袭肺胃两经，发为喉痧。痧布隐隐，身热，咽喉肿红焮痛，内关白腐，舌苔薄黄，脉象郁滑而数。天气通于鼻，地气通于口，口鼻吸受天地不正之气，与肺胃蕴伏之热，熏蒸上中二焦。咽喉为肺胃之门户，肺胃有热，所以咽喉肿痛，而内关白腐也。邪势正在鸱张之际，虑其增剧。经云：风淫于内，治以辛凉，此其候也。

　　净蝉衣八分　苦桔梗一钱　金银花三钱　京赤芍二钱　荆芥穗八分
甜苦甘草各六分　连翘壳三钱　鲜竹叶三十张　淡豆豉三钱　轻马勃一钱
象贝母三钱　白茅根二扎，去心　薄荷叶八分　黑山栀一钱五分　炙僵蚕三钱

　　[二诊]痧疹虽布，身灼热不退，咽喉肿痛白腐，脉洪数，舌绛。伏温化热，蕴蒸阳明，由气入营，销烁阴液，厥少之火，乘势上亢。症势沉重，急宜气血双清，而解疫毒。

　　犀角尖五分　甘中黄八分　象贝母三钱　鲜竹叶三十张　鲜生地四钱

苦桔梗一钱　连翘壳三钱　茅芦根各一两，去心节　生石膏四钱，打　轻马勃一钱　黑山栀一钱五分　鲜石斛三钱　粉丹皮一钱五分　陈金汁一两　枇杷叶露四两，冲

[三诊]痧瘰已回，身热不退，项颈漫肿疼痛，咽喉焮肿，内关白腐，舌薄黄，脉沉数。温邪伏热，稽留肺胃两经，血凝毒滞，肝胆火炽，一波未平，一波又起，殊属棘手，宜清肺胃之伏热，解疫疠之蕴毒。

薄荷叶八分　甘中黄八分　京赤芍二钱　鲜竹叶茹各一钱五分　京玄参二钱　苦桔梗一钱　生蒲黄三钱，包　黑山栀一钱五分　连翘壳三钱　炙僵蚕三钱　淡豆豉三钱　象贝母三钱　益母草三钱　活芦根一尺，去节

李左　疫疠之邪，不外达而内传，心肝之火内炽，化火入营，伤阴劫津。拟犀角地黄合麻杏石甘汤，气血双清而解疫毒。

犀角尖五分　熟石膏五钱，打　金银花三钱　活芦根一尺，去节　鲜生地四钱　甘中黄八分　连翘壳三钱　鲜竹叶三十张　净麻黄四分　苦桔梗一钱　川贝母三钱　陈金汁一两，冲　光杏仁三钱　京赤芍二钱　京玄参二钱

陈左　温邪疫疠，郁而化火，肺胃被其熏蒸，心肝之火内炽，白喉腐烂焮痛，妨于咽饮，壮热烦躁，脉洪数，舌质红苔黄。经云：热淫于内，治以咸寒，当进咸寒解毒，清温泄热。

犀角尖四分　甘中黄八分　连翘壳三钱　京玄参一钱五分　鲜生地三钱　淡豆豉三钱　京赤芍一钱五分　大贝母三钱　天花粉三钱　薄荷炭七分　金银花三钱　生石膏三钱，打　鲜竹叶三十张　白茅根两札，去心

王右　吸受时气，引动伏邪，蕴袭肺胃两经。肺主皮毛，胃主肌肉，邪留皮毛肌肉之间，则发为红痧。痧点隐隐，布而不透，形寒发热，胸闷泛恶，邪郁阳明，不得外达也。舌苔薄黄，脉象浮滑而数。邪势正在鸱张，虑其增剧。宜以辛凉清解。

荆芥穗一钱　赤茯苓三钱　净蝉衣八分　炒竹茹一钱五分　淡豆豉三钱　江枳壳一钱　连翘壳三钱　熟牛蒡二钱　薄荷叶八分　苦桔梗一钱　京赤

芍二钱

项童 痧后肺有伏邪，痰气壅塞，脾有湿热，不能健运，积湿生水，泛滥横溢，无处不到，以致面目虚浮，腹膨肢肿，咳嗽气逆，苔薄腻，脉濡滑，势成肿胀重症。姑宜肃运分消，顺气化痰。

嫩前胡一钱五分 猪苓三钱 生熟苡仁各三钱 炙桑皮三钱 光杏仁三钱 大腹皮二钱 地枯萝三钱 旋覆花一钱五分，包 清炙枇杷叶三钱，去毛、包 象贝母三钱 广陈皮一钱 枯瘪竹一钱五分 鲜冬瓜皮一两，煎汤代水 连皮苓四钱 福泽泻三钱

李左 痧后余邪痰热未楚，肺胃两病，身热无汗，咳嗽气逆，口干欲饮，脉数苔黄。此乃无形之伏温，蕴蒸阳明，有形之痰热，逗留肺络，症势沉重。姑拟清解伏温，而化痰热。

粉葛根一钱五分 金银花三钱 桑叶皮各二钱 活芦根一尺，去节 淡豆豉三钱 连翘壳三钱 光杏仁三钱 京赤芍二钱 黑山栀一钱五分 生甘草八分 象贝母三钱 鲜竹茹二钱 天花粉三钱 薄荷叶八分

白喉

陆童 痧后失音，咽喉内关白腐，气喘鼻煽，喉有痰声，苔黄脉数。痧火蕴蒸肺胃，肺津不布，凝滞成痰，痰热留恋肺胃，肺叶已损，气机不能接续，咽喉为肺胃之门户，肺胃有热，所以内关白腐，音声不扬，会厌肉脱，症势危笃。勉拟清温解毒，而化痰热，勒临崖之马，挽既倒之澜，不过聊尽人工而已。

金银花三钱 京玄参三钱 象贝母三钱 活芦根一尺，去节 连翘壳三钱 薄荷叶八分 天花粉三钱 淡竹油一两，冲 甘中黄八分 京赤芍二钱 冬桑叶三钱 大麦冬二钱

痧后

孙童 痧后肺胃阴伤，伏邪留恋，身热不退，咳嗽咽痛，口渴欲饮，舌质绛苔黄，脉象滑数。伏热蕴蒸肺胃，津液灼而为痰，肺失清肃，胃失降和，咽喉为肺胃之门户，肺胃有热，所以咽痛。今拟竹叶

石膏汤加味，清阳明，解蕴热，助以生津化痰之品。

鲜竹叶三十张　京玄参三钱　桑叶皮各三钱　粉丹皮二钱　熟石膏四钱，打　生甘草八分　甜杏仁三钱　金银花三钱　鲜石斛三钱　天花粉二钱　川象贝各三钱　川通草八分　活芦根一尺，去节　枇杷叶露四两，后入

钱左　痧后复感外邪，痰滞内阻，水湿不化，太阴阳明为病，遍体浮肿，气逆难于平卧，寒热甚壮，大便溏泄，泛恶不能饮食，苔腻脉数。此氤氲之外邪，与黏腻之痰滞，交阻肺胃，肺气不能下降，脾弱不能运化，水湿易聚，灌浸腠理，泛滥横溢，无所不到，三焦决渎无权，症势危险。姑宜疏邪分消，而化痰滞，未识有效否。

淡豆豉三钱　川桂枝五分　鲜竹茹二钱，枳实一钱同炒　大腹皮二钱　连皮苓四钱　象贝母三钱　淡姜皮八分　焦楂炭三钱　猪苓三钱　泽泻三钱　仙半夏二钱　酒炒黄芩一钱五分

【点评】丁甘仁对于治喉痧证有二十余年的临证经验，他汲取叶天士之后各家诊治此症的实践经验，提出：凡遇烂喉丹痧"以得畅汗为第一要义""重痧不重喉，痧透喉自愈"。丁甘仁总结自身临床治疗经验，撰著《喉痧症治概要》。在医案中共列9则，其中喉痧6则，白喉1则，痧后2则。

丁甘仁对时疫喉痧的辨证依据是以温病卫、气、营、血辨证为纲领，强调时疫喉痧辨证应"辨清在气在营，或气分多、或营分多。脉象无定，辨之宜确，一有不慎，毫厘千里"。据发病的初、中、末三期，施汗、清、下三法。病初，邪郁于气分，以透痧为主，速当以汗法解表；中期，疫邪化火，由气入营，即当生津清营解毒，以清营为主；末期气分、营分的余热未清，以滋阴清肺为主。案中第一案治杨左，即在初、中、末三期分别采用汗、清、下三法，疗效显著。此外，丁氏在辨证选方内服治疗时疫喉痧的同时，根据不同时期选用外用药(即外用吹药和外用贴药)，以增强疗效。(见本书后附《喉痧症治概要》)体现了局部与

整体相结合、内治与外治相结合的学术思想。

丁甘仁认为"救病如救火",用药贵乎迅速,此症有不治、难治数条:脉伏者不治;泄泻不止者不治;会厌腐去,声哑气急者不治;始终无汗者难治;痦痧遍体虽见,而头面不显者难治。在治疗时应该慎而审之,以免疾病沦为危险之症而难治或不治。

卷 三

中风

罗左 年甫半百，阳气早亏，贼风入中经腧，营卫痹塞不行，陡然跌仆成中，舌强不语，神识似明似昧，嗜卧不醒，右手足不用。风性上升，痰湿随之，阻于廉泉，堵塞神明也。脉象尺部沉细，寸关弦紧而滑，苔白腻，阴霾弥漫，阳不用事，幸小溲未遗，肾气尚固，未至骤见脱象，亦云幸矣。急拟仲景小续命汤加减，助阳祛风，开其痹塞，运中涤痰，而通络道，冀望应手，始有转机。

净麻黄四分　熟附片一钱　川桂枝八分　生甘草六分　全当归三钱
川芎八分　姜半夏三钱　光杏仁三钱　生姜汁一钱，冲服　淡竹沥一两，冲服
再造丸一粒，去壳研细末化服。

[二诊] 两进小续命汤，神识稍清，嗜寐渐减，佳兆也。而舌强不能言语，右手足不用，脉息尺部沉细，寸关弦紧稍和，苔薄腻。阳气本虚，藩篱不固，贼风中经，经腧痹塞，痰湿稽留，宗气不得分布，故右手足不用也。肾脉络舌本，脾脉络舌旁，痰阻心脾之络，故舌强不能言，灵机堵塞也。虽见小效，尚不敢有恃无恐，再拟维阳气以祛邪风，涤痰浊而通络道，努力前进，以观后效。

熟附片一钱　云茯苓三钱　川桂枝八分　姜半夏二钱　生甘草六分
枳实炭一钱　全当归二钱　光杏仁三钱　大川芎八分　炙僵蚕二钱　生姜汁一钱，冲　淡竹沥一两，冲

[三诊] 又服三剂，神识较清，嗜寐大减，略能言语，阳气有流

行之机，浊痰有克化之渐，是应手也。惟右手足依然不用，腑气六七日不行。苔腻，脉弦紧渐和，尺部沉细，肾阳早亏，宗气不得分布，腑中之浊垢，须阳气通，而后能下达，经腑之邪风，必正气旺，始托之外出。仍拟助阳益气，以驱邪风，通胃涤痰，而下浊垢，腑气以下行为顺，通腑亦不可缓也。

生黄芪三钱　桂枝八分　附子一钱　生甘草五分　当归三钱　川芎八分　云茯苓三钱　风化硝五分　全栝蒌三钱，切　枳实炭一钱　淡苁蓉三钱　半硫丸一钱五分，吞服

[四诊] 腑气已通，浊垢得以下行，神识已清，舌强，言语未能自如，右手足依然不用，脉弦紧转和，尺部沉细，阳气衰弱之体，风为百病之长，阴虚之邪风，即寒中之动气，阳气旺一分，邪风去一分。湿痰盘踞，亦借阳气充足，始能克化。经所谓阳气者，若天与日，失其所则折寿而不彰，理有信然。仍助阳气以祛邪风，化湿痰而通络道，循序渐进，自获效果。

生黄芪五钱　生白术二钱　生甘草五分　熟附子一钱　桂枝八分　全当归三钱　川芎八分　姜半夏三钱　西秦艽二钱　怀牛膝二钱　嫩桑枝三钱　指迷茯苓丸五钱，包

服前方，诸恙见轻，仍守原法扩充。生黄芪用至八钱，间日用鹿茸二分，研细末，饭为丸，陈酒吞服，大活络丹，每五日服一粒，去壳研末，陈酒化服，共服六十余帖，舌能言，手能握，足能履。接服膏滋方，药味与煎药仿佛，以善其后。

【点评】丁氏治疗本案重在扶正祛痰，兼以祛风。汤、丸并举，膏滋善后。根据病情变化，灵活加减，用的有以下特点：慎用活血化瘀药；附子、桂枝、当归、川芎贯彻始终，温阳散寒，养血通络；三诊与四诊重用黄芪与当归（即为当归补血汤），大补气血，并与桂枝、附子、肉苁蓉、硫黄、牛膝、鹿茸、白术相配，补益气血阴阳，扶助正气，培补先天肾阳，温养后天脾胃，

杜绝生痰之源，釜底抽薪；温阳药与半夏、竹沥、茯苓、僵蚕及指迷茯苓丸相伍，祛痰息风以治标，更体现了"病痰饮者当以温药和之"的原则；兼用当归、川芎、秦艽、桑枝及大活络丹活血活络，促进气血畅通。连续服用60余剂，神识清，舌能言，手能握，足能履。最终以膏滋方善后，为巩固疗效，培补正气，预防复发。

沈左　年逾古稀，气阴早衰于未病之先，旧有头痛目疾，今日陡然跌仆成中，舌强不语，人事不省，左手足不用。舌质灰红，脉象尺部沉弱，寸关弦滑而数，按之而劲。良由水亏不能涵木，内风上旋，挟素蕴之痰热，蒙蔽清窍，堵塞神明出入之路，致不省人事，痰热阻于廉泉，为舌强不语，风邪横窜经腧，则左手足不用。《金匮》云：风中于经，举重不胜，风中于腑，即不识人，此中经兼中腑之重症也。急拟育阴熄风，开窍涤痰，冀望转机为幸。

大麦冬三钱　玄参二钱　羚羊片八分，先煎汁冲　仙半夏二钱　川贝母二钱　天竺黄一钱五分　明天麻八分　陈胆星八分　炒竹茹一钱五分　炒枳实一钱　全栝蒌四钱，切　嫩钩钩三钱，后入　淡竹沥一两，冲　生姜汁二滴，冲　至宝丹一粒，去壳研末化服

[二诊]　两投育阴熄风、开窍涤痰之剂，人事渐知，舌强不能言语，左手足不用，脉尺部细弱，寸关弦滑而数，舌灰红。高年营阴亏耗，风自内起，风扰于胃，胃为水谷之海，津液变为痰涎，上阻清窍，横窜经腧，论恙所由来也，本证阴虚，风烛堪虑！今仿河间地黄饮子加味，滋阴血以熄内风，化痰热而清神明，风静浪平，始可转危为安。

大生地四钱　大麦冬二钱　川石斛三钱　羚羊片四分，先煎汁冲　仙半夏二钱　明天麻一钱　左牡蛎四钱　川贝母三钱　陈胆星八分　炙远志一钱　九节菖蒲八分　全栝蒌四钱，切　嫩钩钩三钱，后入　淡竹沥一两，冲服

[三诊] 叠进育阴熄风，清热化痰之剂，人事已清，舌强言语謇涩，左手足依然不用。苔色灰红，脉象弦数较静，尺部细弱，内风渐平，阴血难复。津液被火炼而为痰，痰为火之标，火为痰之本，火不靖，则痰不化，阴不充，则火不靖。经腧枯涩，犹沟渠无水以贯通也。前地黄饮子既获效机，仍守原意进步。然草木功能，非易骤生有情之精血也。

西洋参一钱五分　大麦冬三钱　大生地三钱　川石斛三钱　生左牡蛎四钱　煨天麻八分　竹沥半夏二钱　川贝三钱　炙远志一钱　全栝蒌四钱，切　鲜竹茹二钱　嫩钩钩三钱，后入　黑芝麻三钱，研包

[四诊] 神识清，舌强和，言语未能自如，腑气行而甚畅，痰热已有下行之势。左手足依然不用，脉弦小而数，津液亏耗，筋无血养，犹树木之偏枯，无滋液以灌溉也。仍议滋下焦之阴，清上焦之热，化中焦之痰，活经之血，复方图治，尚可延年。

西洋参一钱五分　大麦冬二钱　大生地二钱　川石斛三钱　生左牡蛎四钱　仙半夏二钱　川贝三钱　全栝蒌四钱，切　厚杜仲二钱　怀牛膝二钱　西秦艽二钱　嫩桑枝三钱　黑芝麻三钱，研包

【点评】本案用药重在化痰开窍，平肝息风。半夏、川贝母、天竺黄、胆南星、竹茹、全瓜蒌、竹沥、菖蒲与天麻、嫩钩钩、羚羊角、牡蛎贯彻始终。尤其是全瓜蒌用至四钱，清热化痰，润肠通便，此对于畅通腑气，醒脑清神具有重要意义。

祁姬　中风延今一载，左手不能招举，左足不能步履，舌根似强，言语謇涩，脉象尺部沉细，寸关濡滑，舌边光，苔薄腻，年逾七旬，气血两亏，邪风入中经，营卫痹塞不行，痰阻舌根，故言语謇涩也。书云：气主煦之，血主濡之。今宜益气养血，助阳化痰，兼通络道。冀望阳生阴长，气旺血行，则邪风可去，而湿痰自化也。

潞党参三钱　生黄芪五钱　生於术二钱　生甘草六分　熟附片八分

川桂枝五分　全当归三钱　大白芍二钱　大川芎八分　怀牛膝二钱　厚杜仲三钱　嫩桑枝四钱　红枣十枚　指迷茯苓丸四钱，包

此方服三十剂，诸恙均减，后服膏滋，得以收效。

李妪　旧有头痛眩晕之恙，今忽舌强不能言语，神识时明时昧，手足弛纵，小溲不固，脉象尺部细小，左寸关弦小而数，右寸关虚滑，舌光红。此阴血大亏，内风上扰，痰热阻络，灵窍堵塞，中风重症。急拟滋液熄风，清神涤痰，甘凉濡润，以冀挽救。

大麦冬三钱　大生地三钱　川石斛三钱　左牡蛎四钱　生石决四钱　煨天麻八分　川贝母三钱　炙远志一钱　天竺黄一钱五分　竹沥半夏一钱五分　鲜竹茹一钱五分　嫩钩钩三钱，后入　淡竹沥一两，冲服　珍珠粉二分，冲服

此方服十剂，诸恙已轻。原方去竹沥、珠粉、天竺黄，加西洋参一钱五分，阿胶珠一钱五分。

【点评】古稀之年，正气日衰，且病迁延一年，其病机是气血两亏，肾阳虚衰，邪风与痰浊痹阻经络。药用指迷茯苓丸燥湿和中、化痰通络；重用黄芪、党参，配合白术、红枣、茯苓、甘草，补气健脾，气旺生血行血，且可杜绝生痰之源；当归、白芍、川芎配桑枝养血活血，兼以通络；杜仲、怀牛膝配附子、桂枝温补肾阳，培补先天。扶正祛邪兼顾，重在益气养血，健脾补肾。

黎左　二年前右拇指麻木，今忽舌强语言謇涩，右手足麻木无力，脉象虚弦而滑，舌苔薄腻。此体丰气虚，邪风入络，痰阻舌根，神气不灵。中风初步之重症也，急拟益气祛风，涤痰通络。

生黄芪五钱　青防风一钱　防己二钱　生白术二钱　全当归二钱　大川芎八分　西秦艽一钱五分　竹沥半夏二钱　枳实炭一钱　炒竹茹一钱五分　炙僵蚕三钱　陈胆星八分　嫩桑枝三钱　再造丸一粒，去壳研细末化服

五剂后恙已见轻，去再造丸、枳实，加指迷茯苓丸三钱吞服。

廖左　体丰气虚，湿胜痰多，陡然跌仆成中，不省人事，小溲自遗，喉中痰声辘辘，汗多脉伏，身热肢冷。此本实先拨，真阳飞越。气血涣散，枢纽不交，虽曰中脏，实暴脱也。勉拟一方，聊尽人工。

别直参三钱　熟附子块三钱　淡竹沥二两　生姜汁一钱，同冲

类中

严左　右手足素患麻木，昨日陡然舌强，不能言语，诊脉左细弱，右弦滑，苔前光后腻，此乃气阴本亏，虚风内动，风者善行而数变，故其发病也速。挟痰浊上阻廉泉，横窜络道，营卫痹塞不通，类中根苗显著。经云：邪之所凑，其气必虚。又云：虚处受邪，其病则实。拟益气熄风，化痰通络。

吉林参须一钱，另煎汁冲服　云茯苓三钱　炙僵蚕三钱　陈广皮一钱　生白术一钱五分　竹节白附子一钱　炙远志肉一钱　黑穞豆衣三钱　竹沥半夏二钱　陈胆星八分　九节菖蒲八分　姜水炒竹茹一钱五分　嫩钩钩三钱，后入

[二诊] 舌强塞于语言，肢麻艰于举动，口干不多饮，舌光绛中后干腻，脉象右细弱，左弦滑，如昨诊状。心开窍于舌，肾脉络舌本，脾脉络舌旁，心肾阴亏，虚风内动，挟痰浊上阻廉泉。先哲云：舌废不能言，足痿不良行，即是喑痱重症。再仿地黄饮子意出入。

大生地三钱　云茯苓三钱　陈胆星八分　九节菖蒲一钱　川石斛三钱　竹沥半夏二钱　川象贝各二钱　炙远志一钱　南沙参三钱　煨天麻八分　炙僵蚕三钱　嫩钩钩三钱，后入

[三诊] 昨投地黄饮子加减，脉症依然，并无进退。昔人云：麻属气虚，木属湿痰。舌强言艰，亦是痰阻舌根之故。肾阴不足是其本，虚风痰热乃是标，标急于本，先治其标，标由本生，缓图其本。

以养阴之剂，多能助湿生痰，而化痰之方，又每伤阴劫液，顾此失彼，煞费踌躇，再宜涤痰通络为主，而以养正育阴佐之，为急标缓本之图，作寓守于攻之策，能否有效，再商别途。

南沙参三钱　云茯苓三钱　川象贝各二钱　西秦艽一钱五分　竹沥半夏二钱　炙远志一钱　炙僵蚕三钱　枳实炭一钱　煨天麻八分　广陈皮一钱　陈胆星八分　嫩钩钩三钱，后入　九节菖蒲一钱　淡竹沥一两，生姜汁两滴同冲服

[四诊] 脉左细滑，右濡数，舌中剥，苔薄腻。诸恙均觉平和，养正涤痰，通利节络，尚属获效，仍宗原法再进一筹。

前方去秦艽、枳实，加焦谷芽四钱，指迷茯苓丸四钱包。

[五诊] 舌强言语謇涩，已见轻减，左手足麻木依然，脉象细滑，舌苔薄腻，投剂合度，仍拟涤痰通络为法。

照前方去煨天麻、焦谷芽、指迷茯苓丸，加生白术二钱、云茯苓三钱、竹节白附子八分。

钟左　类中舌强，不能言语，神识时明时昧。苔薄腻，脉弦小而滑，尺部无神。体丰者，气本虚，湿胜者，痰必盛。气阴两耗，虚风鼓其湿痰，上阻廉泉之窍，症势颇殆，舍熄风潜阳清神涤痰不为功。

生白芍三钱　云茯苓三钱　陈胆星八分　九节石菖蒲一钱　滁菊花三钱　煨天麻八分　川象贝各二钱　蛇胆陈皮三分　生石决一两　竹沥半夏三钱　炙远志一钱　嫩钩钩三钱，后入　淡竹沥一两五钱，生姜汁两滴同冲服

钱左　类中偏左，半体不用，神识虽清，舌强言謇，切牙嚼齿，牙缝渗血，呃逆频甚，舌绛，脉弦小而数。诸风掉眩，皆属于肝，阴分大伤，肝阳化风上扰，肝风鼓火内煽，痰热阻于廉泉之窍，肺胃肃降之令不行，恙势正在险关。勉拟地黄饮子合竹沥饮化裁，挽堕拯危，在此一举。

鲜生地四钱　川石斛三钱　栝蒌皮二钱　柿蒂十枚　大麦冬二钱　抱茯神三钱　生蛤壳六钱　老枇杷叶四张　西洋参一钱五分　川贝母二钱　鲜

竹茹三钱　嫩钩钩三钱，后入　活芦根一尺，去节　淡竹沥一两，冲　真珍珠粉一分　真猴枣粉一分，二味另服

顾左　疥疮不愈，湿毒延入经络，四肢酸软，不能步履，痰湿阻于廉泉，舌强不能言语，口角流涎，脾虚不能摄涎也。《内经》云：湿热不攘，大筋软短，小筋弛长，软短为拘，弛长为痿。此证是也。恙久根深，蔓难图治，姑拟温化痰湿，通利节络，以渐除之。

潞党参二钱　仙半夏二钱　陈胆星八分　木防己三钱　生白术一钱　陈广皮一钱　西秦艽二钱　全当归二钱　竹节白附子一钱五分　炙甘草五分　陈木瓜二钱　紫丹参二钱　酒炒嫩桑枝四钱　指迷茯苓丸五钱，包

董左　心开窍于舌，肾脉络舌本，脾脉络舌旁，外风引动内风，挟湿痰阻于廉泉，横窜络道，右半身不遂已久，迩来舌强不能言语，苔薄腻，脉弦小而滑，类中风之重症。姑拟熄风涤痰，和营通络。

左牡蛎四钱　朱茯神三钱　炙僵蚕二钱　淡竹沥一两五钱　生姜汁二滴，冲服　花龙骨三钱　炙远志肉一钱　陈胆星八分　川象贝各二钱　仙半夏二钱　枳实炭一钱　西秦艽二钱　煨天麻八分　嫩钩钩三钱，后入

金左　气阴本亏，外风引动内风，挟湿痰上阻廉泉，横窜络道，陡然右手足不用，舌强不能言语，神识时明时昧，口干欲饮，舌质红，苔薄腻，脉虚弦而滑，类中重症，急宜熄风潜阳，清神涤痰。

西洋参一钱五分　朱茯神三钱　煨天麻八分　生石决八钱　大麦冬二钱　竹沥半夏二钱　炙僵蚕三钱　炙远志肉一钱　川石斛三钱　川贝母二钱　嫩钩钩三钱，后入　鲜石菖蒲一钱　淡竹沥一两，冲　真猴枣粉二分，冲服

【点评】丁氏治中风和类中风是以仲景学说为指导，又概括了河间、东垣、丹溪、立斋、景岳的论述，在案中突出涤痰化浊，畅通经络之大法，显示了他的鲜明特色。丁氏认为中风和类中风的发生与痰浊阻塞经络和清窍有关。医案所载病情，均与痰浊有关。治疗着重化痰祛风，兼调阴阳气血。涤痰则明生痰之源，若治痰不求其本，则痰不易清除。总括案中对涤痰化浊、畅通经络

兼调阴阳气血之大法的应用有以下三个方面：

1. 化痰通络、培土御风　如书中黎案，取加减温胆汤以化痰和中，半夏、枳实辛开苦降、利窍祛痰开音，上药共用既消已成之痰，又绝生痰之路；当归、川芎补血活血功同四物，血旺则经自通；以玉屏风散益气固表以培土御风；再造散助阳固表；后又用指迷茯苓丸祛除体内垢腻之痰，以防复发。

2. 化痰通络、育阴息风　如书中钱案，取生蛤壳、枇杷叶、西洋参、川贝母、瓜蒌皮、鲜竹茹、嫩钩钩、活芦根、淡竹沥化痰通络；鲜生地、西洋参、川石斛、麦冬、真珍珠粉育阴息风；石斛与芦根生津以止呕；枇杷叶降逆肺胃；钩钩合珍珠粉平肝息风；猴枣散加大化痰力度以救急。本案为中风之中脏腑，该患者肝肾阴亏，水不涵木，则相火妄动，内火召风，发为中风。

3. 化痰通络、益气生血　如书中祁妪案，取指迷茯苓丸祛痰通络；用四物汤去熟地，以避其滋腻有碍脾胃运化；四君子汤去茯苓，缘其淡渗有损于气；重用黄芪，因附、桂益火通阳以生土；怀牛膝、厚杜仲补益肝肾；红枣为使调胃和中。此案气血阴阳俱虚，"虚则补之"，气血旺盛，风则自退。

神志

倪左　诊脉左尺沉濡，寸关弦滑而数，右寸郁涩，右关软滑，舌质红，苔淡白。此乃少阴水亏，水不涵木，厥阳独亢，引动中焦素蕴之痰浊，上蒙清窍，堵塞神明出入之路，上焦清旷之所，遂成云雾之乡，是以神机不灵，或不语而类癫，或多言而类狂，经所谓重阴则癫，重阳则狂是也。重阳者，乃风乘火势，火藉风威，则痰悉变为火，故云重阳。重阴者，乃火渐衰而痰浊弥漫，类乎阴象，究非真阴可比。据述大便通则神识稍清，胃络通于心包，胃浊下降，痰亦随之而下也。小溲短少而黄，气化不及州都也。恙久根深，非易速功，拙拟滋肺肾以柔肝木，涤痰浊而清神智，冀水升火降，阴平阳秘，则肺金有输布之权，痰浊有下降之路，伏匿虽深，可望其整肃耳。

北沙参三钱　全栝蒌四钱，切　朱茯神三钱　鲜竹茹一钱五分，枳壳一钱，同炒　川贝母八钱　珍珠母八钱　酒炒黄连三分　生甘草四分　仙半夏三钱　青龙齿三钱　酒炒木通七分　炙远志一钱　鲜石菖蒲七分　保心丹三分，开水吞服

[二诊] 心为君主之官，神明出焉；肝为将军之官，谋虑出焉；脾为谏议之官，思想出焉。曲运神机，劳伤乎心；谋虑过度，劳伤乎肝；持筹握算，劳伤乎脾。心肝之阴已伤，暗吸肾阴，水不涵木，厥阴独亢，脾弱不能为胃行其津液，水谷之湿生痰。阳升于上，痰浊随之，蒙蔽清窍，堵塞神机，神呆不语，类乎癫也，时或多言，类乎狂也。前哲云：阴并于阳则狂，阳并于阴则癫，癫则如醉如痴，皆由顽痰积热，阻于上中二焦，神明无出入之路。夫痰为火之标，火为痰之本，痰得热而色应黄，今反白而黏腻者何也？盖肺津不能输布，聚液为痰，津液之痰，与湿浊之痰，互结为援，肺色属白，故痰色白而黏也。腑气五日不行，痰浊不得下达也。小溲短少而黄，肺为水之上源，源不清则流不洁也。脉尺部沉濡，左寸关弦滑而数，依然如昨，右部寸涩关滑，舌质红，苔薄黄，本虚标实，显然可见，况素有肢麻腿足无力等症，非本虚之明证乎。今脉数便秘，非标实之明证乎。治本宜补，治标宜攻，颇有顾此失彼之虑。进药后尚属平平，兹拟七分攻三分补，祛其顽痰，存其津液，俾腑气通则顽痰可以下降，阴液存则浮火不致上扰，窃恐根株已深，难图近功耳。

北沙参四钱　生甘草五分　陈胆星八分　生石决八钱　玄参一钱五分　小生地四钱　仙半夏三钱　天竺黄一钱五分　川贝母八钱　炙远志一钱　鲜竹茹一钱五分，枳壳一钱，同捣　保心丹三分　礞石滚痰丸三钱，包煎　九节石菖蒲八分　淡竹油一两　生姜汁一二滴，二味同冲

[三诊] 昨进祛痰浊，养津液，系养正攻邪，增水行舟之意。脉寸略小，右关脉流利，余部平平。腑气得通，痰浊虽有下行之势，惟顽痰郁闭心包，依然不化。痰而曰顽，是梗而不化也。譬如盗贼焉，伏匿深藏，扰乱莫测，搜逐甚艰，苟欲直捣巢穴，绝其种类，当初病时，正气尚充，不妨出偏师以制胜，荡然肃清，尊恙之来，由乎谋虑过度，深思气结，心神过用，暗吸肾阴，坎水亏于下，坤土困于中，脾不能为胃行其津液，致所入水谷，不能化生津液，悉变为痰。涎渍于肺则咳嗽，沃于心包则神呆，蔽障神明，灵机堵塞，始而语无次序，继则默默不言，其来也渐，其去也亦不易。夫寇不除，则党类日众；病不去，则枝节横生。张石顽先生曰：癫症既久，面色萎黄，时多疑惑，或吐白沫，默默不言，虫积为患。审色辨证，有类乎是。为今之计，拟十味温胆汤，扶正涤痰为君；以妙功丸，杀其虫积为佐；以秘方甘遂丸，搜内窜之痰涎，驱痰下降为使。犹兵家深沟高垒，先立于不败之地，而后出奇兵以制敌也。然乎否乎？请质高明！

北沙参四钱　姜半夏三钱　川贝母八钱　炙远志五分　小生地四钱
枳实炭五分　陈胆星八分　竹油一两，冲　生甘草六分　炒竹茹五钱　天竺黄三钱　生姜汁冲，一二滴

妙功丸方

丁香　木香　沉香各五分　乳香研　麝香另研　熊胆各二分五厘　白丁香三十粒，即雄雀屎，但直者为雌屎　鹤虱即天名精子，勿误胡萝蔔子　陈皮去白，各一钱　轻粉四分五厘　大黄一钱五分，酒浸　赤小豆三十粒，即杜赤豆，择其细者，勿误认半赤半黑者名相思子也　巴豆一粒，去皮，研压去油净　朱砂一钱，水飞，一半为衣

鄙意加制黄精三钱、明天冬三钱，烘燥研入，以监制其香燥，而助杀虫之用。上药为末，荞麦粉三钱作糊为丸，每丸约重一钱，朱砂为衣，阴干，间日服一粒，温水浸一宿，去水，再用温水化开，空心服之。

治癫症秘方甘遂丸

甘遂二钱为末，以猪心管血和药入心内缚定，湿纸裹煨熟取药，用辰砂末一钱，分四丸，每服一丸，以猪心煎汤下，大便利下恶物为效，未下，再服一丸。如下后，缓一二日再服。

此方治验多人，惟心虚怔忡、脾虚便溏者，不可服。

李左　肾阴不足，心肝之火有余，此离坎不交之象也。痰热蒙蔽清窍，神不守舍，舍空而痰热踞之，痰火上炎，如彻夜不寐；痰蒙心则多疑，时闻申申之詈。脉弦滑带数。治宜益肾阴，清心火，助入安神涤痰之品。

大麦冬二钱　朱茯神三钱　煅石决一两　淡竹油一两，冲　川雅连四分　炙远志肉一钱　生甘草五分　金器一具，入煎　细木通八分　紫贝齿三钱　川贝母三钱　鲜竹茹叶各二钱

钱左　肝藏魂，心藏神，肾藏精，肝虚则魂不安宁，心虚则神无所依，肾虚则封藏失职，以致惊悸惕息，恍若有亡，遗泄频频，心肾之阴不足，君相之火有余也。盗汗甚多，汗为心液，虚阳迫津液而外泄也。脉象软弱，右尺虚数，肝与胆为表里，肾与肝为乙癸，三阴既虚，君相内动，欲潜其阳，必滋其阴，王太仆云：壮水之主，以制阳光。当拟三才合六味珍珠母丸加减，滋肾阴以柔肝木，清君相而安神志，俾得阴平阳秘，水升火降，则诸恙可愈。

北沙参三钱　粉丹皮二钱　珍珠母八分　生白芍二钱　天麦冬各一钱五分　抱茯神三钱　青龙齿三钱　炒枣仁三钱　大生熟地各三钱　怀山药三钱　左牡蛎四钱　炙远志肉一钱　三才封髓丹三钱，包　金器一具，入煎

朱左　心者君主之官，神明出焉。肾者作强之官，伎巧出焉。心营与肾水交亏，神机不灵，作强无权，不能动作，不能思想，心悸跳跃，右耳响鸣，两目羞明，腰痛酸胀，健忘胆怯。舌质光，苔尖白中后黄腻，脉象弦小而滑，痰热乘势内生，弦乃肝旺，小属肾虚，滑则有痰之明证。经云：主不明则十二官危。心病则一身皆病矣。脉症参合，或则成损，或则为癫，欲求速愈，静养调摄，当居其半，草木扶

助，尚在其次，姑宜复方图治，养心阴，益肾水，柔肝木，化痰热，参以调和脾胃之品。水足则木得涵养，脾健则痰热自化。

柏子仁四钱　朱茯神三钱　广橘白一钱　枸杞子三钱　酸枣仁三钱　水炙远志一钱　青龙齿四钱　陈胆星八分　滁菊花二钱　潼沙苑三钱　九节菖蒲八分　生熟谷芽各三钱　冬青子三钱　合欢皮三钱

内伤杂病

不寐　肝气肝阳　头痛眩晕

朱右　产后未满百日，虚寒虚热，早轻暮重，已有匝月，纳少便溏，形瘦色萎，且有咳嗽，自汗盗汗，脉濡滑无力，舌苔淡白，此卫虚失于外护，营虚失于内守，脾弱土不生金，虚阳逼津液而外泄也，蓐劳渐着，恐难完璧。姑拟黄芪建中汤合二加龙牡汤加味。

清炙黄芪三钱　炒白芍二钱　清炙草六分　川桂枝五分　牡蛎四钱　花龙骨三钱　米炒於术三钱　云茯苓三钱　炒怀药三钱　炒川贝二钱　浮小麦四钱　熟附片八分

[二诊]前投黄芪建中、二加龙牡，寒热较轻，自汗盗汗亦减，虽属佳境，无如昔日所服之剂，滋阴太过，中土受戕，清气不升，大便溏薄，纳少色萎，腹痛隐隐。左脉细弱，右脉濡迟，阳陷入阴，命火式微。脉诀云：阳陷入阴精血弱，白头犹可少年愁。殊可虑也。再守原意加入益火生土之品，冀望中土强健，大便结实为要着。

清炙黄芪三钱　炒白芍一钱五分　清炙草六分　熟附片八分　牡蛎三钱　花龙骨三钱　炒怀药三钱　米炒於术三钱　云茯苓三钱　大砂仁六分，研　炒补骨脂一钱五分　煨益智一钱五分　浮小麦四钱

[三诊]寒热轻，虚汗减，便溏亦有结意，而咳嗽痰多，纳谷衰少，形瘦色萎，舌光无苔，脉来濡细，幸无数象。脾弱土不生金，肺

虚灌溉无权，仍拟创建中气，培补脾土，能得谷食加增，不生枝节，庶可转危为安。

炒潞党参三钱　清炙黄芪二钱　炒白芍一钱五分　清炙草六分　熟附片八分　左牡蛎四钱　花龙骨三钱　米炒於术三钱　炒怀药三钱　炒川贝二钱　大砂仁五分，研　陈广皮一钱　浮小麦四钱　红枣五枚

蒋左　劳役太过，脾胃两伤，营卫循序失常，寒热似疟，已有数月。形瘦色萎，食减神疲，脉象虚迟，舌光有津，势将入于虚损一途。损者益之，虚者补之。甘温能除大热，补中益气汤加减。

潞党参三钱　炙黄芪三钱　炒冬术二钱　清炙草五分　银柴胡一钱五分　陈广皮一钱　全当归二钱　怀牛膝二钱　西秦艽一钱五分　大砂仁八分，研　焦谷芽四钱　生姜二片　红枣四枚

匡左　诵读劳伤乎心，房帏劳伤乎肾。阴虚于下，阳升于上，头眩耳鸣，心悸少寐，遗泄频频，神疲肢倦。脉象尺部细弱，寸关虚弦，舌质淡红。姑拟育阴潜阳，交通心肾。

大生熟地各三钱　粉丹皮一钱五分　生石决四钱　左牡蛎四钱　抱茯神三钱　怀山药三钱　炙远志一钱　炒枣仁三钱　潼蒺藜三钱　北秫米三钱，包　生白芍二钱　白莲须一钱五分　三才封髓丹三钱，清晨淡盐汤送下

宦左　入夜潮热，延今两月，纳少形瘦，神疲乏力，舌质光绛，脉象濡小而数。此三阴亏耗，脾胃生气受戕，虑成损怯。

西洋参一钱五分　川石斛三钱　抱茯神三钱　怀山药三钱　青蒿梗一钱五分　炙鳖甲四钱　嫩白薇一钱五分　广陈皮一钱　生熟谷芽各三钱　红枣五枚

姜左　虚寒虚热，寒多热少，口唾白沫，纳减便溏，苔薄腻，脉濡细，脾弱胃虚，卫阳不入于阴也，虚劳堪虑。拟黄芪建中合二加龙牡汤加减。

清炙黄芪一钱五分　炒白芍一钱五分　清炙草六分　熟附片一钱　煅牡蛎三钱　花龙骨三钱　米炒於术三钱　云茯苓三钱　炒怀药三钱　大砂仁八分，研　广陈皮一钱　焦谷芽四钱　煨姜二片　红枣四枚

宋右　恙由抑郁起见，情志不适，气阻血瘀，土受木克，胃乏生化，无血以下注冲任，经闭一载，纳少形瘦，临晚寒热，咳嗽痰沫甚多，脉象左虚弦，右濡涩，经所谓二阳之病发心脾，有不得隐曲，女子不月，其传为风消，再传为息贲，若加气促，则不治矣。姑拟逍遥合归脾、大黄䗪虫丸，复方图治。

全当归三钱　大白芍二钱　银柴胡一钱　炒潞党二钱　米炒於术一钱五分　清炙草五分　炙远志一钱　紫丹参二钱　茺蔚子三钱　川贝母二钱　甜光杏三钱　北秫米三钱，包　大黄䗪虫丸一钱，每日吞服，以经通为度

[复诊]　临晚寒热，虽则轻减，而咳嗽依然。经闭纳少，舌光无苔，脉左弦右涩，此血室干枯，木火刑金，脾胃生化无权。还须怡情适怀，以助药力。今拟培土生金，养血通经，然亦非旦夕所能图功者也。

蛤粉炒阿胶二钱　抱茯神三钱　怀山药三钱　川贝母二钱　甜光杏三钱　紫丹参二钱　茺蔚子三钱　全当归三钱　怀牛膝二钱　广艾绒六分　西藏红花八分　北秫米三钱，包　大黄䗪虫丸一钱，吞服

蔡左　仲秋燥邪咳嗽起见，至冬不愈，加之咽痛干燥，蒂丁下坠，妨于咽饮，内热纳少。脉象濡数，幸不洪大，舌质红苔黄。平素阴虚，燥邪化火，上刑肺金，下耗肾水，水不上潮，浮火炎炎。颇虑吐血而入虚损一途，急拟清燥润肺，而降浮火。

蛤粉炒阿胶一钱五分　天花粉三钱　川象贝各一钱　京玄参一钱　肥知母一钱五分　甜光杏三钱　柿霜八分　生甘草八分　冬桑叶三钱　冬瓜子三钱　枇杷叶露四两，后下　活芦根一两，去节

方左　吐血屡发，咳嗽有年，动则气逆，咽痛失音，形瘦骨立，潮热口燥，脉象弦大而数。弦则为劳，数则病进，阴液枯涸，木火犯肺，肺叶已损，即是金破不鸣，肺痨显然。勉拟壮水之主，以柔肝木，清养肺气，而滋化源，然亦不过尽人工而已。

南北沙参各三钱　天麦冬各二钱　蛤粉炒阿胶二钱　生甘草五分　茯

神三钱　怀山药三钱　川贝二钱　栝蒌皮二钱　甜光杏三钱　熟女贞二钱
冬虫草二钱　北秫米三钱，包　凤凰衣一钱五分　猪肤三钱，刮去油毛

侯左　肺虚则咳嗽寒热，脾虚则纳少便溏，心虚则脉细神疲，肾虚则遗泄，肝虚则头眩，五虚俱见，非易图功。惟宜培土生金，益肾养肝，苟能泄泻止，谷食增，寒热除，咳嗽减，则虚者可治。

炒潞党三钱　云茯苓三钱　炒於术二钱　清炙草六分　广陈皮一钱
炒怀药三钱　炒川贝二钱　炒御米壳二钱　煅牡蛎三钱　花龙骨三钱　水炙远志一钱　北秫米四钱，包

傅左　小溲清长，已经匝月，脉象尺部软弱，寸关虚小，气分不足，肾阳亦亏，中无砥柱之权，下失封藏之固。补益中气，而滋肾水。

潞党参三钱　白归身二钱　熟女贞三钱　炙黄芪三钱　大白芍二钱
广橘白一钱　甜冬术二钱　怀山药三钱　炙升麻四分　炙甘草五分　潼蒺藜三钱　红枣二钱　七味都气丸三钱，包煎

陆左　阴虚则内热，阳虚则外寒，肺虚则咳嗽，脾虚则形瘦，脉象细弦而数，弦则为劳，数则病进，劳已入损，恐难完璧。拟黄芪建中汤创建中气，宗经旨劳者温之，损者益之之意。

炙黄芪三钱　朱茯神三钱　甜杏仁三钱　怀山药三钱　川桂枝四分
炙甘草五分　广橘白一钱　炒白芍三钱　红枣二枚　生姜二片　生谷芽三钱
饴糖四钱，烊冲

不寐

李左　不寐已久，时轻时剧，苔薄腻，脉弦小，心体亏，心阳亢，不能下交于肾，湿痰中阻，胃因不和，胃不和故卧不安也。拟和胃化痰，交通心肾。

生白芍二钱　朱茯神三钱　上川连一分　炒枣仁三钱　法半夏二钱
远志肉一钱　上肉桂一分　柏子霜二钱　北秫米三钱，包　炙甘草八分

程右　郁怒伤肝，肝胆之火内炽，痰湿中阻，胃失和降，懊侬少寐，胸痹不舒。拟温胆汤加减。

法半夏二钱　朱茯神三钱　珍珠母三钱　黑山栀一钱五分　北秫米三钱，包　远志肉一钱　青龙齿三钱　川贝母二钱　炒枣仁三钱　生白芍二钱　鲜竹茹一钱五分，枳实一钱同捣　广郁金一钱五分　合欢花一钱五分　夜交藤三钱

陈左　高年气阴两亏，肝阳挟痰浊上蒙清空，健忘少寐，神疲肢倦，脉象虚弦而滑，苔薄腻，虚中夹实，最难着手，姑拟益气阴以柔肝木，化痰浊而通神明。

太子参一钱　仙半夏二钱　白归身二钱　稽豆衣三钱　抱茯神三钱　薄橘红八分　生白芍二钱　炒杭菊一钱五分　炒竹茹一钱五分　远志肉一钱　天竺黄一钱五分　石菖蒲八分　淡竹油一两　生姜两滴，同冲服

陈左　阴虚难复，肝火易升，宗气跳跃，夜梦纷纭，脉象软小而数。拟育阴潜阳，交通心肾。

蛤粉炒阿胶二钱　朱茯神三钱　珍珠母三钱　生白芍二钱　小生地三钱　炙远志一钱　青龙齿三钱　粉丹皮一钱五分　川贝母二钱　潼蒺藜三钱　熟女贞二钱　炒竹茹二钱　鲜藕一两，切片入煎

倪左　不寐之恙，乍轻乍剧，胁痛略减，头眩心悸，皆由阴虚不能敛阳，阳亢不入于阴也。拟柔肝潜阳，和胃安神。

蛤粉炒阿胶二钱　朱茯神三钱　青龙齿三钱　左牡蛎四钱　生白芍二钱　酸枣仁三钱　仙半夏二钱　炙远志一钱　川雅连二分　柏子仁三钱　北秫米三钱，包　琥珀多寐丸一钱，吞服

肝气肝阳

虞左　肝为将军之官，其性阴，其用阳，其发病也速。操劳过度，肝阳内动，化风上扰，痰热随之，清窍被蒙，神明不能自主，陡然神糊不语，牙关紧闭，四肢抽搐，脉沉似伏，良由血亏不能养肝，肝热生风，肝主筋，肝风入筋，所以四肢抽搐，痰气闭塞，脉道亦为之不利也。此为痉厥重症，肝属刚脏，非柔不克。当拟柔肝熄风，清神涤痰。

生白芍二钱　朱茯神三钱　鲜竹茹二钱　嫩钩钩三钱，后下　羚羊片八

分，煎冲　水炙远志一钱　天竺黄一钱五分　川贝母三钱　煨天麻八分　石菖蒲八分　淡竹油一两　生姜汁二滴，同冲

赵左　风阳上扰，巅顶为病，痰湿内阻，胃失降和，所以耳鸣失聪，两目红赤，视物模糊者，风阳之为患也。所以头眩泛恶者，胃气不降，而浊阴上僭也。舌质红苔黄，脉弦数。阴亏于下，阳浮于上，危象显然。治宜熄风清肝，而化痰浊。

薄荷叶八分　煅石决四钱　净薤仁二钱　仙半夏一钱五分　冬桑叶三钱　炒竹茹一钱五分　甘菊花三钱　夏枯花一钱五分　嫩钩钩三钱，后下

丁左　劳心过度，心肾不足，肝阳易升，肝气易动，气郁于中，则胸膺牵痛，阳升于上，则头眩眼花，心肾不交，则夜不安寐。肾主骨，肝主筋，肝肾血虚，失于营养，则遍体酸楚。宜调益心肾，柔肝潜阳法。

生白芍二钱　朱茯神三钱　煅石决四钱　熟女贞二钱　金铃子二钱　玫瑰水炒竹茹一钱　马料豆三钱　紫贝齿三钱　桑椹子二钱　甘杞子二钱　夜交藤四钱　滁菊花一钱五分　潼白蒺藜各一钱　左金丸七分，包

孙右　盛怒后忽然心胸大痛，喜笑不休，脉沉伏，肢冷。久郁伤肝，肝病善怒，怒则气上，所以心胸大痛；气郁化火，扰于膻中，所以喜笑不休；气机窒塞，所以肢冷脉伏。种种见证，皆由肝病为患。木郁则达之，宜疏肝解郁，而理气机，若误为寒厥则殆矣。

银花炭三钱　金铃子二钱　制香附一钱五分　川贝母三钱　薄荷叶八分　青陈皮各一钱　上沉香四分　大白芍二钱　广郁金一钱五分　白蒺藜一钱五分　金器一具，入煎　苏合香丸一粒，去壳研细末化服

沈左　胁乃肝之分野，肝气挟痰瘀入络，气机不得流通，胁痛偏左，呼吸尤甚。肺司百脉之气，宜宣肺气以疏肝，化痰瘀而通络。

广郁金一钱五分　当归须二钱　延胡索一钱　广木香八分　旋覆花一钱五分，包　真新绛八分　橘红络各一钱　丝瓜络二钱　炒竹茹一钱五分　青葱管一钱五分　鲜枇杷叶四张，去毛，包

头痛眩晕

葛左 头为诸阳之会，惟风可到，风邪客于阳位，袭入太阳之经，头额胀痛，痛引后脑，连及项背，恶风鼻流清涕，胸闷纳少，脉浮苔白。治以辛温解散。

荆芥穗一钱　青防风一钱　川桂枝五分　生甘草五分　江枳壳一钱　苦桔梗一钱　炒赤芍一钱五分　炒薄荷八分　广陈皮一钱　干荷叶一角

何右 头痛且胀，痛引头额，畏风鼻塞，苔黄脉浮，风邪客于阳明之经也，风为阳邪。辛以散之，凉以清之。

荆芥穗一钱五分　薄荷炭八分　净蝉衣八分　蔓荆子一钱五分　冬桑叶三钱　甘菊花三钱　江枳壳一钱　苦桔梗一钱　粉葛根一钱五分　连翘壳三钱　苦丁茶一钱五分　荷叶边一圈

任左 头额掣痛，痛引左耳，夜半则痛尤甚，脉浮数，苔黄。阴分本亏，风邪化热。引动肝胆之火，上犯空窍。姑拟辛凉解散，清泄厥少。

冬桑叶三钱　甘菊花三钱　薄荷炭八分　羚羊片三分,先煎汁冲服　连翘壳三钱　黑山栀二钱　京赤芍一钱五分　生甘草五分　苍耳子一钱五分　夏枯花一钱五分　荷叶边一圈

居右 头痛如劈，筋脉掣起，痛连目珠，舌红绛，脉弦数。此肝阳化火，上扰清空，当壮水柔肝，以熄风火。勿可过用风药，风能助火，风药多，则火势有更烈之弊。

小生地四钱　生白芍二钱　粉丹皮二钱　生石决八钱　薄荷叶八分　甘菊花三钱　羚羊片四分,另煎汁冲服　夏枯花一钱五分　黑山栀二钱　黑芝麻三钱　嫩钩钩三钱,后入

詹右 产后血虚，厥阳上扰，头脑空痛，目花眩晕，脉弦细，舌光无苔。当养血柔肝，而潜厥阳。

大生地四钱　生白芍二钱　阿胶珠二钱　稆豆衣三钱　炒杭菊一钱五分　潼蒺藜三钱　熟女贞二钱　酸枣仁三钱　生石决八钱　生牡蛎六钱　黑芝麻三钱,研包　嫩钩钩三钱,后入

黄左　肝为风木之脏，赖肾水以滋养，水亏不能涵木，肝阳上扰清空，头痛眩晕，心悸少寐，筋惕肉瞤，恙久根深，非易速痊。当宜滋肾水以柔肝木，潜浮阳而安心神。

阿胶珠三钱　生白芍三钱　左牡蛎六钱　青龙齿三钱　朱茯神三钱　酸枣仁三钱　稽豆衣三钱　炒杭菊一钱五分　潼蒺藜三钱　仙半夏二钱　北秫米三钱，包　嫩钩钩三钱，后入　黑芝麻三钱　琥珀多寐丸一钱，吞服

郑右　诸风掉眩，皆属于肝，肝阴不足，肝阳上僭，头眩眼花，泛泛呕吐，纳谷减少，苔薄腻，脉弦滑，湿痰内阻，胃失降和。丹溪云：无痰不作眩。当柔肝潜阳，和胃化痰。

生白芍三钱　稽豆衣三钱　仙半夏二钱　明天麻一钱　朱茯神三钱　枳实炭一钱　炒竹茹一钱　广陈皮一钱　潼白蒺藜各二钱　炒杭菊一钱五分　生石决八钱　嫩钩钩三钱，后入

【点评】丁氏在本卷中列不寐案5则。列在一起的内伤杂病案11则，肝气肝阳案5则，头痛眩晕案7则，它们的临证表现均与不寐相关。书内将其病因责之心肾不交，涉及肝、胃，无出于阴阳。阴阳交济，水火协和，阳和于阴则为寐，阳出于阴则为寤也。肾阴不足，水不济火，心火不能下通于肾，肾阴不能上济于心，心肾不交，阴阳不和，则为不寐，此不寐之本也。在此基础上，或者肝阳上扰，伴情志不畅；或者伴脾胃损伤，胃不和降，脾失健运。故治疗上总以运脾化浊，和胃安神为先，或以交通心肾，或以育阴潜阳，或以化痰清火，或以益气柔肝，总以兼顾阴阳，虚实同治。而患病日久，多见气阴渐衰，常取膏方调养或善后。根据丁氏经验，在前贤论述指导下，笔者举案例说明治疗的体会如下：

1. 痰湿中阻　主证：不寐已久，时轻时剧，苔薄腻，脉弦小。证属心体亏，心阳亢，心气不能下交于肾。湿痰中阻，胃气不降，升降失常，胃不和故卧不安也。拟和胃化痰，交通心肾。

药用川连、炒枣仁、法半夏、茯苓、远志肉、上肉桂、柏子霜、北秫米、枳壳、甘草。

2. 痰火内扰　主证：懊侬少寐，胸痞不舒，恶心口苦，舌红苔黄腻，脉滑数。证属郁怒伤肝，肝胆之火内炽，痰火中阻，胃失和降。拟化痰清热，和中安神，温胆汤加减。药用法半夏、朱茯神、珍珠母、黑山栀、北秫米、远志肉、青龙齿、川贝母、炒枣仁、生白芍、枳壳、合欢皮、天竺黄、鲜竹茹。

3. 心脾两虚膏方　主证：健忘少寐，神疲纳少，头昏耳鸣，腰膝酸软，气短自汗，舌淡苔薄，脉弦细。多因久病，心脾两虚，津气不足而致不寐。治拟补益心脾，养阴安神，方选归脾汤合生脉散化裁。药用炙黄芪、潞党参、大生地、朱茯神、大熟地、炙远志、清炙草、酸枣仁、仙半夏、北秫米、明天麻、大麦冬、炒怀药、甘杞子、生牡蛎、广橘白、白归身、大白芍、生龙骨、青龙齿、紫石英、炙鳖甲、川石斛、稆豆衣、潼蒺藜、紫丹参。上药煎3次，取浓汁，加龟甲胶200g（烊化）、清阿胶（烊化），均用陈酒炖化，白冰糖溶化，再将川贝粉、鸡子黄依次加入，搅和收膏。一日2次，早晚各服1匙。

咳嗽

痰饮、哮喘

邓左　形寒饮冷则伤肺，畏寒咳嗽，头胀骨楚，纳少泛恶。脉浮滑，苔白腻。辛温散邪治之。

净麻黄五分　光杏仁三钱　象贝母三钱　嫩前胡一钱五分　仙半夏二钱　薄橘红八分　云茯苓三钱　炒枳壳一钱　苦桔梗一钱　炙紫菀一钱五分

石右　邪风犯肺，痰湿侵脾。恶寒咳嗽，头痛且胀，胸闷泛恶。苔腻，脉浮滑。宜辛散肺邪，而化痰湿。

紫苏叶一钱　光杏仁三钱　象贝母三钱　嫩前胡一钱五分　仙半夏二钱　枳实炭一钱　水炙远志一钱　薄橘红八分　苦桔梗一钱　荆芥穗一钱　莱菔子三钱　姜竹茹一钱

林左　劳力伤阳，卫气外护，风邪乘隙入于肺俞。恶风多汗，咳嗽痰多，遍体酸楚，纳少神疲。脉浮缓而滑，舌苔薄白。经所谓劳风发于肺下者是也。恙延匝月，病根已深。姑拟玉屏风合桂枝汤加减。

蜜炙黄芪三钱　蜜炙防风一钱　生白术一钱五分　清炙草五分　川桂枝五分　大白芍一钱五分　光杏仁三钱　象贝母三钱　薄橘红八分　炙紫菀一钱　蜜姜片两片　红枣四枚

凤右　年届花甲，营阴早亏。风温燥邪，上袭于肺。咳呛咯痰不利，咽痛干燥，畏风头胀。舌质红，苔粉白而腻，脉浮滑而数。辛以散之，凉以清之，甘以润之，清彻上焦，勿令邪结增剧乃吉。

炒荆芥一钱　薄荷叶八分　净蝉衣八分　熟大力子二钱　生甘草八分

苦桔梗一钱　轻马勃八分　光杏仁三钱　象贝母三钱　炙兜铃一钱　冬瓜子三钱　芦根一尺，去节

[复诊] 前进辛散凉润之剂，恶风头胀渐去，而咳呛不止。咽痛口渴，苔粉腻已化，转为红绛，脉浮滑而数。此风燥化热生痰，交阻肺络，阴液暗伤，津少上承。今拟甘凉生津，清燥润肺。

天花粉三钱　生甘草五分　净蝉衣八分　冬桑叶三钱　光杏仁三钱　象贝母三钱　轻马勃八分　栝蒌皮二钱　炙兜铃一钱　冬瓜子三钱　芦根一尺去节　生梨五片

冯右　咳呛两月，音声不扬。咽喉燥痒，内热头眩。脉濡滑而数，舌质红苔薄黄。初起风燥袭肺，继则燥热伤阴。肺金不能输化，津液被火炼而为稠痰也。谚云：伤风不已则成痨，不可不虑。姑拟补肺阿胶汤加减，养肺祛风，清燥化痰。

蛤粉炒阿胶二钱　蜜炙兜铃一钱　熟大力子二钱　甜光杏三钱　川象贝各二钱　栝蒌皮三钱　霜桑叶三钱　冬瓜子三钱　生甘草五分　胖大海三枚　活芦根一尺，去节　北秫米三钱，包　枇杷叶露半斤，代水煎药

[二诊] 咳呛减，音渐扬。去大力子。

[三诊] 前方去胖大海，加抱茯神三钱，改用干芦根。计十二帖而愈。

程右　肺素有热，风寒外束，腠理闭塞，恶寒发热无汗。咳呛气急，喉痛音哑，妨于咽饮。痰声辘辘，烦躁不安。脉象滑数，舌边红，苔薄腻黄。邪郁化热，热蒸于肺，肺炎叶举，清肃之令不得下行。阅前服之方，降气通腑，病势有增无减，其邪不得外达，而反内逼，痰火愈亢，肺气愈逆。证已入危，急拟麻杏石甘汤加味，开痹达邪，清肺化痰，以冀弋获为幸。

净麻黄五分　生石膏三钱，打　光杏仁三钱　生甘草五分　薄荷叶八分　轻马勃八分　象贝母三钱　连翘壳三钱　淡豆豉三钱　黑山栀二钱　马兜铃一钱　冬瓜子三钱　活芦根一尺，去节　淡竹沥一两，冲服

[二诊] 服药后得畅汗，寒热已退，气逆痰声亦减，佳兆也。惟咳呛咯痰不出，音哑咽痛，妨于咽饮。舌质红苔黄，脉滑数不静。外束之邪，已从外达，痰火尚炽，肺炎叶举，清肃之令，仍未下行。肺为娇脏，位居上焦，上焦如羽，非轻不举。仍拟轻开上焦，清肺化痰。能无意外之虞，可望出险入夷。

净蝉衣八分　薄荷叶八分　嫩前胡五分　桑叶皮各二钱　光杏仁三钱　象贝母三钱　生甘草八分　轻马勃八分　炙兜铃一钱　冬瓜子三钱　胖大海三个　连翘壳三钱　活芦根一尺，去节　淡竹沥一两，冲服

[三诊] 音渐开，咽痛减，咯痰难出，入夜口干。加天花粉三钱，接服四剂而痊。

关右　怀麟七月。手太阴司胎，胎火迫肺，燥邪乘之。咳呛气逆，口渴苔黄，脉象滑数。虑其咳甚殒胎。

炒黄芩一钱　桑叶皮各二钱　光杏仁三钱　生甘草六分　川象贝各二钱　栝蒌皮根各二钱　炙兜铃一钱　冬瓜子三钱　嫩前胡一钱五分　活芦根一尺，去节　生梨五片　枇杷叶露半斤，代水煎药

高左　嗜酒生湿，湿郁生热，熏蒸于肺，肺络损伤。咳呛两月，甚则痰内带红，膺肋牵痛。舌边红，苔薄黄，脉濡滑而数。清肺淡渗治之。

南沙参三钱　云茯苓三钱　生苡仁四钱　冬瓜子四钱　甜光杏二钱　川象贝各二钱　栝蒌皮二钱　枳椇子三钱　茜草根二钱　鲜竹茹三钱　干芦根一两，去节　枇杷叶二片，去毛包

朱左　平素嗜茶。茶能生湿，湿郁生痰，逗留肺经。咳呛痰多，甚则气逆，难于平卧，纳谷减少。舌苔薄腻，脉左弦右滑。清肺无益，理脾和胃，而化痰湿。

仙半夏二钱　薄橘红八分　炙远志一钱　光杏仁三钱　象贝母三钱　炙白苏子一钱五分　炙款冬一钱五分　旋覆花钱半包　生苡仁四钱　冬瓜子三钱　鹅管石一钱，煅　陈海蜇皮一两，漂淡煎汤代水

卫孩　食积之火犯肺。呿咳匝月，嗽甚泛吐。苔薄腻，脉滑。此乳滞生痰，逗留肺胃也。拟涤痰肃肺治之。

仙半夏一钱五分　薄橘红八分　炒竹茹一钱　光杏仁二钱　象贝母三钱　莱菔子三钱　冬瓜子三钱　霜桑叶二钱　十枣丸五厘，化服　山慈菇片四分

陶童　咳嗽匝月，五更尤甚，苔腻黄，脉滑数。此食滞积热，上迫于肺也。宜清肺化痰，使积滞积热下达，则肺气自清。

桑皮叶各一钱五分　光杏仁三钱　象贝母三钱　栝蒌皮二钱　炙兜铃一钱　莱菔子二钱　冬瓜子三钱　炒黄芩一钱　枳实导滞丸三钱，包　大荸荠五枚，洗打

梁左　五脏六腑，皆令人咳，不独肺也。六淫外感，七情内伤，皆能致咳。今操烦过度，五志化火，火刑于肺，肺失安宁，咳呛咯痰不爽，喉中介介如哽状。咳已两月之久，内经谓之心咳。苔黄，两寸脉数。心火烁金，无疑义矣。拟滋少阴之阴，以制炎上之火，火降水升，则肺气自清。

京元参一钱五分　大麦冬一钱五分　生甘草五分　抱茯神三钱　炙远志一钱　甜光杏三钱　川象贝各二钱　栝蒌皮二钱　柏子仁三钱研　肥玉竹三钱　干芦根一两，去节　冬瓜子三钱　梨膏三钱，冲

文左　肺若悬钟，撞之则鸣。水亏不能涵木，木叩金鸣。咳呛已延数月，甚则痰内带红，形色不充，脉象尺弱寸关濡数。势虑入于肺痨一门，姑拟壮水柔肝，清养肺气。

天麦冬各二钱　南北沙参各三钱　抱茯神二钱　怀山药二钱　川贝母二钱　栝蒌皮二钱　甜光杏三钱　潼蒺藜三钱　熟女贞二钱　旱莲草二钱　茜草根二钱　冬瓜子三钱　枇杷叶膏三钱，冲

[复诊]　服三十剂，咳呛减，痰红止。去天麦冬、枇杷叶膏，加蛤粉炒阿胶二钱，北秫米三钱，又服三十剂，即痊。

连左　正在壮年，劳心耗精，肾虚冲气上升，肺虚痰热留恋。气升咳嗽，已延数月之久，脉象细弱，幸不洪数，亦未吐血。亟拟清上

实下主治，更宜节劳节欲，以善其身，药饵调治，可望渐痊。

大熟地四钱　蛤粉三钱　抱茯神三钱　怀山药三钱　左牡蛎四钱　川贝母二钱　冬瓜子三钱　山萸肉二钱　潼蒺藜三钱　栝蒌皮二钱　冬虫夏草一钱五分　粉丹皮二钱　熟女贞二钱　甜光杏三钱

程右　劳伤卫阳不固，风邪易触，肺先受之。咳嗽已延数月，汗多怯冷，形瘦神疲，脉象濡滑，舌淡白无苔。势成肺痨。经谓劳者温之，虚者补之。拟黄芪建中汤加减。

炙黄芪三钱　川桂枝五分　大白芍一钱五分　清炙草五分　云茯苓三钱　怀山药三钱　炙远志一钱　法半夏一钱五分　甜光杏三钱　广橘白一钱　浮小麦四钱　饴糖三钱，烊冲

程左　阳虚则外寒，阴虚则内热，肺虚则咳嗽，脾虚则便溏，心虚则脉细，五虚俱见，已入损门。损者益之，虚者补之，尤当调养中土为至要。惟冀便结能食，土旺生金，始有转机之幸。

炙黄芪三钱　潞党参三钱　云茯苓三钱　炒於术一钱五分　怀山药三钱　清炙草五分　陈广皮一钱　炒川贝二钱　诃子皮二钱，炒　御米壳二钱，炒　北秫米三钱，包

朱右　产后两月，百脉俱虚。虚寒虚热，咳嗽痰多，自汗盗汗，脉象虚细，舌淡苔白。前医叠进养阴润肺，诸恙不减，反致纳少便泄。阴损及阳，肺伤及脾。经谓下损过胃，上损过脾。皆在难治之例。姑拟黄芪建中汤合二加龙牡汤出入，未识能得挽回否？

炙黄芪三钱　清炙草八分　米炒於术三钱　炒怀药三钱　熟附片一钱　煅牡蛎四钱　煅龙骨三钱　御米壳三钱炒　广橘白一钱五分　浮小麦四钱　红枣五枚

蔡右　旧有肝气脘痛，痛止后即咳嗽不已，胁肋牵疼，难于左卧，已延数月矣，舌质红苔黄，脉弦小而数。良由气郁化火，上迫于肺，肺失清肃，肝升太过。颇虑失血，姑拟柔肝清肺，而化痰热。

北沙参三钱　云茯苓二钱　怀山药三钱　生石决六钱　川贝母二钱　栝蒌皮二钱　甜光杏三钱　海蛤壳三钱　丝瓜络二钱　冬瓜子三钱　北秫

米三钱包　干芦根一两去节

[复诊] 服二十剂后，咳呛胁痛大减。去干芦根，加上毛燕三钱包煎。

董左　失血之后，咳呛不已，手足心热，咽干舌燥，脉细数不静。此血去阴伤，木火刑金，津液被火炼而为痰，痰多咯不爽利。颇虑延入肺痨一门，姑拟益肾柔肝，清养肺气。

蛤粉炒阿胶三钱　抱茯神三钱　怀山药三钱　北沙参三钱　川石斛三钱　生石决六钱　川贝母三钱　栝蒌皮二钱　甜光杏三钱　潼蒺藜三钱　熟女贞三钱　北秫米三钱包

[复诊] 十剂后咳呛内热均减。加冬虫夏草二钱。

屈左　去秋失血，盈盏成盆，继则咳呛不已。至春益甚，动则气短，内热口干，咽痛失音，形瘦骨立，脉象细数。脏阴营液俱耗，木火犯肺，肺叶已损，金破不鸣，即此证也。损怯已著，难许完璧，勉拟滋养金水而制浮火，佐培中土，苟土能生金，亦不过绵延时日耳。

天麦冬各二钱　南北沙参各三钱　抱茯神三钱　怀山药二钱　川贝母二钱　甜光杏三钱　熟女贞二钱　潼蒺藜三钱　冬虫夏草二钱　北秫米三钱包　凤凰衣一钱　玉蝴蝶二对

程右　孀居多年，情怀抑郁，五志化火，上刑肺金。血液暗耗，致咳嗽气逆，子丑更甚，难于平卧。子丑乃肝胆旺时，木火炎威无制。脉象左弦细右濡数。幸胃纳有味，大便不溏，中土尚有生化之机。经事愆期，理固宜然。亟拟养阴血以清肝火，培中土而生肺金，更宜怡情悦性，不致延成损怯乃吉。

蛤粉炒阿胶二钱　南沙参三钱　抱茯神三钱　怀山药三钱　霜桑叶二钱　川贝母三钱　甜光杏三钱　冬瓜子三钱　栝蒌皮二钱　合欢花一钱五分　生石决六钱　北秫米二钱，包

袁右　女子以肝为先天。先天本虚，情怀恺郁，则五志之阳化火，上熏于肺，以致咳呛无痰。固非实火可比，但久郁必气结血涸，

经候涩少愆期，颇虑延成干血劳怯，亟当培肝肾之阴以治本，清肺胃气热以理标。腻补之剂。碍其胃气。非法也。

南沙参三钱　抱茯神三钱　怀山药三钱　炙远志一钱　川贝母二钱　栝蒌皮二钱　海蛤壳三钱　紫丹参二钱　茺蔚子三钱　生石决四钱　合欢花一钱五分　冬瓜子三钱　甜光杏三钱

竺左　咳嗽延今半载，纳少便溏，形肉渐削。有肺病及脾，上损及中之象，肺痨根萌已著。清肺无益，专培中土。

炒潞党参三钱　云茯苓三钱　米炒於术二钱　清炙草五分　炮姜炭四分　广橘白一钱　水炙远志一钱　炒怀药三钱　诃子皮二钱　御米壳二钱　北秫米三钱，包　干荷叶一角

汤左　脉左弦细右虚数，舌光。夜卧着枕，气冲咳嗽，行走则喘促更甚。此下元根本已拔，肾少摄纳，肝火挟冲气上逆于肺，肺失肃降之令矣，势恐由喘而肿。棘手重病，亟当摄纳下元为主，清上佐之。

大熟地四钱　蛤粉三钱，包　抱茯神三钱　怀山药三钱　五味子四分　甘杞子三钱　厚杜仲二钱　左牡蛎四钱　川贝母三钱　甜光杏三钱　补骨脂一钱五分　核桃肉两个

倪左　眩晕有年，夜则盗汗，咳嗽气短，行走喘促更甚，脉左弦细右虚数。此虚阳上冒，肝肾根蒂不固，冲脉震动，则诸脉俱逆。盖由下焦阴不上承，故致咳嗽，究非肝经自病也。阅前方叠进三子养亲等剂，皆泄气伤阴之药，施于阴阳两损之质，非徒无益，而又害之。

大熟地四钱　炙白苏子三钱　抱茯神三钱　怀山药三钱　五味子四分　川贝母二钱　甜光杏三钱　左牡蛎四钱　冬虫夏草二钱　青铅一两

痰饮、哮喘

朱左　新寒引动痰饮，渍之于肺，咳嗽气急又发，形寒怯冷，苔薄腻，脉弦滑。仿金匮痰饮之病，宜以温药和之。

川桂枝八分　云茯苓三钱　生白术五钱　清炙草五分　姜半夏二钱　橘红一钱　光杏仁三钱　炙远志一钱　炙白苏子五钱　旋覆花五钱，包　莱菔子二钱，炒、研　鹅管石一钱，煅

俞右 暴寒外束，痰饮内聚，支塞于肺，肃降失司，气喘咳嗽大发，故日夜不能平卧，形寒怯冷，纳少泛恶，苔白腻，脉浮弦而滑。拟小青龙汤加减，疏解外邪，温化痰饮。

蜜炙麻黄四分　川桂枝八分　云茯苓三钱　姜半夏二钱　五味子四分　淡干姜四分　炙苏子二钱　光杏仁三钱　熟附片一钱　鹅管石一钱，煅　哮吼紫金丹两粒，另吞，连服二天

[二诊] 服小青龙汤两剂，气喘咳嗽，日中大减，夜则依然，纳少泛恶，苔薄腻，脉弦滑。夜为阴盛之时，饮邪窃踞阳位，阻塞气机，肺胃下降之令失司，再以温化饮邪，肃降肺气。

川桂枝八分　云茯苓三钱　姜半夏二钱　橘红一钱　五味子四分　淡干姜四分　水炙远志五分　光杏仁三钱　炙苏子五钱　旋覆花五钱，包　熟附片一钱　鹅管石一钱，煅

[三诊] 气喘咳嗽，夜亦轻减，泛恶亦止，惟痰饮根株已久，一时难以骤化。脾为生痰之源，肺为贮痰之器。今拟理脾肃肺，温化痰饮。

原方去旋覆花、远志二味，加生白术五钱、炒补骨脂五钱。

屈左 痰饮咳嗽已有多年，加之遍体浮肿，大腹胀满，气喘不能平卧，腑行溏薄，谷食衰少，舌苔淡白，脉象沉细。此脾肾之阳式微，水饮泛滥横溢，上激于肺则喘，灌溉肌腠则肿，凝聚膜原则胀，阳气不到之处，即是水湿盘踞之所，阴霾弥漫，真阳埋没，恙势至此地步，已入危险一途。勉拟振动肾阳，以驱水湿，健运太阴，而化浊气，真武、肾气、五苓、五皮合黑锡丹，复方图治，冀望离照当空，浊阴消散，始有转机之幸。

熟附子块二钱　生於术三钱　连皮苓四钱　川桂枝八分　猪苓二钱　福泽泻二钱　广陈皮一钱　大腹皮二钱　水炙桑皮二钱　淡姜皮五分　炒补骨脂五钱　陈葫芦瓢四钱　黑锡丹一钱，吞服　济生肾气丸三钱，清晨另吞

[二诊] 前方已服五剂，气喘较平，小溲渐多，肿亦见消，而大腹胀满，纳谷不香，咳嗽夜盛，脉象沉弦，阳气有来复之渐，水湿有下行之势，既见效机，率由旧章。

原方去黑锡丹，加冬瓜皮二两，煎汤代水。

[三诊] 又服五剂，喘已平，遍体浮肿，减其大半，腹胀满亦松，已有转机。惟纳谷不香，神疲肢倦，脉左弦右濡，舌虽干，不欲饮，肾少生生之气，脾胃运输无权，津液不能上潮，犹釜底无薪，锅盖无汽水也，勿可因舌干而改弦易辙，致反弃前功。仍守温肾阳以驱水湿，暖脾土而化浊阴。

熟附块五钱　连皮苓四钱　生於术三钱　川桂枝六分　猪苓二钱　福泽泻五钱　广陈皮一钱　大腹皮二钱　水炙桑皮五钱　淡姜皮五分　炒补骨脂五钱　冬瓜子皮各三钱　陈葫芦瓢四钱　济生肾气丸三钱，清晨吞服

[四诊] 喘平肿消，腹胀满亦去六七，而咳嗽时轻时剧，纳少形瘦，神疲倦怠，口干欲饮，舌转淡红，脉象左虚弦，右濡滑。脾肾亏而难复，水湿化而未尽也。今拟平补脾肾，顺气化痰。

炒潞党参五钱　连皮苓四钱　生於术三钱　陈广皮一钱　仙半夏二钱　炙远志一钱　炙白苏子五钱　旋覆花五钱，包　水炙桑皮五钱　大腹皮二钱　炒补骨脂五钱　冬瓜子皮各三钱　陈葫芦瓢四钱　济生肾气丸三钱，清晨吞服

[五诊] 喘平肿退，腹满亦消，惟咳嗽清晨较甚，形瘦神疲，纳谷不香，脉濡滑无力，脾肾亏虚，难以骤复，痰饮根株，亦不易除也。今以丸药缓图，而善其后。

六君子丸每早服三钱，济生肾气丸午后服三钱。

文右　旧有痰饮咳嗽，触受风温之邪，由皮毛而上干肺系，蕴郁阳明。饮邪得温气之熏蒸，变为胶浊之痰，互阻上焦，太阴清肃无权，以致气喘大发，喉有锯声，咳痰不出，发热畏风，舌苔腻黄，脉

象浮弦而滑。阅前方降气化痰，似亦近理，然邪不外达，痰浊胶固益甚，颇虑壅闭之险。书云：喘之为病，在肺为实，在肾为虚。此肺实之喘也，急拟麻杏石甘汤加味，清开温邪，肃肺涤痰，冀望热退气平为幸。

蜜炙麻黄四分　光杏仁三钱　生石膏三钱，打　生甘草五分　炙白苏子二钱　旋覆花五钱，包　竹沥半夏三钱　水炙远志一钱　炙兜铃一钱　海浮石三钱　象贝母三钱　冬瓜子三钱　活芦根一尺，去节　淡竹沥一两，冲服

[二诊] 前投麻杏石甘汤加味，已服两剂，气喘已平，身热亦退，佳象也。惟咳嗽痰多，胸闷不思饮食，苔薄黄，脉滑数不靖，温邪已得外达，痰浊留恋上焦，肺胃肃降失司，适值经临，少腹隐痛，挟宿瘀也。今制小其剂，佐入和营祛瘀之品。

炙白苏子二钱　光杏仁三钱　象贝母三钱　水炙桑叶皮各二钱　竹沥半夏二钱　水炙远志一钱　旋覆花五钱，包　海浮石三钱　炙兜铃一钱　紫丹参二钱　茺蔚子三钱　冬瓜子三钱　干芦根一两，去节

胡左　暴感寒凉，内停食滞，引动痰饮，互阻中上二焦，肺胃之气不得下降，哮喘喉有痰声，胸闷呕吐，不能纳谷，身热恶风，有汗不解，苔腻，脉弦滑，此留饮也。拟五苓、平胃，解肌达邪，和胃涤饮。

川桂枝五分　云猪苓各三钱　福泽泻五钱　广陈皮一钱　苍术一钱　厚朴二钱　仙半夏五钱　枳实炭一钱　白蔻仁五分　炒麦芽四钱　莱菔子三钱，炒研　藿香梗五钱　玉枢丹四分，开水磨冲服

[复诊] 寒热解，哮喘平，呕吐亦减，而胸闷嗳气，不能纳谷，小溲短赤，腑气不行，苔薄腻，脉弦滑，宿食留饮，难以骤化，夜不能寐，胃不和则卧不安。胃以通为补，今拟通胃消滞，和中涤饮。

陈广皮一钱　仙半夏二钱　枳实炭一钱　厚朴一钱　赤茯苓三钱　福泽泻五钱　姜竹茹五钱　莱菔子三钱，炒研　生苡仁四钱　炒谷麦芽各三钱

阮左　酒湿伤脾，脾失健运，水谷入胃，不生津液，化为痰饮。

饮射于肺，则咳嗽泛吐，饮流胁下，则胁肋引痛。胁乃肝胆之位，饮气在胁，则肝气拂郁，此悬饮也，仿仲圣治饮不治咳之例。

炙苏子五钱　葶苈子一钱，炒研　水炙桑皮二钱　全栝蒌四钱，切　姜半夏二钱　橘红一钱　云茯苓一钱　白蒺藜三钱　川郁金一钱五分　枳椇子三钱　椒目二十粒　生姜二片

费左　咳嗽气逆，宿疾有年，交冬益甚，迩来四肢浮肿，身重无力。此脾肾阳衰，阴寒之水饮，上射于肺，旁流四末，是溢饮也。今拟助阳逐饮。

川桂枝八分　连皮苓四钱　生白术二钱　猪苓二钱　福泽泻五钱　广陈皮一钱　制半夏二钱　熟附子二钱　椒目四十粒　姜皮五分　水炙桑皮二钱　大腹皮二钱

朱左　咳喘十余年，遇感则剧，胸闷纳谷减少，舌苔灰黄，脉象寸浮关弦，素性嗜酒，酒湿生痰聚饮，渍之于肺则咳，肺病及肾，肾少摄纳则喘，上实下虚，显然可见。酒性本热，温药难投。姑宜开其上焦，以肃肺气，斡旋中枢，而纳肾元。是否有当，尚希明正。

蜜炙麻黄三分　光杏仁三钱　仙半夏二钱　薄橘红八分　炙白苏子五钱　象贝母三钱　炙桑皮五钱　海浮石三钱　甘杞子三钱　厚杜仲三钱　炒补骨脂五钱　核桃肉二枚，拌炒

[二诊] 咳喘均减，肺金之风邪已去，而多年之痰饮根深蒂固，脾肾之亏虚，由渐而致。脾为生痰之源，肺为贮痰之器，今拟扶土化痰，顺气纳肾，更宜薄滋味，节饮食，以助药力之不逮。

炙白苏子二钱　光杏仁三钱　仙半夏三钱　薄橘红八分　云茯苓三钱　炙远志一钱　象贝母三钱　水炙桑皮二钱　海浮石三钱　旋覆花五钱，包　甘杞子三钱　厚杜仲三钱　补骨脂五钱　核桃肉二枚

[三诊] 咳嗽已减，纳谷渐香，肺得下降之令，胃有醒豁之机，然嗜酒之体，酒性本热，易于生湿生痰。饮积于内，痰附于外，新痰虽去，宿饮难杜，况年逾花甲，肾少摄纳，故气易升。再拟崇土化痰，

肃肺纳肾，亦只能带病延年耳。

南沙参三钱　云茯苓三钱　怀山药三钱　炙远志一钱　炙白苏子二钱甜光杏三钱　仙半夏二钱　薄橘红八分　海浮石三钱　旋覆花五钱，包　甘杞子三钱　厚杜仲三钱　补骨脂五钱　核桃肉拌炒，二枚

孟左　秋冬咳嗽，春夏稍安，遇感则剧，甚则卧难着枕，是脾胃之阳早衰，致水液变化痰沫，随气射肺则咳，冲气逆上则喘，畏寒足冷，跗肿溺少，阳不潜藏，阴浊用事故也。古法外饮治脾，内饮治肾。今仿内饮论治，摄纳肾气，温化痰饮。若以降气泄气，取快一时，恐有暴喘厥脱之虑。

肉桂心三分　大熟地四钱，同捣　云茯苓三钱　怀山药三钱　熟附片一钱　福泽泻五钱　仙半夏二钱　怀牛膝二钱　甘杞子三钱　厚杜仲三钱五味子四分　补骨脂五钱　核桃肉二枚

童左　脉沉弦，弦为饮。饮泛咳呛，动则气喘，乃下虚无以制上，中虚易于化饮。拟早服肾气丸三钱，摄纳下焦，以治水泛之饮；午服外台茯苓饮，斡旋中焦，使食不致酿痰，无求速功，只图缓效。

金匮肾气丸三两，每日服三钱　云茯苓三钱　仙半夏三钱　薄橘红八分生白术二钱　枳实炭一钱　炙远志一钱　旋覆花五钱，包　炙款冬五钱　鹅管石一钱，煅

章左　咳呛有年，动则气喘，痰味咸而有黑花，脉尺部细弱，寸关濡滑而数。咸为肾味，肾虚水泛为痰，冲气逆肺，则咳呛而气喘也，恙根已深，非易图功。姑宜滋补肾阴，摄纳冲气，勿拘见咳而治肺也。

蛤蚧尾一对，酒洗烘研为丸吞服　大生地三钱　蛤粉三钱，同炒　甘杞子三钱　怀山药三钱　云茯苓三钱　北沙参三钱　川贝母三钱　清炙草五分甜杏仁三钱，去皮、尖　核桃肉二枚，去紫衣

申左　咳嗽气喘，卧难着枕，上气不下，必下冲上逆，脉象沉弦，谅由年逾花甲，两天阴阳并亏，则痰饮上泛，饮与气涌，斯咳喘矣。阅前方叠以清肺化痰，滋阴降气，不啻助纣为虐。况背寒足冷，

阳气式微，藩篱疏撤，又可知也。仲圣治饮，必以温药和之，拟桂苓甘味合附子都气，温化痰饮，摄纳肾气。

桂枝八分　云茯苓三钱　炙甘草五分　五味子五分　生白术五钱　制半夏二钱　炙远志一钱　炒补骨脂五钱　熟附块五钱　怀山药三钱　大熟地三钱，炒松　核桃肉二枚

陆左　咳嗽两月，音喑不扬，舌糙黄，脉滑数，燥邪痰热，上恋于肺，销烁阴液，肺体属金，譬如钟然，钟损则声短。今拟补肺阿胶汤加减，润肺生津，而化痰热。

北沙参三钱　甜光杏三钱　冬桑叶三钱　北秫米三钱，包　冬瓜子三钱　蛤粉炒阿胶二钱　川贝母二钱　炙兜铃一钱　炙甘草五分　栝蒌皮二钱

王左　咳嗽数月不愈，舌苔薄腻，脉象濡滑，肺虚痰湿留恋，清肃之令不行。薛立斋先生云：久咳不已，必须培土以生肺金，取虚则补母之意，此证近之。

怀山药三钱　仙半夏二钱　象贝母三钱　炒竹茹一钱五分　抱茯神三钱　薄橘红一钱　生苡仁三钱　清炙草五分　甜光杏三钱　冬瓜子三钱

谢左　肺为五脏之华盖，肾为元气之根本，肺气不降，肾气不纳，痰饮随气上泛，咳嗽多年，迩来尤甚，气喘难于平卧，面浮肢肿，脉沉细，苔淡白，痰饮盘踞，水湿泛滥。经云：诸气膹郁，皆属于肺，诸湿肿满，皆属于脾。肺脾两虚，喘肿重症。勉拟扶土化痰，降气纳气。

炒潞党参三钱　制半夏二钱　五味子三分　炙甘草五分　川桂枝三分　薄橘红八分　补骨脂一钱五分　炙苏子一钱五分　连皮苓三钱　旋覆花一钱五分，包　厚杜仲二钱　冬瓜子皮各三钱　鹅管石四钱，煅　济生肾气丸二钱，包煎

孙左　脾为生痰之源，肺为贮痰之器，肺虚不能降气，肾虚不能纳气，咳嗽气急，难于平卧，舌白腻，脉弦紧而滑，脾不能为胃行其津液，津液无以上承，所以口干不欲饮也。金匮云：痰饮之病，宜以温药和之。拟苓桂术甘合真武意，温肾运脾，降气纳气，俾阳光一

振，则阴霾自除矣。

云茯苓三钱　生甘草八分　薄橘红八分　光杏仁三钱　川桂枝三分　熟附块一钱　旋覆花一钱五分，包　补骨脂一钱五分　生白术二钱　制半夏二钱　炙白苏子一钱五分　核桃肉二枚　五味子三分，淡干姜二分同捣　淡干姜二分，同捣

【点评】丁氏在医案归类中把咳嗽、喘证和痰饮放在一起，总体来看它们都与肺经的病理关系密切。兹分别评述如下。

1. 咳嗽是一种常见症状，既可出现在轻病，如伤风感冒中；也可见于重病，如虚损劳瘵里。丁氏在《医案》卷4中翔实记录了咳嗽病案41例，阐述病机朴实流畅，治疗用药师古而不泥古，皆为临床经验之谈。首先，他分析咳嗽是邪正交争与内外合邪所致，应分外感内伤两大类。外感咳嗽的病因病机为六淫外邪侵袭肺经；内伤咳嗽病因病机为脏腑功能失调，内邪干肺。无论邪从外入，或自内而发，均可引致肺失宣发肃降，进而肺气上逆而作咳。疾病的发展和变化，是邪正斗争的客观反映。为了切中病机和便于施治，丁氏重视捕捉"内外合邪"这一环节。并且，他认为《内经》论咳，谓五脏六腑皆令人咳，但特别指出咳与肺的关系最大。古人在临床实践中，发现咳嗽的兼见症状与脏腑功能以及经络通道有关，因此以五脏六腑进行归类，从而有了五脏咳、六腑咳之谓。历代医家渐次认识到这段经文的实质远远超出归类问题，而其精髓是研究咳嗽病机应从脏腑之间的关系入手。在内伤咳嗽中所见最多者为肝火犯肺而致的咳嗽，丁氏治案对此论述最详，同时又拓宽所治。案中又提及心火烁金、食火犯肺、胎火迫肺，以及肝火挟冲气上逆于肺。41则病案中，涉及肝火犯肺者6例。还有，因土能生金，故他认为疗咳当以补脾收功，"脾为仓廪之官，后天之本"，散精与肺，有生金之功，灌溉四旁，有益肺之力。若久咳而滋补无功，必须培养脾元。他的治咳案

例，从治疗到预后，处处体现出这种论点。

2. 喘证。丁氏认为喘证为病，多由脏腑功能失调，加之病邪侵身所致，故治疗当调理脏腑祛除病邪。肺主气司呼吸，喘之为病，不离乎肺；肾主纳气，肺肾协调，则气机条畅，呼吸如常，反之则咳喘作矣；脾为气血生化之源，失其运化，则气之生成运动必受影响。故治喘必以脏腑为本。脏腑失调，病邪乘而袭之，斯喘作矣，因此调理脏腑尚需祛除病邪。如屈左案咳喘乃因脾肾之阳式微，水饮泛滥横溢所致。脾肾阳虚，不能蒸腾气化水湿，成痰成饮，上阻于肺则喘，留于肌肤则肿，凝聚膜原则胀。治此当需振动肾阳，以驱水湿；健运太阴，而化浊气，以图离照当空，浊阴消散。有童左案下因肾虚无以制上，中因脾虚易于化饮，而致肾失摄纳，脾失运化，痰饮上泛，咳喘立作，此时当培补固肾，健运中焦。又有谢左案，气喘难于平卧，面浮肢肿，如《内经》所云："诸气膹郁，皆属于肺；诸湿肿满，皆属于脾。"此乃肺脾两虚，喘肿重症，当肺脾同治。

3. 痰饮。丁氏强调治疗痰饮当遵《金匮》"温药和之"为根本大法，认为饮邪致咳非清润所宜，指出"清肺化痰，滋阴降气，不啻助纣为虐。仲圣治饮，必以温药和之"。如：一般痰饮即以健脾肃肺，温化痰饮为法，以苓桂术甘汤化裁；如为溢饮即应疏散外邪，以温肺化饮为法，取小青龙汤加减；如为悬饮即应攻逐水饮，以肃肺平肝为法，方用十枣汤或椒目瓜蒌汤；如为痰饮而脾肾阳虚即以通利三焦分消水气为法，方用五苓散加减或合真武汤、肾气丸等化裁助阳祛饮，可致离照当空，则阴霾自除。

肺痈

沈左 外感风温，内蕴湿热，熏蒸于肺，肺脏生痈，咳嗽胸膺牵痛，痰臭脓血，身热口干，脉滑数，苔黄，重症也。急拟辛凉清温，而化痰瘀。

薄荷叶八分　冬桑叶二钱　粉丹皮二钱　桃仁一钱　生甘草八分　苦桔梗一钱　银花五钱　连翘壳三钱　光杏仁三钱　象贝母三钱　生苡仁五钱　冬瓜子四钱　活芦根二尺，去节　鲜金丝荷叶十张，去背上白毛

另单方：金丝荷叶一两，去毛打汁、陈酒一两、杏仁粉五钱、川贝粉五钱，炖温服之。

前方连服三剂，咳嗽脓血均减，身热亦退大半，原方去桃仁及薄荷叶，加轻马勃八分、通草八分。

崔左　咳呛已延月余，胸膺牵痛，痰味腥臭，临晚潮热，脉数苔黄，烦劳过度，五志化火，平素嗜酒，酒湿生热，肝火湿热互蒸于肺，肺脏生痈也。急拟千金苇茎汤加味。

鲜苇茎一两五钱，去节　冬瓜子四钱　生苡仁四钱　冬桑叶三钱　光杏仁三钱　川象母各二钱　枳椇子三钱　栝蒌皮三钱　丝瓜络二钱　川通草八分　鲜金丝荷叶十张，去背上白毛　枇杷叶露半斤，后入

另单方：陈芥菜卤一钱，豆腐浆二两和入炖温，每日服之。

龚右　咳嗽自去岁初冬起见，至今春益甚，胁肋牵痛偏右，痰多腥臭，形肉渐削，脉象濡数，舌质红苔黄。阴分素亏，木火刑金，湿热互蒸，肺痈早成，肺叶已伤，输转无权，惟虑由痈而痿，致入不治之条。

南北沙参各三钱　生甘草五分　生石决四钱　抱茯神三钱　甜光杏三钱　川象贝各三钱　栝蒌皮二钱　生苡仁四钱　冬瓜子四钱　干芦根一两，去节　金丝荷叶十张，去背上白毛

[二诊]前方服二十剂，咳嗽痰臭，均已大减。原方加蛤粉炒阿胶二钱，蜜炙兜铃一钱。

鞠左　肺痈已延两月，咳嗽脓多血少，稠浊腥臭，纳谷减少，形瘦神疲，脉数无力，肺叶已腐，蕴毒留恋，症势入险，姑拟托里排

脓，清肺化痰，未识能得转机否？

生黄芪_{三钱}　紫丹参_{二钱}　生甘草_{五分}　苦桔梗_{一钱}　甜光杏_{三钱}
川象贝_{各二钱}　栝蒌皮_{二钱}　桑叶皮_{各五钱}　生苡仁_{四钱}　冬瓜子_{四钱}　干
芦根_{一两，去节}　金丝荷叶_{十张，去背上白毛}　川白蜜_{三钱}　鲜荷叶_{一张，煎汤}
代茶

闻左　外感风寒，袭于肺胃，膏粱浓味，酿成痰浊，血瘀凝滞，
壅结肺叶之间，致成肺痈。是以咳嗽气粗，痰秽如脓，胁痛难于转
侧，振寒发热，舌苔白厚而腻，脉象浮紧而滑。病来涌急，非猛剂不
为功，急仿金匮射干麻黄汤合金匮皂荚丸，一以散发表邪，一以荡涤
痰浊。

净麻黄_{四分}　嫩射干_{八分}　甜葶苈_{八分，炒研}　光杏仁_{三钱}　象贝母_三
_钱　生甘草_{五分}　苦桔梗_{一钱}　嫩紫菀_{一钱}　生苡仁_{四钱}　冬瓜子_{四钱}
川郁金_{五钱}　皂荚末_{五分，蜜为丸吞服}

[二诊] 前投发散肺邪，荡涤痰浊之剂，得汗寒热已解，咳嗽气
急亦见轻减，而痰稠腥秽依然，胸闷胁痛，不思饮食，小溲短赤，苔
腻，脉滑数，胶黏之痰浊，蕴蓄之瘀湿，结于肺叶之间，一时难以整
肃。今宜制小其剂，蠲化痰浊，清肃肺气，毋使过之，伤其正也。

净蝉衣_{八分}　嫩前胡_{八分}　嫩射干_{五分}　生甘草_{六分}　苦桔梗_{一钱}
光杏仁_{三钱}　象贝母_{三钱}　炙紫菀_{一钱}　生苡仁_{四钱}　冬瓜子_{四钱}　橘红
络_{各一钱}　桃仁泥_{一钱，包}

吐血

包左　仲秋，上失血下便血，治愈之后，季冬又发，吐血盈盆，
便血如注，发热形寒，头痛骨楚，咳嗽胁肋牵疼，艰于转侧，舌苔罩
白，脉象浮滑芤数，良由阴分大伤，肝火内炽，蓄瘀留恋，复感新
邪，蕴袭肺胃，引动木火上炎，损伤血络，血不归经，邪不外达。书

云：夺血者不可汗，然不汗则邪无出路，病已入险，用药最难着手。暂拟轻剂解表，以透其邪，清营祛瘀，引血归经，冀其应手为幸。

炒黑荆芥一钱五分　霜桑叶二钱　粉丹皮二钱　清豆卷四钱　薄荷叶八分　茜草根二钱　侧柏炭一钱五分　川象贝各二钱　轻马勃八分　鲜竹茹三钱　白茅根二扎，去心　白茅花一钱，包　参三七三分，另研末冲　藕汁二两，冲服

[二诊] 服药后，烦躁得汗，表热头痛均已减轻，温邪虽有外解之势，而吐血不止，咳呛胁肋牵痛，寐不安，便血依然，舌苔转黄，脉弦芤而数。此阴分素亏，君相之火内炽，逼冲任之血妄行，假肺胃为出路。肺受火刑，肺炎叶举，清肃之令，不得下行，颇虑血涌暴脱之险！亟拟养阴凉荣，清肺降气，冀水来制火，火降气平，气为血帅，气平则血自易下行。然乎否乎？质诸高明。

西洋参一钱五分　粉丹皮二钱　炙白苏子二钱　京玄参二钱　霜桑叶二钱　茜草根二钱　羚羊片四分，煎冲　川贝母三钱　侧柏叶二钱　甜杏仁三钱　犀角尖四分，煎冲　鲜竹茹三钱　茅芦根各一两，去心节

[三诊] 投养阴凉营、清肺降气之剂，吐血大减，咳呛依然，里热口干，内痔便血，舌边红苔黄，脉芤数不静。此坎水早亏，离火上亢，肺金受制，清肃之令不得下行，肺与大肠为表里，肺移热于大肠，逼血下注，内痔便血，所由来也，虽逾险岭，未涉坦途。既见效机，仍守原意扩充。

西洋参一钱五分　羚羊片四分，煎冲　生石决八钱　冬桑叶二钱　粉丹皮二钱　茜草根二钱　侧柏炭一钱五分　槐花炭三钱　川贝母三钱　甜杏仁三钱　鲜竹茹三钱　冬瓜子三钱　枇杷叶露四两，后入　蚕豆花露四两，后入　活芦根一尺，去节

[四诊] 吐血渐止，便血亦减，而咳呛内热，胁肋牵痛，动则气逆，舌质红苔黄，脉芤数不静，血去阴伤，木叩金鸣，肺炎络损，清

肃无权。再以凉肝清肺，养阴生津，冀阴平阳秘，水升火降，始能出险入夷。

西洋参一钱五分　川石斛三钱　冬桑叶二钱　粉丹皮二钱　生石决八钱　茜草根二钱　侧柏炭一钱五分　川贝二钱　甜光杏三钱　槐花炭三钱　鲜竹茹三钱　冬瓜子三钱　活芦根一尺，去节　枇杷叶露四两，后入

[五诊] 吐血便血均止，里热亦减，惟咳呛依然，痰多而稠，动则气逆，脉数较缓，舌质红苔黄，阴液难复，木火易升，肺受其冲，不能输布津液，而反化为稠痰也。今拟补肺阿胶汤合清燥救肺汤意，滋养化源，而清木火。

蛤粉炒阿胶二钱　川贝母二钱　甜光杏三钱　生石决八钱　川石斛三钱　粉丹皮一钱五分　冬桑叶二钱　茜草根二钱　生甘草五分　大麦冬二钱　鲜竹茹三钱　冬瓜子三钱　活芦根一尺，去节　北秫米三钱，包　枇杷叶露四两，后入

[六诊] 投补肺阿胶、清燥救肺以来，咳呛已见轻减，肺获滋润之力也。脉濡软而数，胁肋痛亦止，木火有下降之势。再守原法，加入培土生金之品，取虚则补母之意。

蛤粉炒阿胶二钱　川贝母二钱　甜光杏三钱　左牡蛎四钱　大麦冬二钱　茜草根二钱　冬桑叶二钱　抱茯神三钱　怀山药三钱　鲜竹茹三钱　冬瓜子三钱　北秫米三钱，包　干芦根一两，去节　枇杷叶露四两，后入　另琼玉膏三两，每日用三钱，分早晚二次开水冲服。

戚左　吐血四天，盈盏成盆，色不鲜红，脉象芤数无力，舌苔淡白。阅前服之方，均是凉血清营，未能应效，今脉舌参看，阴分本亏，阳气亦虚，不能导血归经，而反上溢妄行也，势非轻浅。姑仿金匮侧柏叶汤加味。

蛤粉炒阿胶三钱　侧柏叶三钱　炮姜炭六分　紫丹参二钱　茜草根二钱　怀牛膝二钱　抱茯神三钱　川贝母二钱　竹茹二钱　藕节炭三枚　清童便一酒杯，冲服

[二诊] 前方服二剂，吐血已止，原方加茺蔚子三钱。

崔右 经云：中焦受气取汁，变化而赤，是为血。血属阴，主静，赖阳气以运行，内则洒陈五脏，外则循行经络。今阳虚气滞，不能导血归经，血因停蓄，蓄久则络损血溢，上为吐血，盈盏成盆，下为便血，色黑如墨。舌淡白，脉芤无力。所谓阳络损伤，则血上溢，阴络损伤，则血下溢是也。上下交损，宜治其中，理中汤加味。

炒潞党参一钱五分　生白术一钱五分　云茯苓三钱　清炙草四分　炮姜炭八分　陈广皮一钱　全当归二钱　紫丹参二钱　怀牛膝二钱　藕节炭二枚

[二诊] 投两剂，上下之血均止，惟胃呆纳少，加砂仁八分、焦谷芽四钱。

支左 吐血七昼夜，狂溢不止，有数斗许，神志恍惚，气短，四肢逆冷过于肘膝，舌质红苔灰黄，脉象微细，似有若无。此乃阴不敛阳，阳不抱阴，气难摄血，血不归经，虚脱之变，即在目前。先哲治血，有血脱益气之例，有形之血，势将暴脱，无形之气，所当急固。益气纳气，大剂频进，冀挽回于万一。

吉林人参三钱，另煎冲服　蛤粉炒阿胶三钱　炙白苏子二钱　左牡蛎五钱　花龙骨五钱　川贝母三钱　白归身二钱　怀牛膝二钱　养正丹三十粒，分三次吞服

水、童便各半煎服。

[二诊] 连服益气纳气，气平血止，肢温，脉渐起，汗亦收，阴平阳秘，大有生机。仍守原法，毋庸更张。

原方去养心丹，加抱茯神三钱、怀山药三钱。

[三诊] 原方加旱莲草二钱。

原按：此吐血中之最剧者，家祖连诊十余次，守方不更，至半月后停药，每日吞服人参粉一钱五分，琼玉膏三钱，开水冲服，服至一月后，诸恙已愈，精神渐复，亦可谓幸矣。孙济万志。

翁左 吐血已延数月之久，时发时止，形神委顿，面无华泽，所吐之血，色淡红不鲜，脉象虚细，良由烦劳太过，心脾并亏，络损血溢，气不摄纳。拟归脾汤加减，徒恃养阴凉营，无益也。

潞党参三钱　炙黄芪三钱　怀山药三钱　抱茯神三钱　炙远志一钱　酸枣仁二钱　白归身二钱　大白芍二钱　清炙草五分　橘络一钱　红枣五枚　藕节三枚

周左 始由胁肋作痛，烦躁少寐，继则吐血不止，内热口干，舌质红苔黄，脉弦芤而数，良由郁怒伤肝，操烦劳心，气郁化火，火炽气焰，扰动阳络，则血上溢也。亟拟清气凉肝，祛瘀生新。

生白芍三钱　茜草根二钱　川贝母三钱　粉丹皮二钱　侧柏炭一钱五分　黛蛤散四钱，包　黑山栀二钱　山茶花一钱五分　羚羊角四分，煎冲　竹茹三钱　鲜藕汁二两，冲服　白茅根二扎，去心

[二诊] 服清气凉肝，祛瘀生新之剂，吐血渐减，而未能尽止，烦躁不寐，胁痛依然，脉弦数而芤，按之不静。气火入络，络热则痛，水不制火，心肾不交，还虑血涌！今拟壮水清肝，泄热和络。

大麦冬三钱　生白芍二钱　生甘草五分　粉丹皮二钱　川贝母二钱　茜草根二钱　侧柏叶一钱五分　黛蛤散四钱，包　生石决八钱　茯神三钱　制军炭一钱五分　真新绛八分　鲜竹茹三钱　白茅花一钱，包　白茅根二扎，去心

[三诊] 胁痛减，夜寐稍安，吐血不止，而反狂涌，幸脉转小数，神疲委顿，缘已出络之血尽去，阴分大伤，虚火炎炎，大有吸尽西江之势，颇为可虑。今仿血脱益气之例治之。

西洋参三钱　大麦冬三钱　左牡蛎四钱　阿胶珠三钱　川石斛三钱　茜草根二钱　侧柏炭一钱五分　生白芍二钱　粉丹皮二钱　怀牛膝二钱　抱茯神三钱　鲜竹茹三钱　鲜藕汁二两，冲服

[四诊] 吐血已止，原方去藕汁，加琼玉膏三钱冲服。

楮左　伤寒两感，证已半月，叠投温经达邪，诸恙向安，昨忽吐血，鼻衄、牙龈舌衄俱见，昼夜不止，盈盏成盆，幸脉象濡中不洪，神识尚清，盖由气分大伤，邪热入营，逼血妄行，虽曰衄解，然尚在危险中也。今拟大剂育阴清营，以制炎上之火，未识能得挽回否？

西洋参三钱　京玄参三钱　大麦冬三钱　大生地一两　生白芍三钱　犀角片四分，煎冲　粉丹皮二钱　侧柏叶二钱　鲜藕四两，切片入煎　鲜竹茹三钱

[二诊] 服育阴清营之剂，诸衄已见轻减，原方去犀角，加川石斛三钱。

[三诊] 加清阿胶三钱。

凌左　水不涵木，肝火升腾，阳络损伤，则血上溢，血去阴伤，阴不抱阳，阳不摄阴。宜益气养阴，清肺凉肝。

西洋参一钱五分　生白芍二钱　粉丹皮二钱　栝蒌皮三钱　细生地三钱　生石决八钱　怀牛膝二钱　生牡蛎四钱　大麦冬一钱五分　茜草根二钱　川贝母三钱　藕节炭二枚　童便一酒杯，冲服

赵左　春令木旺，肝胆之火升腾，风燥之邪外袭，肺金受制，阳络损伤，咳呛吐血，胁肋牵痛，燥化火，火刑金，肺炎叶举，脉数苔黄，虑其血涌狂吐，亟拟凉肝清燥，润肺去瘀。

冬桑叶二钱　粉丹皮二钱　生石决八钱　轻马勃八分　茜草根二钱　侧柏叶一钱五分　川象贝各二钱　甜光杏三钱　竹茹三钱　白茅花一钱，包　冬瓜子三钱　活芦根一尺，去节　蚕豆花露　枇杷叶露各四两，冲服

喻左　负重努力，血络损伤，血由上溢，吐血盈碗。胁肋牵痛，艰于转侧，脉象芤数，去瘀生新主治。

全当归二钱　紫丹参二钱　怀牛膝二钱　茜草根二钱　川贝母二钱　刘寄奴一钱五分　仙鹤草三钱　真新绛八分　川郁金一钱五分　竹茹三钱　白茅花一钱，包　茺蔚子三钱　参三七三分，另研细末冲　藕汁二两，冲服

匡左　水亏不能涵木，木火升腾，阳络损伤，则血上溢，咯血内热，舌质红，脉芤数，还虑血涌。宜壮水柔肝，祛瘀生新。

天麦冬各二钱　左牡蛎四钱　粉丹皮二钱　生石决八钱　白芍二钱　茜草根二钱　侧柏炭一钱五分　川贝母二钱　紫丹参二钱　怀牛膝二钱　鲜竹茹二钱　白茅花一钱,包　白茅根两扎,去心　鲜藕二两,切片入煎

莫左　肾阴不足,肝火有余,吐血屡发,脉微寡神,血不华色,舌苔淡白,血去阴伤。阴不抱阳,则阳益亢;阴不胜阳,故阴愈亏。脉症相参,损症已著。姑仿王太仆壮水之主,以制阳光,以冀万一之幸。

大生地三钱　怀山药二钱　生石决五钱　熟女贞三钱　粉丹皮一钱五分　生白芍三钱　旱莲草三钱　茜草根一钱四分　抱茯神三钱　清炙草五分　潼蒺藜三钱　鲜竹茹一钱五分　鲜藕二两

祈左　肾阴早亏,龙雷之火,肆逆于上,逼血妄行,以致涌吐六七日,盈盏盈盆,汗多气喘,脉细如丝,有欲脱之象,阴不抱阳,阳不摄阴,气血有涣散之虞,阴阳有脱离之险,病势至此,危在顷刻!宗经旨血脱益气之法,峻补其气,以生其血,未识能得挽回否。

吉林人参二钱　黑锡丹五分

[二诊]涌吐大减,气喘略平,脉细无力,是血去阴伤,龙雷之火上升,肺气不能下降。古人云:天下无逆流之水,人身无倒行之血,水之逆流者因乎风,血之倒行者因乎气,气逆则血溢矣。症情尚在险关,还虑意外之变。再宜益气益阴,顺气降逆,以望转机。

吉林参一钱五分　当归身三钱　陈广皮八分

黄左　吐血后,咳嗽吐涎沫,形瘦色萎,阴损及阳,土不生金。脾为生痰之源,肺为贮痰之器,脾虚不能为胃行其津液,水谷之湿,生痰聚饮,溃之于肺,肺失清肃之权,涎出于脾,脾无摄涎之能,谷气既不化精微,何以能生长肌肉,形瘦色萎,职是故也。经云:一损损于皮毛,皮聚而毛落。三损损于肌肉,肌肉消瘦。病情参合,肺劳之势渐着。书云:损之自上而下者,过于胃则不可治,自下而上者,过于脾则不可治。盖深知人身之气血,全赖水谷之所化。当宜理胃健

脾，顺气化痰，取虚则补母之意，金匮薯蓣丸加减。

怀山药_{三钱}　炙甘草_{五分}　仙半夏_{一钱五分}　旋覆花_{一钱五分，包}　潞党参_{二钱}　云茯苓_{三钱}　炙苏子_{一钱五分}　川贝母_{三钱}　野於术_{一钱}　薄橘红_{五分}　甜光杏_{三钱}　炙远志_{五分}　核桃肉_{二枚}

【点评】丁氏治疗吐血时以张景岳的"血动之由，惟火与气耳"之说为指导。在案中，则将火证细分为六，按证立法组合，颇切临床实际，现从案例分析论治。此六火是：①包左案：君相之火内炽，心火内炽、肾脏虚火内灼。患者仲秋出现上失血，下便血，烦躁，头痛，咳呛胁肋牵痛，寐不安，舌苔黄，脉弦芤而数。丁氏断此为"阴分素亏，君相之火内炽，逼冲任之血妄行，假肺胃为出路"。故取凉营之法，苏子、桑叶、贝母、侧柏叶、杏仁清肺降气，冀水来制火，火降气平而血易下行。②祁左案：龙雷之火上升。肾为阴脏，内藏水火，水火平衡则龙蛰雷静；若肾水亏损太过，则肾火偏亢，肆逆上升，见涌吐六七日，盈盏盈盆，汗多气喘，脉细如丝。予吉林参、黑锡丹峻补其气，镇摄龙雷之火。③周左案：郁火扰动阳络。郁怒伤肝，操劳烦心，气郁化火，火炽气焰，扰动阳络，则血上溢而为吐血。丁氏对郁火扰动阳络患者，选用白芍、茜草根、川贝母、丹皮、侧柏炭、黛蛤散、山栀、山茶花、羚羊片、竹茹、鲜藕汁、白茅根，清气凉肝，祛瘀生新。气清则火降，热泄而络和，则吐血止矣。④匡左案：肝胆之火升腾。肾阴不足，水亏不能涵木，而导致木火升腾，阳络损伤，出现吐血、咯血、衄血。丁氏仿王太仆壮水之主以制阳光之意，用壮水柔肝法治疗。从方药来看，他擅用生地、天麦冬、白芍、牛膝等滋填阴津，生石决、牡蛎潜镇木火，水足则肝木涵养，此治本之举；介类潜镇则木火受挫，此治标之谓，双管齐下，收效迅捷。⑤褚左案：伤寒邪火入营。伤寒两感，证延半月，忽然吐血、鼻衄、齿衄、舌衄俱见，昼夜不止，丁氏认为此"由气分大伤，邪热入营，逼血妄行"，拟西洋参、元参、麦冬等大剂育阴清营，以制炎上之火。⑥赵左案：风燥化火刑金。咳呛吐血因内伤举发者恒多，而因外邪袭扰发生者亦复不少。病发于春令，感受风燥之邪，燥化火，火刑金，肺炎叶举，阳络损伤，而见咳呛吐血，胁肋牵息，脉数苔黄，丁氏则以丹皮、生石决凉肝，以桑叶、马勃清燥。

痿痹

封右　温病后，阴液已伤，虚火烁金，肺热叶焦，则生痿躄。两足不能任地，咳呛咯痰不爽，谷食减少，咽喉干燥，脉濡滑而数，舌质红苔黄，延经数月，恙根已深。姑拟养肺阴，清阳明，下病治上，乃古之成法。

南沙参三钱　川石斛三钱　天花粉三钱　生甘草五分　川贝母三钱 嫩桑枝三钱　冬瓜子三钱　怀牛膝二钱　络石藤三钱　甜光杏三钱　栝蒌皮三钱　肥知母一钱五分　活芦根一尺，去节

[二诊] 前进养肺阴清阳明之剂，已服十帖，咳呛内热，均见轻减。两足痿软不能任地，痿者萎也，如草木之萎，无雨露以灌溉，欲草木之荣茂，必得雨露之濡润，欲两足之不痿，必赖肺液以输布，能下荫于肝肾，肝得血则筋舒，肾得养则骨强，阴血充足，络热自清。治痿独取阳明，清阳明之热，滋肺金之阴，以阳明能主润宗筋而流利机关也。

大麦冬二钱　北沙参三钱　抱茯神三钱　怀山药三钱　细生地四钱 肥知母一钱五分　川贝母二钱　天花粉三钱　络石藤二钱　怀牛膝二钱　嫩桑枝三钱

[三诊] 五脏之热，皆能成痿，书有五痿之称，不独肺热叶焦也。然而虽有五，实则有二，热痿也，湿痿也。如草木久无雨露则萎，草木久被湿遏亦萎，两足痿躄，亦犹是也。今脉濡数，舌质红绛，此热

痿也。叠进清阳明滋肺阴以来，两足虽不能步履，已能自行举起之象，药病尚觉合宜。仍守原法，加入益精养血之品，徐图功效。

北沙参三钱　大麦冬二钱　抱茯神三钱　怀山药三钱　川石斛三钱　小生地三钱　肥知母一钱五分　怀牛膝二钱　络石藤三钱　茺蔚子三钱　嫩桑枝三钱　猪脊髓两条，酒洗入煎　虎潜丸三钱，清晨淡盐汤送服

程左　初病脚气浮肿，继则肿虽消而痿软不能步履，舌淡白，脉濡缓，谷食衰少，此湿热由外入内，由肌肉而入筋络，络脉壅塞，气血凝滞，此湿痿也。经云：湿热不攘，大筋软短，小筋弛长，软短为拘，弛张为痿是也。湿性黏腻，最为缠绵。治宜崇土逐湿，去瘀通络。

连皮苓四钱　福泽泻一钱五分　木防己三钱　全当归二钱　白术一钱五分　苍术一钱　广陈皮一钱　川牛膝二钱　杜红花八分　生苡仁四钱　陈木瓜三钱　西秦艽一钱五分　紫丹参二钱　嫩桑枝三钱

另茅山苍术一斤，米泔水浸七日，饭锅上蒸九次，晒干研细末。加苡仁米半斤，酒炒桑枝半斤，煎汤泛丸。每服三钱，空心开水吞下。

原注：服此方五十余剂，丸药两料，渐渐而愈。

李左　两足痿软，不便步履，按脉尺弱寸关弦数，此乃肺肾阴亏，络有蕴热，经所谓肺热叶焦，则生痿是也。阳明为十二经之长，治痿独取阳明者，以阳明主润宗筋，宗筋主束骨而利机关也。症势缠绵，非易速痊。

南北沙参各一钱五分　鲜生地三钱　川黄柏一钱五分　丝瓜络二钱　川石斛三钱　生苡仁三钱　肥知母一钱五分　大麦冬三钱　陈木瓜二钱　络石藤三钱　虎潜丸三钱，包煎

杨右　手足痹痛微肿，按之则痛更剧，手不能招举，足不能步履，已延两月余。脉弦小而数，舌边红，苔腻黄，小溲短少，大便燥结。体丰之质，多湿多痰，性情躁急，多郁多火，外风引动内风，挟素蕴之湿痰入络，络热血瘀不通，不通则痛。书云：阳气多，阴气

少，则为热痹，此症是也。专清络热为主，热清则风自熄，风静则痛可止。

羚羊片_{先煎，一钱} 鲜石斛_{三钱} 嫩白薇_{一钱五分} 生赤芍_{二钱} 生甘草_{五分} 芜蔚子_{三钱} 鲜竹茹_{二钱} 丝瓜络_{二钱} 忍冬藤_{四钱} 夜交藤_{四钱} 嫩桑枝_{四钱} 大地龙_{二钱，酒洗}

[复诊] 前清络热，已服十剂，手足痹痛十去六七，肿势亦退，风静火平也。惟手足未能举动，舌质光红，脉数渐缓，口干欲饮，小溲短少，腑行燥结。血不养筋，津液既不能上承，又无以下润也。前方获效，毋庸更张。

原方去大地龙，加天花粉_{三钱}。

又服十剂，痹痛已止，惟手足乏力。去羚羊片、白薇、鲜石斛，加紫丹参二钱、全当归三钱、西秦艽一钱五分、怀牛膝二钱。

严右　腰髀痹痛，连及胯腹，痛甚则泛恶清涎，纳谷减少，难于转侧。腰为少阴之府，髀为太阳之经，胯腹为厥阴之界。产后血虚，风寒湿乘隙入太阳、少阴、厥阴之络，营卫痹塞不通，厥气上逆，挟痰湿阻于中焦，胃失下顺之旨。脉象尺部沉细，寸关弦涩，苔薄腻。

书云：风胜为行痹，寒胜为痛痹，湿胜为着痹。痛为寒痛，寒郁湿着，显然可见。恙延两月之久，前师谓肝气入络者，又谓血不养筋者，理亦近是，究未能审其致病之源。

鄙拟独活寄生汤合吴茱萸汤加味，温经达邪，泄肝化饮。

紫丹参_{二钱} 云茯苓_{三钱} 全当归_{二钱} 大白芍_{一钱五分} 川桂枝_{六分} 青防风_{一钱} 厚杜仲_{二钱} 怀牛膝_{二钱} 熟附片_{一钱} 北细辛_{三分} 仙半夏_{三钱} 淡吴萸_{五分} 川独活_{一钱} 桑寄生_{二钱}

服药五剂，腰髀胯腹痹痛大减，泛恶亦止，惟六日未更衣，饮食无味。去细辛、半夏，加砂仁七分，半硫丸一钱五分吞服。又服两剂，腑气已通，谷食亦香。去半硫丸、吴萸，加生白术一钱五分、生黄芪三钱，服十剂，诸恙均愈，得以全功。足见对症用药，其效必速。

汪翁　腰痛偏左如折，起坐不得，痛甚则四肢震动，形瘦骨立，食少神疲，延一月余。诊脉虚弦而浮，浮为风象，弦为肝旺。七秩之年，气血必虚，久坐电风入肾，气虚不能托邪外出，血虚无以流通脉络，故腰痛若此之甚也。拙拟大剂玉屏风，改散为饮。

生黄芪五钱　青防风五钱　生白术三钱　生甘草六分　全当归二钱大白芍二钱　厚杜仲三钱　广木香五分　陈广皮一钱

原注：此方服后，一剂知，二剂已。方中木香、陈皮二味，止痛须理气之意也。

黄左　髀部痹痛，连及腿足，不能步履，有似痿躄之状，已延两月之久。痿躄不痛，痛则为痹。脉左弦滑，右濡滑，风寒湿三气杂至，合而为痹，痹者闭也，气血不能流通所致。拟蠲痹汤加减，温营去风，化湿通络。

全当归二钱　大白芍一钱五分　川桂枝六分　清炙草六分　紫丹参二钱云茯苓三钱　左秦艽二钱　怀牛膝二钱　大独活一钱　海风藤三钱　防己二钱　延胡索一钱　嫩桑枝三钱　陈木瓜三钱

陈左　风为阳邪，中人最速，其性善走，窜入经络，故肢节作痛，今见上下左右无定，名曰行痹。脉弦细而涩，阴分素亏，邪风乘虚入络，营卫不能流通。当宜和营去风，化湿通络。

全当归二钱　大川芎八分　威灵仙一钱五分　嫩桑枝四钱　大白芍二钱晚蚕沙三钱，包　海风藤三钱　西秦艽二钱　青防风二钱　清甘草八分

汪左　风寒湿三气杂至，合而为痹，风胜为行痹，寒胜为痛痹，湿胜为着痹。髀骨酸痛，入夜尤甚，亦痹之类。脉象沉细而涩，肝脾肾三阴不足，风寒湿三气入络，与宿瘀留恋，所以酸痛入夜尤甚也。拟独活寄生汤加味。

全当归二钱　西秦艽二钱　厚杜仲三钱　云茯苓三钱　大白芍二钱青防风一钱　川独活一钱　五加皮三钱　紫丹参二钱　川桂枝四分　桑寄生三钱　嫩桑枝四钱　炙甘草五分　小活络丹一粒，入煎　怀牛膝二钱

沈左　脉滑而有力，舌苔薄腻，胸痛彻背，夜寐不安，此乃痰浊积于胸中，致成胸痹。胸为清阳之府，如离照当空，不受纤翳，浊阴上僭，清阳被蒙，膻中之气，窒塞不宣，症属缠绵。当宜金匮栝蒌薤白半夏汤加味，辛开苦降，滑利气机。

栝蒌皮四钱　仙半夏二钱　云茯苓三钱　薤白头一钱五分，酒炒　江枳壳一钱　广陈皮一钱　潼蒺藜三钱　广郁金一钱五分

谢左　左肩髃痹痛已久，连投去风之剂，依然如故。经云：邪之所凑，其气必虚。气阴两亏，痰湿留恋经络，营卫不能流通。拟玉屏风散加味，益气养阴，化痰通络。

生黄芪三钱　细生地三钱　西秦艽二钱　竹沥半夏二钱　青防风二钱　甘菊花三钱　广陈皮一钱　炒竹茹二钱　生白术二钱　京玄参二钱　煨木香八分　嫩桑枝四钱　大地龙二钱，酒洗　指迷茯苓丸三钱，包煎

钱左　初起寒热，继则脐腹膨胀，右髀部酸痛，连及腿足，不能举动，小溲短赤，腑行燥结，舌苔腻黄，脉象濡滑而数。伏邪湿热挟滞，互阻募原，枢机不和。则生寒热。厥阴横逆，脾失健运，阳明通降失司，则生膜胀。痹痛由于风湿，经络之病，连及脏腑，弥生枝节。姑拟健运分消，化湿通络，冀其应手为幸！

清水豆卷四钱　茯苓皮四钱　枳实炭一钱　嫩白薇一钱五分　冬瓜子三钱　川通草八分　全栝蒌四钱，切　郁李仁三钱，研　西秦艽一钱五分　大麻仁四钱，研　木防己二钱　肥知母二钱　地枯萝三钱

[二诊]　腑气通，脐腹胀势亦减。纳少，渴不多饮，小溲短赤，右髀部痹痛，连及腿足，不便步履，苔薄腻黄，脉象濡数。阴液本亏，湿热气滞互阻募原之间，肝失疏泄，脾失健运，络中风湿留恋，营卫不得流通，还虑缠绵增剧。再拟健运分消，化湿通络。

清水豆卷三钱　连皮苓四钱　枳实炭一钱　益元散三钱，包　天花粉二钱　猪苓二钱　陈广皮一钱　西秦艽二钱　生熟苡仁各三钱　川通草八分　大腹皮三钱　地枯萝三钱　小温中丸一钱五分，吞服　冬瓜皮三钱

[三诊] 腑气通而溏薄，脐腹胀势已能渐消，小溲亦利，右髀部漫肿，痹痛大轻，但不便步履耳。脉象虚弦而数，舌边红，苔薄腻。阴分本亏，肝脾气滞，蕴湿浊气，凝聚募原，络中痰瘀未楚，营卫不能流通。效不更方，仍宗原意出入。

川石斛三钱　西秦艽三钱　地枯萝三钱　冬瓜子三钱　连皮苓四钱　陈广皮一钱　木防己二钱　川牛膝二钱　生白术一钱五分　大腹皮二钱　藏红花八分　炒苡仁三钱　嫩桑枝三钱

朱左　诊脉三部弦小而数，右寸涩，关濡、尺细数，舌苔腻黄，见症胸痹痞闷，不进饮食，时泛恶，里热口干不多饮，十日未更衣，小溲短赤浑浊，目珠微黄，面色灰暗而无华，良由肾阴早亏，湿遏热伏，犯胃贯膈，胃气不得下降。脉症合参，证属缠绵，阴伤既不可滋，湿甚又不可燥，姑拟宣气泄肝，以通阳明，芳香化浊，而和枢机。

栝蒌皮三钱　赤茯苓三钱　江枳实一钱　荸荠梗一钱五分　薤白头一钱，酒炒　福泽泻一钱五分　炒竹茹一钱五分　鲜枇杷叶三片　绵茵陈一钱五分　仙半夏二钱　川通草八分　银柴胡一钱　水炒川连四分　鲜藿佩各二钱　块滑石三钱

[二诊] 脉左三部细小带弦，右寸涩稍和，关濡尺细，舌苔薄腻而黄，今日呕恶渐减，胸痞依然，不思纳谷，口干不多饮，旬日未更衣，小溲短赤浑浊，目珠微黄，面部晦色稍开。少阴之分本亏，湿热挟痰滞互阻中焦，肝气横逆于中，太阴健运失常，阳明通降失司。昨投宣气泄肝，以通阳明，芳香化浊，而和枢机之剂，尚觉合度，仍守原意扩充。

仙半夏二钱　赤茯苓三钱　银柴胡一钱　绵茵陈一钱五分　上川雅连五分　鲜藿香佩兰各二钱　广郁金一钱五分　建泽泻一钱五分　栝蒌皮三钱　炒枳实一钱　生熟谷芽各三钱　薤白头一钱，酒炒　块滑石三钱　炒竹茹一钱五分　川通草八分　鲜枇杷叶三片，去毛、包　鲜荷梗一尺

[三诊] 呕恶已止，湿浊有下行之势，胸痞略舒，气机有流行之渐，惟纳谷衰少，小溲浑赤，苔薄黄，右脉濡滑，左脉弦细带数。阴分本亏，湿热留恋募原，三焦宣化失司，脾不健运，胃不通降，十余日未更衣，肠中干燥，非宿垢可比，勿亟亟下达也。今拟理脾和胃，苦寒泄热，淡味渗湿。

栝蒌皮三钱　赤茯苓三钱　黑山栀一钱五分　鲜荸荠梗三钱　薤白头一钱，酒炒　炒枳实七分　川通草八分　鲜枇杷叶三片　仙半夏二钱　川贝母二钱　块滑石三钱　鲜荷梗一尺　水炒川连四分　鲜藿香佩兰各二钱　生熟谷芽各三钱

[四诊] 胸痞十去七八，腑气已通，浊气已得下降。惟纳谷衰少，小溲短赤浑浊，临晚微有潮热，脉象右濡滑而数，左弦细带数，苔薄腻微黄。肾阴亏于未病之先，湿热逗留募原，三焦宣化失司，脾胃营运无权。叶香岩先生云：湿热为黏腻熏蒸之邪，最难骤化，所以缠绵若此也。再拟宣气通胃，苦降渗湿。

清水豆卷六钱　赤茯苓三钱　银柴胡一钱　鲜枇杷叶四片　鲜荷梗一尺　黑山栀一钱五分　炒枳实八分　块滑石三钱　仙半夏二钱　川贝母二钱　川通草八分　谷麦芽各三钱　川黄连三分　鲜藿香佩兰各二钱　栝蒌皮三钱　荸荠梗一钱五分

[五诊] 门人余继鸿接续代诊。小溲浑赤渐淡，胃气来复，渐渐知饥。头眩神疲，因昨晚饥而未食，以致虚阳上扰也。脘痞已除，午后仍见欠舒，良由湿热之邪，旺于午后，乘势而上蒸也。脾胃虽则渐运，而三焦之间，湿热逗留，一时未能清彻。口涎甚多，此脾虚不能摄涎也。今拟仍宗原法中加和胃运脾之品。

清水豆卷六钱　赤茯苓三钱　块滑石三钱　鲜枇杷叶四片，去毛　鲜荷梗一尺　黑山栀一钱五分　生於术八分　川通草八分　仙半夏一钱五分　谷麦芽各三钱　炒枳实八分　鲜藿香佩兰各二钱　杭菊花一钱五分　栝蒌皮三钱　川贝母二钱　橘白络各一钱　荸荠梗一钱五分

[六诊]饮食渐增，口亦知味，脾胃运化之权，有恢复之机，小溲赤色已淡，较昨略长，湿热有下行之势，俱属佳征。神疲乏力，目视作胀，且畏灯亮，此正虚浮阳上扰也。口涎渐少，脾气已能摄涎。舌苔薄腻，而黄色已化，脉象右寸关颇和，左关无力，两尺细软，邪少正虚。再拟温胆汤，加扶脾宣气，而化湿热之品，标本同治。

清水豆卷六钱　赤茯苓三钱　川贝母二钱　鲜枇杷叶四片　鲜荷梗一尺　生於术一钱五分　橘白络各八分　谷麦芽各三钱　杭菊花一钱五分　广郁金一钱　生苡仁三钱　炒竹茹一钱五分　仙半夏一钱五分　鲜藿香佩兰各二钱　通草八分　建兰叶三片

此方本用枳实、栝蒌皮二味，因大便又行兼溏，故去之。

[七诊]腹胀已舒，饮食亦香，小溲渐清，仅带淡黄色，昨解大便一次颇畅，作老黄色，久留之湿热滞浊，从二便下走也。今早欲大便未得，略见有血，良由湿热蕴于大肠血分，乘势外达，可无妨碍。脾胃运化有权，正气日渐恢复，当慎起居，谨饮食，不可稍有疏忽，恐其横生枝节也。再与扶脾宣化，而畅胃气。

生於术一钱　朱茯苓三钱　川通草八分　鲜荷梗一尺　鲜藕节三枚　清水豆卷四钱　橘白络各一钱　川贝母二钱　仙半夏一钱五分　生苡仁三钱　谷麦芽各三钱　京赤芍一钱五分　炒竹茹一钱五分　杭菊花一钱五分　建兰叶三片　荸荠梗一钱五分

[八诊]脾胃为资生之本，饮食乃气血之源，正因病而虚，病去则正自复。今病邪已去，饮食日见增加，小溲渐清，略带淡黄，三焦蕴留之湿热，从二便下达，脾胃资生有权，正气日振矣。舌根腻，未能尽化，脉象颇和，惟尺部细小。再与扶脾和胃，而化余湿。

生於术一钱　朱茯苓三钱　谷麦芽各三钱　鲜荷梗一尺　鲜建兰叶二片　清水豆卷四钱　橘白络各一钱　稽豆衣一钱五分　仙半夏一钱五分　生苡仁三钱　炒杭菊一钱五分　炒竹茹一钱五分　鲜藿香佩兰各二钱　通草八分

[九诊] 脉象渐渐和缓，脏腑气血，日见充旺，病后调养，饮食为先，药物次之。书云：胃以纳谷为宝。又云：无毒治病，十去其八，毋使过之，伤其正也。补养身体，最冲和者，莫如饮食。今病邪尽去，正宜饮食缓缓调理，虽有余下微邪，正足则自去，不必虑也。再与调养脾胃，而化余邪。

生於术一钱五分　橘白络各一钱　谷麦芽各三钱　鲜荷梗一尺　清水豆卷四钱　生苡仁三钱　佩兰梗一钱五分　建兰叶二片　朱茯神二钱　生怀药二钱　稽豆衣一钱五分　炒杭菊一钱五分　鲜佛手一钱　通草八分

[十诊] 病邪尽去，饮食颇旺，脉象和缓有神，正气日见充旺。小便虽长，色带黄，苔薄腻，余湿未尽。四日未更衣，因饮食多流汁之故，非燥结可比，不足虑也。当此夏令，还宜慎起居，节饮食，精心调养月余，可以复元。再拟健运脾胃，而化余湿。

生於术一钱五分　栝蒌皮三钱　川贝母三钱　鲜佩兰三钱　清水豆卷四钱　朱茯神三钱　生苡仁三钱　川通草一钱　鲜荷梗一尺　橘白络各一钱　生熟谷芽各三钱

【点评】丁氏治痿痹之方法皆源于《素问·痿论》和《素问·痹论》。治痿除独取阳明外，更注重五脏之热皆能成痿，治疗上应从化湿化瘀角度辨治用药。治痹不仅要以风、寒、湿三气杂至为主，更应分辨湿性重浊之性，宜结合运脾理气化浊通络之法，奏效明显。

诸痛

脘胁痛

傅右　旧有胸脘痛之宿疾，今新产半月，胸脘痛大发，痛甚呕吐拒按，饮食不纳，形寒怯冷，舌苔薄腻而灰，脉象左弦紧右迟涩。新寒外受，引动厥气上逆，食滞交阻中宫，胃气不得下降，颇虑痛剧增变。急拟散寒理气，和胃消滞，先冀痛止为要着，至于体质亏虚，一时无暇顾及也。

桂枝心各三分　仙半夏三钱　左金丸六分，包　栝蒌皮三钱，炒　广陈皮一钱　薤白头一钱五分，酒炒　云茯苓三钱　大砂仁一钱，研　金铃子二钱　延胡索一钱　枳实炭一钱　炒谷麦芽各三钱　陈佛手八分　神仁丹四分，另开水冲服

[二诊] 服药两剂，胸脘痛渐减，呕吐渐止，谷食无味，头眩心惊，苔薄腻，脉左弦右迟缓。此营血本虚，肝气肝阳上升，湿滞未楚，脾胃运化无权。今拟柔肝泄肝，和胃畅中。

炒白芍一钱五分　金铃子二钱　延胡索一钱　云茯苓三钱，朱砂拌　仙半夏二钱　陈广皮一钱　栝蒌皮二钱　薤白头一钱五分，酒炒　紫丹参二钱　大砂仁一钱，研　紫石英三钱　陈佛手八分　炒谷麦芽各三钱

[三诊] 痛呕均止，谷食减少，头眩心悸。原方去延胡索、金铃子，加制香附三钱、青龙齿三钱。

张右　胸脘痛有年，屡次举发，今痛引胁肋，气升泛恶，夜不安寐，苔薄黄，脉左弦右涩。良由血虚不能养肝，肝气横逆，犯胃克脾，通降失司，胃不和则卧不安，肝为刚脏，非柔不克，胃以通为补，今拟柔肝通胃，而理气机。

生白芍三钱　金铃子二钱　左金丸八分，包　朱茯神三钱　仙半夏一钱五分　北秫米三钱，包　旋覆花一钱五分，包　真新绛八分　炙乌梅五分　煅瓦楞四钱　川贝母二钱　姜水炒竹茹一钱五分

[二诊] 胸胁痛略减，而心悸不寐，头眩泛恶，内热口燥，不思纳谷，腑行燥结，脉弦细而数，舌边红苔黄。气有余便是火，火内炽则阴伤，厥阳升腾无制，胃气逆而不降也。肝为刚脏，济之以柔，胃

为燥土，得阴始和。今拟养阴柔肝，清燥通胃。

川石斛三钱　生白芍二钱　金铃子二钱　左金丸七分，包　川贝母二钱
朱茯神三钱　黑山栀二钱　乌梅肉五分　珍珠母六钱　青龙齿三钱　煅瓦
楞四钱　全栝蒌三钱，切　荸荠二两，洗打

　　章右　胸脘痛已延匝月，痛引胁肋，纳少泛恶，舌质红苔黄，脉
弦而数。良由气郁化火，销烁胃阴，胃气不降，肝升太过，书所谓暴
痛属寒，久痛属热，暴痛在经，久痛在络是也。当宜泄肝理气，和胃
通络。

生白芍三钱　金铃子二钱　左金丸七分，包　黑山栀二钱　川石斛三钱
川贝母二钱　栝蒌皮三钱　黛蛤散四钱，包　旋覆花一钱五分，包　真新绛
八分　煅瓦楞四钱　带子丝瓜络二钱

　　[复诊] 两剂后，痛减呕止，原方去左金丸，加南沙参三钱、合
欢皮一钱五分。

　　朱童　脘痛喜按，得食则减、脉象弦迟，舌苔薄白，中虚受寒，
肝脾气滞。拟小建中汤加味。

大白芍三钱　炙甘草一钱　肉桂心四分　云茯苓三钱　陈广皮一钱
春砂壳八分　乌梅肉四分　全当归二钱　煨姜二片　红枣四枚　饴糖四钱，
烊冲

　　韦左　脘腹作痛，延今两载，饱食则痛缓腹胀，微饥则痛剧心
悸，舌淡白，脉左弦细、右虚迟。体丰之质，中气必虚，虚寒气滞为
痛，虚气散逆为胀，肝木来侮，中虚求食。前投大小建中，均未应
效，非药不对症，实病深药浅。原拟小建中加小柴胡汤，合荆公妙香
散，复方图治，奇之不去则偶之之意。先使肝木条畅，则中气始有权
衡也。

大白芍三钱　炙甘草一钱　肉桂心四分　潞党参三钱　银州柴胡一钱
五分　仙半夏二钱　云茯苓三钱　陈广皮一钱　乌梅肉四分　全当归二钱
煨姜三片　红枣五枚　饴糖六钱，烊冲

妙香散方

人参—钱五分　炙黄芪—两　怀山药—两　茯苓神各五钱　花龙骨五钱
炙远志三钱　苦桔梗—钱五分　广木香—钱五分　甘草—钱五分

上药为末，每日服二钱，陈酒送下，如不能饮酒者，米汤亦可。

按：韦君乃安庆人也，病延二载，所服之方约数百剂，均不应效，特来申就医，经连诊五次，守方不更，共服十五剂而痊愈矣。

关右　旧有脘痛，今痛极而厥，厥则牙关拘紧，四肢逆冷，不省人事，超时而苏，舌薄腻，脉沉涩似伏。良由郁怒伤肝，肝气横逆，痰滞互阻，胃失降和，肝胀则痛，气闭为厥。木喜条达，胃喜通降，今拟疏通气机，以泄厥阴，宣化痰滞，而畅中都。

银州柴胡—钱五分　大白芍—钱五分　清炙草五钱　枳实炭—钱　金铃子三钱　延胡索—钱　川郁金—钱五分　沉香片四分　春砂壳八分　云茯苓三钱　陈广皮—钱　炒谷麦芽各三钱　苏合香丸—粒，去壳研末化服，

[二诊] 服药两剂，厥定痛止，惟胸脘饱闷嗳气，不思纳谷，腑行燥结，脉左弦右涩。厥气渐平，脾胃不和，运化失其常度。今拟柔肝泄肝，和胃畅中，更当怡情适怀，以助药力之不逮也。

全当归二钱　大白芍二钱　银州柴胡—钱　云茯苓三钱　陈广皮—钱　炒枳壳—钱　川郁金—钱五分　金铃子二钱　沉香片四分　春砂壳八分　全栝蒌四钱，切　陈佛手八分　炒谷麦芽各三钱

黄姬　大怒之后，即胸脘作痛，痛极则喜笑不能自禁止，笑极则厥，厥则人事不知，牙关拘紧，四肢逆冷，逾时而苏，日发十余次。脉沉涩似伏，苔薄腻。此郁怒伤肝，足厥阴之逆气自下而上，累及手厥阴经，气闭则厥，不通则痛，气复返而苏。经所谓大怒则形气绝而血菀于上，使人薄厥是也。急拟疏通气机，以泄厥阴，止痛在是，止厥亦在是，未敢云当，明哲裁正。

川郁金二钱　合欢皮一钱五分　金铃子二钱　延胡索一钱　朱茯神三钱　炙远志一钱　青龙齿三钱　沉香片五分　春砂仁八分，研　陈广皮一钱　煅瓦楞四钱　金器一具，入煎　苏合香丸二粒，去壳，研末，开水先化服

[二诊] 投剂以来，痛厥喜笑均止。惟胸脘痞闷，嗳气不能饮食，脉象左弦右涩。厥气虽平，脾胃未和，中宫运化无权。今拟泄肝通胃，开扩气机，更当适情怡怀，淡薄滋味，不致反复为要。

大白芍一钱五分　金铃子二钱　代赭石二钱，煅　旋覆花一钱五分，包　朱茯神三钱　炙远志一钱　仙半夏二钱　陈广皮一钱　春砂仁八分，研　制香附一钱五分　川郁金一钱五分　陈佛手八分　炒谷麦芽各三钱

沈右　操烦谋虑，劳伤乎肝，肝无血养，虚气不归，脘痛喜按，惊悸少寐。前方泄肝理气，已服多剂，均无效，今仿金匮肝虚之病，补用酸，助用苦，益以甘药调之。

大白芍三钱　炙甘草一钱　金铃子二钱　炒枣仁三钱　五味子四分　阿胶珠二钱　左牡蛎三钱　青龙齿三钱　炙远志一钱　朱茯神三钱　潞党参一钱五分　广陈皮一钱　饴糖四钱，烊冲

黎右　胁乃肝之分野，肝气入络，胁痛偏左，转侧不利，胸闷纳少，甚则泛恶，自冬至春，痛势有增无减。先哲云：暴痛在经，久痛在络，仿肝着病例治之。

旋覆花一钱五分，包　真新绛八分　大白芍二钱　金铃子二钱　左金丸七分，包　橘白络各一钱　炒竹茹一钱　春砂壳八分　当归须一钱五分　丝瓜络二钱　川郁金一钱五分　紫降香四分

少腹痛

董左　少腹为厥阴之界，新寒外束，厥气失于疏泄，宿滞互阻，阳明通降失司，少腹作痛拒按，胸闷泛恶，临晚形寒身热，小溲短赤不利，舌苔腻黄，脉象弦紧而数。厥阴内寄相火，与少阳为表里，是

内有热而外反寒之征。寒热夹杂，表里并病，延经两候，病势有进无退。急拟和解少阳，以泄厥阴，流畅气机，而通阳明。

软柴胡八分　黑山栀一钱五分　清水豆卷八分　京赤芍一钱五分　金铃子二钱　延胡索一钱　枳实炭一钱五分　炒竹茹一钱五分　陈橘核四钱　福泽泻一钱五分　路路通一钱五分　甘露消毒丹五钱，包煎

[复诊] 前投疏泄厥少，通畅阳明，已服两剂。临晚寒热较轻，少腹作痛亦减，惟胸闷不思纳谷，腑气不行，小溲短赤，溺时管痛，苔薄腻黄，脉弦紧较和。肝失疏泄，胃失降和，气化不及州都，膀胱之湿热壅塞溺窍也。前法颇合病机，仍从原意扩充。

柴胡梢八分　清水豆卷八分　黑山栀二钱　陈橘核四钱　金铃子二钱　延胡索一钱　路路通一钱五分　方通草八分　福泽泻一钱五分　枳实炭一钱　炒竹茹一钱五分　荸荠梗一钱五分　滋肾通关丸三钱，包煎

钮右　经行忽阻，少腹痛拒按，痛引腰胯，腰腹屈而难伸，小溲不利，苔薄腻，脉弦涩，良由蓄瘀积于下焦，肝脾气滞，不通则痛。急拟疏气通瘀，可望通则不痛。

全当归二钱　紫丹参二钱　茺蔚子三钱　抚芎八分　川楝子二钱　延胡索一钱　制香附一钱五分　大砂仁八分，研　生蒲黄三钱，包　五灵脂五分　两头尖一钱五分，酒浸、包　琥珀屑八分，冲服

温右　病本湿温，适值经行，寒凉郁遏，湿浊阻于中宫，旧瘀积于下焦，以致少腹作痛，小溲淋沥不利，胸痞泛恶，不能纳谷，舌苔灰腻，脉左弦涩，右濡缓，病情夹杂，最难着手。急拟通气去瘀，苦降淡渗。

藿香梗一钱五分　仙半夏二钱　姜川连五分　两头尖一钱五分　淡吴萸三钱　赤茯苓三钱　枳实炭一钱　延胡索一钱　生蒲黄三钱，包　藏红花八分　五灵脂一钱五分　福泽泻一钱五分　荸荠梗一钱五分　滋肾通关丸三钱，包煎

吉左　风冷由脐而入，引动寒疝，脐腹攻痛，有形积块如拳，形寒怯冷，肠鸣，不能饮食，舌苔白腻，脉象弦紧。阳不运行，浊阴凝

聚，急拟温通阳气，而散寒邪。

桂枝心各三分　炒白芍一钱五分　金铃子二钱　延胡索一钱　熟附块一钱五分　小茴香八分　大砂仁一钱，研　台乌药一钱五分　云茯苓三钱　细青皮一钱　陈橘核四钱　淡吴萸四分　枸橘一枚，打

虫痛

龚童　腹痛有年，陡然而来，截然而止，面黄肌瘦，舌光无苔，脉象虚弦。此脾虚生湿，湿郁生虫，虫日积而脾愈伤，脾愈伤而虫愈横也。当崇土化湿，酸苦杀虫，以虫得酸则伏，得苦则安之故。

生白术一钱五分　云茯苓三钱　大白芍二钱　乌梅肉五分　金铃子二钱　陈广皮一钱　使君肉三钱　陈鹤虱二钱　白雷丸一钱五分　开口花椒十粒

按：虫痛一症，孩童最多，其别即在面黄与阵作之间，此方屡试屡效。惟随症之新久，病之虚实，而加减施用。使初起者，可去白术、白芍，加芜荑一钱五分，延胡索一钱，重在杀虫，以其脾胃尚未伤也。

【点评】丁氏治疗胃痛，初治脾胃，注重肝气，认为肝胃密切相关。他重视清代沈金鳌之说"胃痛，邪干胃脘病也。惟肝气相乘为尤甚"。这种认识体现在辨证及用药上。从治验7案来看，胃痛均与肝有联系。如张右案、章右案、韦左案、沈右案，均为肝先受病，而后影响及胃，而致胃痛。对于寒邪客胃胃痛之傅右案、袁左案，中虚受寒胃痛之朱童案，丁氏亦认为与肝有密切联系。傅右案二诊辨证为肝气肝阳上升，脾胃运化无权。治以柔肝泻肝，和胃畅中。袁左案二诊辨证亦认为有肝气拂郁因素在内。朱童案辨证为中虚受寒，肝脾气滞。在用药上，均用到柔肝之白芍。可以印证丁氏"肝胃密切相关"之说。

消渴

尹左 诊脉左三部弦数，右三部滑数，太溪细弱，跌阳濡数。见症饮食不充肌肤，神疲乏力，虚里穴动。自汗盗汗，头眩眼花。皆由阴液亏耗，不能涵木，肝阳上僭，心神不得安宁，虚阳逼津液而外泄则多汗，消灼胃阴则消谷。头面烘热，汗后畏冷，营虚失于内守，卫虚失于外护故也。脉数不减，颇虑延成消症。姑拟养肺阴以柔肝木，清胃阴而宁心神，俾得阴平阳秘，水升火降，方能渐入佳境。

大生地四钱　抱茯神三钱　潼蒺藜三钱　川贝母二钱　浮小麦四钱　生白芍一钱五分　左牡蛎四钱　熟女贞三钱　天花粉三钱　肥玉竹三钱　花龙骨三钱　冬虫夏草二钱　五味子三分

[二诊] 心为君主之官，肝为将军之官，曲运劳乎心，谋虑劳乎肝，心肝之阴既伤，心肝之阳上亢，消灼胃阴，胃热炽盛，饮食入胃，不生津液，既不能灌溉于五脏，又不能输运于筋骨，是以饮食如常，足膝软弱。汗为心之液，心阳逼津液而外泄则多汗；阴不敛阳，阳升于上则头部眩晕，面部烘热，且又心悸。胃之大络名虚里，虚里穴动，胃虚故也。脉象左三部弦数，右三部滑数，太溪细弱，跌阳濡数，唇红舌光，微有苔意，一派阴液亏耗，虚火上炎之象，此所谓独阳不生，独阴不长也。必须地气上升，天气始得下降。今拟滋养肺阴，以柔肝木，蒸腾肾气，而安心神。务使阴阳协和，庶成既济之象。

北沙参三钱　抱茯神三钱　五味子三分　肥玉竹三钱　天麦冬各二钱　左牡蛎四钱　生白芍二钱　川贝母二钱　大生地四钱　花龙骨三钱　潼蒺藜三钱　制黄精三钱　浮小麦四钱　金匮肾气丸四钱，包

[三诊] 饮食入胃，不生津液，始不为肌肤，继不为筋骨，书谓

食侎见症，已着前章矣。阴液亏耗，肝阳上僭，水不制火，火不归宅。两进养肺阴以柔肝木，益肾阴而安心神之剂，尚觉合度。诊脉弦数较和，细数依然，仍守原意出入，俾得阴阳和协，水火既济，则入胃之饮食，自能生化精微，灌溉于五脏，洒陈于六腑。第是羑延已久，断非能克日奏功也。

照前方去金匮肾气丸、五味子、制黄精，加怀山药三钱、盐水炒杜仲三钱、上桂心四分。

何左　多饮为上消，多食为中消，多溲为下消。经云：二阳结谓之消。金匮云：厥阴之为病为消。皆由阴分不足，厥阴之火消灼胃阴，津少上承。拟育阴生津法。

大麦冬三钱　川石斛三钱　栝蒌皮二钱　北秫米三钱，包　大生地四钱　天花粉三钱　怀山药三钱　川贝母二钱　金匮肾气丸三钱，包　南北沙参各三钱　生甘草六分

邱左　上消多渴，下消多溲，上消属肺，下消属肾。肺肾阴伤，胃火内炽，治火无益。宜壮水之主，以制阳光。

大生地四钱　生甘草八分　川贝母二钱　粉丹皮一钱五分　川石斛三钱　天花粉三钱　肥知母一钱五分　生白芍二钱　大麦冬三钱　炙乌梅四分　活芦根一尺，去节　青皮甘蔗三两，劈开入煎

【点评】丁氏认为消渴的病机是胃热肾虚，指出"盖三消以肾为主，善治三消者，必补肾水真阴之虚，兼泻心火柔肝阳，除胃中燥热之邪，俾得水升火降，阴阳既济则阴胜阳消，三消可治矣"。治疗上不仅滋补肾水、清泻胃热，以养阴润燥为治疗大法，更注重他脏影响消渴发病之因素，兼顾清泻心火、柔顺肝阳，使肾水得以上承。他还指出：上消在肺，肺气焦满，水源告竭，咽燥烦渴饮水不休，肺火炽盛，阴液消亡，盖火盛则痰燥，其消烁之力，痰为之助也。宜大剂清润之中佐以化痰之品，如南北沙参、天麦冬、石斛玉竹、胡黄连、蛤粉、贝母、二陈、枇杷叶、

生梨汁等。中消属胃病，胃为阳土，痰入胃中与火相结，其力尤猛，食入即易消烁。宜清胃润燥化痰，如鲜石斛、石膏、天花粉、北沙参、麦冬、山药、玉竹、二陈、蔗汁、人乳等。下消属肾，肾阴既耗，孤阳无依，水亏则火旺，于是饮一溲一或饮一溲二，浑如膏脂而尿甜者，腿股枯瘦，宜培养真阴，加清利之品，如龟甲、生地、天冬、五味子、沙参、牡蛎、蛤粉、知母、女贞子、黑料豆、山药、茯苓、泽泻、车前子、鲜藕煎汤代水。

肿胀

肿胀概论

朱女　痧子后，因谷食不谨，积滞生湿，湿郁化热，阻于募原，太阴失健运之常，阳明乏通降之职，遂致脘腹膨胀，小溲不利，咳嗽气喘，面目虚浮，身热肢肿，苔干腻而黄，脉弦滑，右甚于左，肿胀之势渐着。急拟疏上焦之气机，通中宫之湿滞，去其有形，则无形之热自易解散。

淡豆豉三钱　黑山栀一钱五分　枳实炭一钱五分　光杏仁三钱　川贝母三钱　桑白皮二钱　陈广皮一钱　大腹皮二钱　莱菔子二钱，炒、研　福泽泻一钱五分　鸡金炭二钱　茯苓皮三钱　冬瓜子皮各三钱

程女　肺有伏风，痰气壅塞，脾有湿热，不能健运，以致咳嗽气逆，面浮四肢肿，食入腹胀有形，小溲不利，苔薄腻，脉浮滑，势成肿胀。急拟疏风宣肺，运脾逐湿，庶免加剧耳。

紫苏叶一钱　青防风一钱　光杏仁三钱　象贝母三钱　连皮苓四钱　陈广皮一钱　桑白皮二钱　大腹皮二钱　莱菔子三钱，炒研　枳实炭一钱　汉防己三钱　冬瓜子皮各三钱

徐右　产后两月余，遍体浮肿，颈脉动时咳，难于平卧，口干欲饮，大腹胀满，小溲短赤，舌光红无苔，脉虚弦而数。良由营阴大

亏，肝失涵养，木克中土，脾不健运，阳水湿热，日积月聚，上射于肺，肺不能通调水道，下输膀胱，水湿无路可出，泛滥横溢，无所不到也。脉症参合，刚剂尤忌，急拟养肺阴以柔肝木，运中土而利水湿，冀望应手，庶免凶危。

南北沙参各三钱　连皮苓四钱　生白术二钱　清炙草五分　怀山药三钱　川石斛三钱　陈广皮一钱　桑白皮二钱　川贝母三钱　甜光杏三钱　大腹皮二钱　汉防己三钱　冬瓜子皮各三钱　生苡仁五钱　另用冬瓜汁温饮代茶。

[二诊] 服药三剂，小溲渐多，水湿有下行之势，遍体浮肿，稍见轻减。而咳嗽气逆，不能平卧，内热口干，食入之后，脘腹饱胀益甚。舌光红，脉虚弦带数。皆由血虚阴亏，木火上升，水气随之逆肺，肺失肃降之令，中土受木所侮，脾失健运之常也。仍宜养金制木，崇土利水，使肺金有治节之权，脾土得砥柱之力，自能通调水道，下输膀胱，而水气不致上逆矣。

南北沙参各三钱　连皮苓四钱　生白术二钱　清炙草五钱　川石斛三钱　肥知母一钱五分　川贝母二钱　桑白皮二钱　大腹皮二钱　汉防己二钱　炙白苏子一钱五分　甜光杏三钱　冬瓜子皮各三钱　鸡金炭二钱

卫左　曝于烈日，暑气内逼，居处潮湿，湿郁滞阻，三焦决渎无权，遂致脘腹胀满，泛泛呕恶，面浮肢肿，里热口干，二便不通，皮色晦黄，苔灰腻，脉弦滑而数，此属热胀。先拟苦辛通降，泄上中之痞满。

川雅连五分　仙半夏二钱　淡黄芩一钱　枳实炭一钱五分　制小朴一钱　大腹皮二钱　连皮苓四钱　福泽泻一钱五分　莱菔子三钱，炒研　鲜藿香一钱五分　西茵陈一钱五分　六神曲三钱

金童　初病春温寒热，经治已愈，继因停滞，引动积湿，湿郁化水，复招外风，风激水而横溢泛滥，以致遍体浮肿，两目合缝，气逆不能平卧，大腹胀满，囊肿如升，腿肿如斗，小溲涩少，脉象浮紧，

苔白腻，此为风水重症。急拟开鬼门，洁净府。

紫苏叶一钱　青防风一钱　川桂枝五分　连皮苓四钱　福泽泻一钱五分
陈广皮一钱　大腹皮二钱　水炙桑叶二钱　淡姜皮五分　鸡金炭一钱五分
莱菔子二钱，炒研

[二诊] 遍体浮肿，咳嗽气急，难于平卧，大腹胀满，小溲不利，囊肿腿肿如故，苔白腻，脉浮紧而弦。良由脾阳不运，积滞内阻，水湿泛滥横溢，灌浸表里，无所不到也。恙势尚在重途，还虑易进难退。再拟汗解散风，化气利水，俾气化能及州都，则水湿斯有出路。

净麻黄四分　川桂枝六分　连皮苓四钱　生白术一钱五分　猪苓二钱
福泽泻一钱五分　陈皮一钱　大腹皮二钱　水炙桑叶二钱　汉防己二钱　莱
菔子三钱，炒研　淡姜皮五分

[三诊] 连投开鬼门，洁净府之剂，虽有汗不多，小溲渐利，遍体浮肿不减，咳嗽气逆如故，大腹胀满，苔白腻，脉浮紧。良由中阳受伤，脾胃困顿。阳气所不到之处，即水湿灌浸之所，大有水浪滔天之势，尚在重险一途。今拟麻黄附子甘草汤合真武、五苓、五皮，复方图治，大病如大敌，犹兵家之总攻击也。然乎否乎？质之高明。

净麻黄四分　熟附块一钱　生甘草五分　猪云苓各三钱　川椒目二十粒
川桂枝六分　生白术一钱五分　福泽泻一钱五分　陈广皮一钱　大腹皮二钱
水炙桑皮二钱　淡姜皮五分　汉防己二钱

外以热水袋熨体，助阳气以蒸汗，使水气从外内分消也。

[四诊] 服复方后，汗多小溲亦畅，遍体浮肿渐退，气逆咳嗽渐平，大有转机之兆。自觉腹内热气蒸蒸，稍有口干，是阳气内返，水湿下趋之佳象，不可因其口干，遽谓寒已化热，而改弦易辙，致半途尽废前功也。仍守原法，毋庸更章。

原方加生熟苡仁各三钱。

[五诊] 遍体浮肿，十去五六，气逆亦平，脉紧转和，水湿已得

分消。惟脾不健运，食入难化，易于便溏，口干欲饮，脾不能为胃行其津液，输润于上，不得据为热象也。今制小其剂，温肾助阳，运脾利水，去疾务尽之意。

熟附块一钱　生白术二钱　生甘草五分　茯猪苓各三钱　炒补骨脂一钱五分　川桂枝五分　福泽泻一钱五分　陈广皮一钱　大腹皮二钱　水炙桑皮二钱　淡姜皮五分　生熟苡仁各三钱　冬瓜子皮各三钱

[六诊] 遍体浮肿，已退八九，气逆咳嗽亦平，饮食亦觉渐香。诸病已去，正气暗伤，脾土未健，神疲肢倦，自汗蒸蒸，有似虚寒之象。今拟扶其正气，调其脾胃，佐化余湿，以善其后。

炒潞党参二钱　熟附片八分　生白术二钱　云茯苓三钱　清炙草五分　陈广皮一钱　大砂仁八分，研　炒补骨脂一钱五分　炒谷麦芽各三钱　生熟苡仁各三钱　冬瓜子皮各三钱　福泽泻一钱五分　生姜二片　红枣四枚

关左　暴肿气急，小溲短赤，口渴欲饮，脉浮滑而数。此外邪壅肺，气道不通，风水为患。风为阳邪，水为阳水，风能消谷，故胃纳不减也。拟越婢汤加味。

净麻黄四分　熟石膏三钱　生白术一钱五分　光杏仁三钱　肥知母一钱五分　茯苓皮三钱　大腹皮二钱　桑白皮二钱　冬瓜子皮各三钱　淡姜皮五分

林左　年近花甲，思虑伤脾，脾阳不运，湿浊凝聚，以致大腹胀满，鼓之如鼓，小溲清白，脉象沉细。脾为太阴，湿为阴邪。当以温运分消。

熟附子块一钱　淡干姜八分　生白术三钱　广陈皮一钱　制川朴一钱　大腹皮二钱　鸡金炭一钱五分　炒谷芽四钱　陈葫芦瓢四钱　清炙草五分

[二诊] 前进温运分消之剂，脐腹胀满略松，纳谷减少，形瘦神疲，小溲清长，腑行不实，脉沉细。良由火衰不能生土，中阳不运，浊阴凝聚，鼓之如鼓，中空无物，即无形之虚气散逆，而为满为胀也。仍拟益火消阴，补虚运脾，亦经旨塞因塞用之意。

炒潞党参三钱　熟附子一钱五分　淡干姜八分　清炙草五分　陈广皮一钱　大砂仁八分，研　陈葫芦瓢四钱　胡芦巴一钱五分　炒补骨脂一钱五分　煨益智一钱五分

[三诊] 脐腹胀满较前大减，小溲微黄，自觉腹内热气烘蒸，阳气内返之佳象。脉沉未起，形肉削瘦。仍拟益火之源，以消阴翳，俾得离照当空，则浊阴自散。

炒潞党参三钱　熟附子一钱五分　淡干姜八分　清炙草八分　陈广皮一钱　大砂仁八分，研　炒怀药三钱　炒补骨脂一钱五分　胡芦巴一钱五分　煨益智一钱五分　小茴香八分　焦谷芽四钱　陈葫芦瓢四钱

陈左　大腹膨胀，鼓之如鼓，脐突青筋显露，形瘦色萎，脉沉细，舌无苔。良由脾肾之阳大伤，虚气散逆，阳气不到之处，即浊阴凝聚之所。阅前方均用理气消胀之剂，胀势有增无减，病延一载，虚胀无疑。姑仿经旨塞因塞用之法，冀望应手为幸。

炒潞党参三钱　熟附块一钱　淡干姜六分　清炙草六分　连皮苓四钱　陈广皮一钱　炒补骨脂一钱五分　胡芦巴一钱五分　陈葫芦瓢三钱　金液丹一钱，每早空心吞服

傅左　宦途失意，忧思伤脾，运行无权，肝木来侮，浊气在上，则生膜胀，大腹胀满，自秋至冬，日益加剧，动则气逆，小溲涓滴难通，青筋显露，足肿不能步履，口燥欲饮，舌红绛，脉细数。叠进六君、五皮、肾气等剂，病势不减，已入危笃一途！勉拟养金制木，运脾化气，亦不过尽心力而已。

南北沙参各三钱　连皮苓四钱　生白术三钱　怀山药三钱　左牡蛎四钱　花龙骨三钱　川贝母三钱　甜光杏三钱　汉防己二钱　鲜冬瓜汁二两，冲服　滋肾通关丸一钱五分，包煎

另单方： 每日虾士蟆二钱，泛水如银耳状，煮服。

连蟆肉食之，如法食两天后，即小溲畅行，且时时频转矢气，肿胀渐消。按虾士蟆为益肾利水之品，故能应效，洵治虚胀之妙品也。

文右　旧有脘痛，继则腹满作胀，食入难化，面黄溺少。此肝气

怫郁，木乘土位，湿热浊气，凝聚于募原之间，三焦气机流行室塞，书所谓浊气在上，则生䐜胀是也。两关脉弦，寸部郁涩，急拟疏肝解郁，运脾逐湿。

银州柴胡一钱　生白术二钱　枳实炭一钱　连皮苓四钱　陈广皮一钱　大腹皮二钱　黑山栀一钱五分　带壳砂仁八分　冬瓜皮三钱　鸡金炭一钱五分　炒谷麦芽各三钱　小温中丸三钱，每早吞服

杨左　形瘦色苍，木火体质，抑郁不遂，气阻血痹，与湿热凝聚募原，始则里热口干，继而大腹胀硬，自夏至秋，日益胀大，今已脐突，红筋显露，纳谷衰少，大便色黑，小溲短赤，舌灰黄，脉弦数，此血臌之重症也。气为血之先导，血为气之依附，气滞则血凝，气通则血行。先拟行气去瘀，清热化湿，然恙根已深，非旦夕所能图功者也。

银州柴胡一钱　生香附二钱　连皮苓四钱　紫丹参二钱　粉丹皮一钱五分　京赤芍二钱　藏红花八分　当归尾三钱　绛通草八分　黑山栀一钱五分　泽兰叶一钱五分　青宁丸三钱，包

肿胀概论

《灵枢·胀论》谓：五脏六腑，皆各有胀，诸胀者，皆因厥气在下，营卫留止，寒气逆上，真邪相攻，两气相搏，乃合而为胀也。故凡治胀病，必会通圣经诸条之旨，然后能识脏腑之部分，邪气之盛衰，盖名曰厥气者逆气也，寒气者浊阴也，逆气下塞，浊阴上干，卫气滞留，营血凝止，营卫不调，寒邪得以乘虚而入，真邪相持，互结不解，脏虚邪即入脏，腑虚邪即入腑，故有五脏六腑诸胀之见症，治法分别列后。

心胀者，烦心短气，卧不安。心为君主之官，神明出焉，寒邪来犯，心阳郁遏，阴阳交战则短气，火被水克为心烦，心肾不交，则卧不安也。当宜发扬神明，以安心脏，俾离火空照，则阴翳自散。

川桂枝四分　光杏仁三钱　生甘草五分　朱茯神三钱　酸枣仁三钱　紫丹参三钱　炙远志一钱　川郁金一钱五分　琥珀屑六分，冲服　生姜皮五

分　沉香片四分　朱灯心二扎

肺胀者，虚满而喘咳。肺为至高之脏，位主上焦，职司清肃。寒客于肺，肺气壅塞，清肃之令，不得下行。先哲云：喘咳之为病，在肺为实，在肾为虚，此肺金之实喘也。宜温肺散寒，射干麻黄汤加减，如寒包热者，麻杏石甘汤治之。

净麻黄四分　嫩射干八分　光杏仁三钱　生甘草六分　象贝母三钱　仙半夏二钱　薄橘红八分　桑白皮二钱　炙款冬一钱五分　栝蒌皮二钱　清水炒枇杷叶二钱，去毛、包

脾胀者，善哕，四肢烦悗，体重不能胜衣，卧不安。脾为太阴而主四肢，脾弱生湿，湿阻中宫，真阳不运，土德日衰，寒邪乘之，浊阴凝聚而为哕，为体重，为烦悗也。脾与胃为表里，脾病胃亦病，胃不和则卧不安。宜温运太阴，而化湿浊。

熟附片一钱五分　生白术一钱五分　炮姜炭八分　云茯苓三钱　仙半夏二钱　青陈皮各一钱　大砂仁八分　炒薏仁八钱　炒谷麦芽各三钱　制川朴一钱

肝胀者，胁下满而痛引少腹。胁乃肝之分野，少腹乃厥阴之界，寒客厥阴，木失条达，厥气横逆鸱张，故胁满而少腹痛也。宜疏泄厥气，而散寒邪。

软柴胡一钱　炒赤白芍各一钱五分　金铃子二钱　延胡索一钱　细青皮一钱　春砂壳八分　川郁金一钱五分　广木香六分　青橘叶一钱五分　小茴香八分　台乌药一钱　江枳壳一钱

肾胀者，腹满引背，央央然腰髀痛。肾为水脏，腰为肾府，寒着于肾，下元虚寒，真阳埋没，阴邪充斥，故腹满而腰髀痛也。宜温肾助阳，而驱浊阴，俾得阳光普照，则阴霾自消。

熟附块一钱五分　生白术二钱　西秦艽二钱　川牛膝三钱　厚杜仲三钱　补骨脂一钱五分　青陈皮各一钱　台乌药一钱　小茴香一钱　广木香六分　嫩桑枝四钱　生姜三片

胃胀者，腹满，胃脘痛，鼻闻焦臭，妨于食，大便难。胃为阳

土，主司出纳，寒邪乘之，胃气不通，不通则痛。胃既受病，水谷停滞中宫，欲化不化，反变败浊，故鼻闻焦臭而妨碍饮食也。谷气不行，阳不通达，受盛传导，皆失所司，故大便难，与腑实便闭者不同。宜平胃散合脾约麻仁丸加减。

制苍术一钱　制川朴一钱　陈广皮一钱　细青皮一钱　江枳壳一钱　大砂仁八分，研　广郁金一钱五分　全栝蒌三钱，切　脾约麻仁丸五钱，包　广木香四分

大肠胀者，肠鸣而痛濯濯，冬日重感于寒，则飧泄不化。大肠为传导之官，变化糟粕而出焉，寒客大肠，变化无权，清浊混淆，则生飧泄；虚寒气滞，则肠鸣而痛濯濯也。宜温中化浊，分利阴阳。

熟附块八分　炮姜炭六分　生白术二钱　广木香八分　陈广皮一钱　猪茯苓各三钱　大砂仁一钱，研　制小朴八分　大腹皮二钱　六神曲三钱

小肠胀者，少腹䐜胀，引腰而痛。小肠为受盛之官，化物出焉。位居胃之下口，大肠之上口，寒客小肠，物无由化，水液不得渗于前，糟粕不得归于后，故为少腹䐜胀，引腰而痛，小溲必不利也。宜通幽化浊，滑利二便。

细青皮一钱五分　赤茯苓三钱　台乌药一钱　细木通一钱五分，酒炒　栝蒌仁三钱，研　车前子二钱，包　广木香六分　江枳壳二钱　青橘叶一钱五分　光杏仁三钱　生姜三片

膀胱胀者，少腹满而气癃。膀胱为州都之官，津液藏焉，气化则能出矣。寒客膀胱，湿郁下焦，气化不及州都，水道窒塞不通，故少腹满而气癃，即今之癃闭也。宜打开上闸，以通下源，如提壶揭盖之意。

苦桔梗二钱　光杏仁三钱　云茯苓三钱　细木通八分　车前子三钱，包　瞿麦穗二钱　冬葵子四钱　怀牛膝二钱　滋肾通关丸三钱，包　荸荠梗三钱

三焦胀者，气满于皮肤中，轻轻然而不坚。三焦即募原，为决渎之官，水道出焉。寒气逆于三焦，决渎失职，气与水逆走腠理，其水不得从膀胱而泄。气本无形，水质不坚，故气满于皮肤中，轻轻然而

不坚，与肤胀等耳。当行气利水，五苓五皮加减。

川桂枝五分　生白术一钱五分　桑白皮二钱　鲜姜皮一钱　陈广皮一钱
赤猪苓各三钱　江枳壳一钱　福泽泻一钱五分　大腹皮二钱　广木香六分
冬瓜皮一两，煎汤代水

胆胀者，胁下痛胀，口中苦，善太息。胆为中正之官，决断出焉，惟其气血皆少，为清净之府，而内寄相火。寒客于胆，胆与肝为表里，胆病而肝亦病。胆汁上溢，故口苦；肝气怫郁，故胁痛胀善太息也。宜和解枢机，而泄厥气。

柴胡一钱　当归二钱　白芍一钱五分　栀子皮一钱五分　白蒺藜三钱
云茯苓三钱　广陈皮一钱　江枳壳一钱　合欢皮二钱　川郁金一钱五分　佛手八分

由是观之，五脏六腑之胀，属寒者多而属热者少，属实者多而属虚者少。中满分消，治寒胀也；丹溪小温中丸，治热胀也；金匮工在疾下，治实胀也；济生肾气，治虚胀也。为司命之职，苟不辨明清切，而笼统处方，岂不自欺欺人乎？

【点评】肿胀疾患临证的疾病表现都有较长的病史，病情复杂。其发病原因主要是肝、脾、肺、肾及三焦等脏腑的功能失调。临床上既可有脏气亏虚的功能失调表现，又可见到水湿、气滞、血瘀等牵连为患的症状。但丁氏精于审证，洞察病机，因而确定治则、制方选药也就切中病情。案例虽仅11则，但有虚有实，有寒有热，气滞血瘀，错综可见，分析清楚，于临证运用颇有指导价值。根据病情的分析和综合，可以用下列6个治法予以概括，便于加深认识：

1. 疏风宣肺，运脾逐湿　本法用于以水肿为主兼有胀满的情况。如朱女、程女、金童、关左四案，均由脾有湿滞，或肺有痰阻，复招外风，致肺气失宣，水道不调，脾乏健运，水湿中阻所致。

2. 温运分消，塞因塞用　如林左、陈左两案，均由脾肾之阳大伤所致。

3. 养金制木，崇土利水　如徐右、傅左两案，虽一由产后阴亏引起，一由忧郁思虑而致，但终致肝失涵养，木克中土，木火上升，肺阴受灼，金令不行，津液不能输布，反而停聚中、下二焦。

4. 苦辛通降，消痞泄满　如卫左案，因曝于烈日，暑气内逼，居处潮湿，湿郁滞阻，以致湿热互结，浊水停聚，泛滥肌肤经隧所致。

5. 疏肝解郁，除湿散满　如文右案，因肝气怫郁，木乘土位，致肝脾不和，气滞湿阻，升降失司，湿热浊气凝聚于募原之间，三焦气机流行窒塞所致。

6. 行气去瘀，清热化湿　如杨左案，良由肝气郁结，病血痹阻与湿热凝聚，阻于肝脾脉络之中，隧道不通，水气内聚而致。

由此看出丁氏学术湛深，经验宏富，由其熟读诸家医经，耽于典籍，深得旨趣，证之临床更能探幽索微，发前人所未发。尽管前人对胀病曾有不同的认识，如李杲、朱震亨的湿热论，赵养葵、孙一奎的火衰论，喻昌的水裹气结血凝说。但丁氏不囿前人藩篱，而能兼采各家之长，不拘一格，生动活波地运用辨证论治方法，诚为难能可贵。

案后附有《肿胀概论》一篇，仿费伯雄论述，而提出自己的看法，以阐发肿胀之余义，见解精辟，读后颇有启迪。

脚气

何左　湿浊之气，从下而受，由下及上，由经络而入脏腑，太阴健运失常，阳明通降失司，腿足浮肿，大腹胀满，胸闷气逆，不能平卧，面色灰黄，脉左弦右濡滑，脚气冲心重症，脚气谓之壅疾。急拟逐湿下行。

紫苏梗一钱五分　连皮苓五钱　陈木瓜五钱　苦桔梗一钱　海南子三钱　陈广皮三钱　汉防己三钱　淡吴萸一钱五分　生熟苡仁各五钱　福泽泻二钱　连皮生姜三片

[二诊]　昨进逐湿下行之剂，大便先结后溏，气逆略平，而大腹胀满，腿足浮肿，依然如旧。面无华色，舌苔白腻，脉左弦细，右濡滑。蕴湿由下而上，由经络而入脏腑，脾胃运化无权，脚气重症，还虑冲心之变。前法既获效机，仍守原意出入。

照前方加川牛膝三钱、冬瓜皮五钱。

[三诊]　腿足肿略减，两手背亦肿，大腹胀满虽松，胸闷气升，难以平卧。身热不壮，口干且苦，面色无华，舌苔薄腻微黄，脉象濡小而滑。脾主四肢，脾弱水湿泛滥，浊气上干，肺胃之气，失于下降，恙势尚在重途，未敢轻许不妨。再仿五苓合鸡鸣散加减，逐湿下行。

川桂枝五钱　福泽泻二钱　陈木瓜三钱　大腹皮三钱　酒炒黄芩八分　猪苓三钱　川牛膝二钱　淡吴萸八分　连皮苓五钱　广陈皮三钱　冬瓜皮五钱　汉防己三钱　生熟苡仁各五钱　连皮生姜三片

[四诊]　脚气肿势减，大腹胀满亦松，小溲渐多，水湿有下行之势。身热时轻时剧，口苦且干，面无华色，舌苔腻黄，脉象濡小而滑。浊气留恋募原，脾胃运化无权，能得不增他变，可望转危为安。脚气壅疾，虽虚不补，仍宜五苓合鸡鸣散加减，逐湿下行，运脾分消。

前方去吴萸，加地枯萝三钱。

[五诊]　肿势大减，大腹胀满渐松，小溲渐多，水湿有下行之渐。纳少嗳气，且见咳嗽，舌苔薄白而腻，脉象弦小而滑。浊气聚于募

原，水湿未能尽化，太阴健运失常，阳明通降失司也。前法颇合，毋庸更张。

川桂枝_{六分}　福泽泻_{一钱五分}　大腹皮_{二钱}　光杏仁_{三钱}　连皮苓_{四钱}生熟苡仁_{各三钱}　广陈皮_{一钱}　淡吴萸_{八分}　陈木瓜_{三钱}　连皮生姜_{三片}粉猪苓_{二钱}　怀牛膝_{二钱}　汉防己_{三钱}　地枯萝_{三钱}

[六诊] 肿势十去七八，胀满大减，小溲渐多，水湿浊气，已得下行，沟渎通则横流自减，理固然也。

苔腻未化，纳谷不旺，余湿未楚，脾胃运化未能如常。去疾务尽，仍守前法。

前方去地枯萝，加生白术一钱五分、冬瓜皮四钱。

赵_左　脚气上冲入腹，危险之极，变生顷刻，勉方作万一之幸，破釜沉舟，迟则无济矣。

熟附子_{五钱}　云茯苓_{八钱}　陈木瓜_{五钱}　花槟榔_{三钱}　淡干姜_{三钱}生白术_{三钱}　淡吴萸_{二钱}　黑锡丹_{三钱，包}

黄疸

朱_右　温病初愈，因饮食不谨，湿热滞互阻中焦，太阴健运无权，阳明通降失司，以致脘腹胀闷，不思纳谷，一身尽黄，小溲短赤如酱油色，苔薄腻黄，脉濡滑而数，黄疸已成，非易速痊。拟茵陈四苓合平胃加减。

西茵陈_{一钱五分}　连皮苓_{四钱}　猪苓_{二钱}　陈广皮_{一钱}　黑山栀_{二钱}福泽泻_{一钱五分}　炒麦芽_{三钱}　制苍术_{一钱}　制川朴_{一钱}　六神曲_{三钱}　炒苡仁_{三钱}

陈_左　喉痧之后，滋阴太早，致伏温未发，蕴湿逗留募原，着于内而现于外，遂致遍体发黄，目珠黄，溺短赤，身热晚甚，渴喜热饮，肢节酸疼，举动不利，苔薄腻黄，脉濡数。温少湿多，互阻不解，缠绵之症也。姑拟清宣气分之温，驱逐募原之湿，俾温从外达，湿从下趋，始是病之去路。

清水豆卷八钱　忍冬藤三钱　连翘壳三钱　福泽泻一钱五分　西茵陈一钱五分　黑山栀二钱　猪苓二钱　制苍术七分　粉葛根一钱五分　川通草八分　鸡苏散三钱，包　甘露消毒丹八钱，包煎

孔左　素体阴虚，湿从热化，熏蒸郁遏，与胃中之浊气相并，遂致遍体发黄，目黄溲赤，肢倦乏力，纳谷减少，舌质淡红。从阳疸例治之。

西茵陈二钱五分　赤猪苓各三钱　方通草八分　冬瓜皮四钱　黑山栀二钱　泽泻一钱五分　飞滑石三钱　白茅根两札，去心　生白术一钱五分　杜赤豆一两

韩女　室女经闭四月，肝失疏泄，宿瘀内阻，水谷之湿逗留，太阴、阳明、厥阴三经为病，始而少腹作痛，继则脘胀纳少，目黄溲赤，肌肤亦黄，大便色黑，现为黄疸，久则恐成血臌。急拟运脾逐湿，祛瘀通经。

陈广皮一钱　赤猪苓各三钱　杜红花八分　制苍术一钱　大腹皮二钱　桃仁泥一钱五分，包　制川朴一钱　福泽泻一钱五分　延胡索一钱　西茵陈二钱五分　苏木一钱五分　青宁丸二钱五分，吞服

高左　身热旬余，早轻暮重，夜则梦语如谵，神机不灵，遍体色黄，目黄溺赤，口干欲饮，舌干灰腻，脉象左弦数右濡数。伏邪湿热逗留募原，如盦酱然。湿热挟痰，易于蒙蔽清窍，清阳之气失旷，加之呃逆频频，手足蠕动，阴液暗耗，冲气上升，内风煽动，湿温黄疸，互相为患，颇虑痉厥之变！急拟生津而不滋，化湿而不燥，清宣淡渗，通利三焦，勿使邪陷厥阴，是为要策。

天花粉三钱　朱茯神三钱　鲜石菖蒲一钱　黑山栀二钱　益元散三钱，包　柿蒂十枚　嫩钩钩三钱，后入　西茵陈二钱五分　嫩白薇一钱五分　炒竹茹一钱五分　白茅根两札，去心

褚左　躬耕南亩，曝于烈日，复受淋雨，又夹食滞，湿着于外，热郁于内，遂致遍体发黄，目黄溲赤，寒热骨楚，胸闷脘胀，苔腻布，脉浮紧而数。急仿麻黄连翘赤豆汤意。

净麻黄四分　赤茯苓三钱　六神曲三钱　连翘壳三钱　枳实炭一钱　福泽泻一钱五分　淡豆豉三钱　苦桔梗一钱　炒谷麦芽各三钱　西茵陈一钱五分　杜赤豆一两

卫左　饥饱劳役，脾胃两伤，湿自内生，蕴于募原，遂致肌肤色黄，目黄溲赤，肢倦乏力，纳谷衰少，脉濡，舌苔黄，谚谓脱力黄病，即此类也。已延两载，难许速效，仿补力丸意，缓缓图之。

炒全当归一两　云茯苓一两四钱　炒西秦艽一两　大砂仁五钱　紫丹参一两　盐水炒怀牛膝一两　炒六神曲一两四钱　炒赤芍一两　米泔水浸炒制苍术八钱　盐水炒厚杜仲一两　炒苡仁二两　生晒西茵陈二两　土炒白术一两　煅皂矾五钱　炒陈广皮七钱　炒福泽泻八钱

上药各研为细末，用大黑枣六两，煮熟去皮核，同药末捣烂为丸，晒干。每早服三钱，开水送下。

麦左　嗜酒生湿，湿郁生热，热在阳明，湿在太阴，熏蒸郁遏，如盦酱然，面目发黄，黄甚则黑，心中嘈杂，虽食甘香，如啖酸辣，小溲短赤，口干而渴，此酒疸也。姑拟清解阳明之郁热，宣化太阴之蕴湿，使热邪从肌表而解，湿邪从小便而出也。

粉葛根二钱　肥知母一钱五分　赤茯苓三钱　西茵陈三钱　黑山栀二钱　广陈皮一钱　车前子三钱，包　天花粉三钱　枳椇子三钱　生苡仁一两，煎汤代水

刁左　抑郁起见，肝病传脾，脾不健运，湿自内生，与胃中之浊气相并，下流膀胱。膀胱为太阳之府，太阳主一身之表，膀胱湿浊不化，一身尽黄，小溲赤涩，食谷不消，易于头眩，此谷疸也。治病必求于本，疏肝解郁为主，和中利湿佐之。

银州柴胡一钱　云茯苓三钱　大砂仁八分，研　制苍白术各一钱　全

当归二钱　生熟谷芽各三钱　陈广皮一钱　炒赤芍一钱五分　生熟苡仁各三钱　制川朴一钱　西茵陈一钱五分　炒车前子三钱，包　黑山栀二钱

任右　经闭三月，膀胱急，少腹满，身尽黄，额上黑，足下热，大便色黑，时结时溏，纳少神疲，脉象细涩。良由寒客血室，宿瘀不行，积于膀胱少腹之间也。女劳疸之重症，非易速痊。古方用硝石矾石散，今仿其意，而不用其药。

当归尾二钱　云茯苓三钱　藏红花八分　带壳砂仁八分，研　京赤芍二钱　桃仁泥一钱五分，包　肉桂心三分　西茵陈一钱五分　紫丹参二钱　青宁丸二钱五分，包煎　延胡索一钱　血余炭一钱，包　福泽泻一钱五分

周左　思虑过度，劳伤乎脾，房劳不节，劳伤乎肾，脾肾两亏，肝木来侮，水谷之湿内生，湿从寒化，阳不运行，胆液为湿所阻，渍之于脾，浸淫肌肉，溢于皮肤，遂致一身尽黄，面目黧黑，小溲淡黄，大便灰黑，纳少泛恶，神疲乏力，苔薄腻，脉沉细。阳虚则阴盛，气滞则血瘀，瘀湿下流大肠，故腑行灰黑而艰也。阴疸重症，缠绵之至。拟茵陈术附汤加味，助阳运脾为主，化湿祛瘀佐之，俾得离照当空，则阴霾始得解散。然乎否乎？质之高明。

熟附子块一钱五分　连皮苓四钱　紫丹参二钱　大砂仁一钱，研　生白术三钱　陈广皮一钱　藏红花八分　炒麦芽三钱　西茵陈二钱五分　制半夏二钱　福泽泻一钱五分　炒苡仁四钱　淡姜皮八分

金君　躁烦郁虑，心脾两伤，火用不宣，脾阳困顿，胃中所入水谷，不生精微，而化为湿浊，着于募原，溢于肌肤，以致一身尽黄，色晦而暗，纳少神疲，便溏如白浆之状，起自仲夏，至中秋后，脐腹膨胀，腿足木肿，步履艰难。乃土德日衰，肝木来侮，浊阴凝聚，水湿下注，阳气不到之处，即水湿凝聚之所。症情滋蔓，蔓难图也，鄙见浅陋，恐不胜任。拙拟助阳驱阴，运脾逐湿，是否有当，尚希教正。

熟附块一钱五分　连皮苓四钱　西茵陈一钱五分　淡干姜八分　陈广皮一钱　胡芦巴一钱五分　米炒於术二钱　大腹皮二钱　大砂仁八分，研　清

炙草五分　炒补骨脂一钱五分　陈葫芦瓢四钱　金液丹二钱，吞服

【点评】在丁氏医案中，治疗黄疸的验案有21例之多，说明在丁氏行医年代，黄疸是高发病种之一。在当时，临床常见的黄疸病在"风劳臌膈"四大难症之一——臌胀的前期及后续疾病中常见，也是难治、缠绵的疾病之一。概括案中治疗用药可分以下十法，于临证颇有启迪。①解表利湿法，用于阳黄初起兼表证。②清宣卫气法，用于风湿发黄证。③化湿清利法，用于脾湿肝热，湿重于热之黄疸。④清利解酒法，用于酒疸。酒疸亦称酒黄疸，属阳黄。⑤疏肝解郁法，用于黄疸伴情志不舒证。⑥芳香化湿法，用于湿浊中阻的黄疸。本法所治属暑天湿浊中阻之发黄，仍属阳黄。⑦温阳利湿法，用于阴黄。阴黄是寒湿伤人，或素体脾胃虚寒，或久病脾阳受伤，湿从寒化而成。⑧滋阴清利法，用于阴虚体质发黄者。此黄疸辨证属阴伤湿稽，亦属阳黄之列。⑨化浊开窍法，用于黄疸伴肝风内动。阳黄伴肝风内动，神机不灵，是湿热夹痰，蒙蔽清窍的表现。⑩消瘀逐湿法，用于女劳疸。此女劳疸是肝肾阴虚夹瘀血使然。

丁氏把仲景治黄疸法应用在具体病例中。黄疸总体分为阳黄和阴黄两大类，其病因病理主要见于湿、浊、气、瘀，久则可见湿热郁久伤阴和湿浊寒化伤阳的变化。笔者运用此说指导临证治疗取效，有以下三点体会：

一是治疗阳黄始终要以化湿和清利湿热为基本大法。茵陈蒿汤中茵陈蒿有清热解毒作用，更重要的是化湿的作用，而用于茵陈五苓散中，更显示其化湿清利的作用。

二是治疗阴黄则应重视病久而脾肾两亏，阳气渐衰的病机，如书中周左案中所说，"阳虚则阴盛，气滞则血瘀，瘀湿下流大肠故腑行灰黑而艰也，阴疸重症，缠绵之至"。选用茵陈术附汤温运化湿为主，而使离照当空，阴霾自散。

三是治疗黄疸湿浊不化而成反复发作，注意有肝郁气滞者应合逍遥散加减；血络不畅者应合旋覆花汤加减；湿热伤阴者应合一贯煎加减；湿邪化热内扰心神者应合半夏秫米汤。

呃嗳

倪右 脉象左弦涩，右濡滑，舌边红，中薄腻，见证胸闷气升，嗳气泛恶，食入作哽，痰多咳嗽，十余日未更衣，月事八旬未止，良由营血亏虚，肝气上逆，犯胃克脾，湿痰逗留中焦，肺胃肃降失司，恙经匝月，岂能再使蔓延。急拟平肝通胃，顺气化痰，以观动静。

代赭石三钱，煅　左金丸七分，包　栝蒌皮二钱　薤白头一钱，酒炒　云茯苓三钱　水炙远志一钱　川象贝各二钱　旋覆花一钱五分，包　银柴胡八分　炒黑荆芥八分　姜竹茹一钱五分　仙半夏二钱　佛手露一钱，冲服　炒谷麦芽各三钱

王左 湿温伏邪，内陷少阴，引动冲气上击，犯胃冲肺，肃降之令无权，气喘呃逆，身热不扬，舌苔薄腻，脉象左关弦小而促，右濡细，趺阳虚弦而数，太溪似有似无，郑声神糊，时明时昧，正虚邪陷，神不守舍，显然可见矣。厥脱之变，指顾间事。勉拟摄纳冲气，和胃安神，以为无法之法，或有效验，亦未可知。

灵磁石四钱，煅　朱茯神三钱　仙半夏二钱　柿蒂五枚　左牡蛎四钱　炙远志一钱　炒竹茹一钱五分　刀豆壳三钱　花龙骨三钱　陈广皮一钱　吉林参一钱五分，另煎汁冲服　黑锡丹八分，吞服

余左 高年营液本亏，肝气易于上逆，胃失降和，昨日食后，呃逆频频，逾时而止，脉弦小而滑，舌光无苔。治肝宜柔，治胃宜通。姑以养阴柔肝为主，和胃顺气佐之。

吉林参须一钱　云茯苓三钱　刀豆壳三钱　生白芍一钱五分　代赭石二钱，煅　合欢花一钱五分　仙半夏一钱五分　陈广皮一钱　旋覆花一钱五分，

包 柿蒂五枚 潼白蒺藜各一钱五分 清炙枇杷叶二钱，去毛、包

【点评】丁氏在书中载呃噫病证共三则。其发病及病理过程总与胃失和降相关联，或肝木横逆，犯胃克脾；或邪伏冲肺，肃降无权；或营血亏虚，湿痰内阻。其针对性用药有柿蒂、刀豆壳、枇杷叶、佛手露、姜竹茹等，颇具特色。

疝气

陈左 厥阴之脉，循阴器而络睾丸。厥阴者，肝也。肝失疏泄，湿热下注，膀胱宣化失司，小溲夹浊，偏疝坠胀疼痛，苔腻，脉濡数。经云：诸液浑浊，皆属于热①。又云：肝病善痛。是无形之厥气，与有形之湿热，互相为患也。当宜疏泄厥气，淡渗湿热。

柴胡梢七分 延胡索一钱 路路通二钱 炒赤芍一钱五分 块滑石三钱 赤茯苓三钱 车前子三钱，包 荸荠梗一钱五分 金铃子二钱 陈橘核一钱五分 粉草薢三钱 黑山栀一钱五分 细木通八分 枸橘一枚，打

李左 湿火挟厥气下注，劳动过度，偏疝坠胀疼痛，口干内热，小溲浑浊，纳谷不香，胸脘闷胀，脉弦数，苔腻而黄。脾胃清气不能上升，小肠膀胱浊气不得下降，肝气失于疏泄，脾虚生湿，湿郁生痰，痰火瘀凝，清不升而浊不降，然皆素体气虚之所致也。姑拟健脾胃，清湿火，俾清气自升，浊气得降。

炒白术二钱 赤茯苓三钱 陈广皮一钱 陈橘核一钱五分 炒知母二钱 炒黄芪三钱 粉草薢三钱 荔枝核三钱 软柴胡五分 酒炒黄柏一钱 小茴香五分 清炙草五分

[又诊] 前进健脾胃，清湿火，偏疝略收，疼痛渐止，胸闷不舒，清气有上升之象，浊气有下降之势。拟原方更进一筹。

原方去柴胡，加金铃子一钱五分、延胡索五分。

---

① 诸液浑浊，皆属于热：原为"诸液浑浊，皆属于肝"，据《素问至真要大论》改。

莫左　疝气坠胀，腹痛筋急，泛泛作恶，甚则脘痛呕吐，脉弦细，苔薄腻。中阳衰弱，厥气失于疏泄。姑拟大建中汤治之。

炒潞党参二钱　淡吴萸八分　金铃子一钱五分　熟附片二钱　川花椒五分　延胡索八分　炮姜炭八分　姜半夏三钱　路路通一钱五分　丝瓜络一钱五分　酒炒桑枝三钱

江左　高年气虚，疝气屡发，坠胀作痛，小溲短赤，睡则略安。治宜补中气，疏厥气，以丸代煎，缓图功效。

补中益气丸一两　橘核丸二两

每早晚各服二钱，开水送下。

黄左　劳倦奔走，元气下陷，睾丸坠胀，不能行动，胸脘不舒。肝主筋，睾丸为筋之所聚。先健其中气，俾得元气上升，睾丸自能不坠。

炙黄芪三钱　炙升麻一钱　小茴香五分　炒潞党三钱　柴胡梢五分　陈广皮一钱五分　炒白术三钱　清炙草五分　广木香五分　橘核丸三钱，吞服

又诊坠痛已止，举动亦便。前进补中益气汤，甚为合度，仍守原法治之。

炙黄芪三钱　云茯苓三钱　炙升麻六分　炒潞党三钱　细青皮一钱五分　金铃子一钱五分　清炙草五分　荔枝核三钱　延胡索五分　佛手柑八分

费左　偏疝坠胀作痛，头内眩晕，泛泛作恶，厥气失于疏泄，肝气肝阳易于上升，治宜清肝理气。

金铃子一钱五分　云茯苓三钱　荔枝核三钱　延胡索五分　姜半夏三钱　橘核丸三钱，吞服　煅石决二钱　细青皮一钱五分　小茴香五分　白蒺藜三钱　酒炒桑枝三钱

【点评】丁氏治疗疝气从足厥阴肝经病证入手，分析其病理变化是肝经病变连同湿热下注膀胱导致膀胱气化失常，而其根本着眼点是从气虚和气滞来治疗。用药取柴胡梢、小茴香、川楝子、橘核、荔枝核等。

癃闭

王左　三焦者，决渎之官，水道出焉。上焦不宣，则下焦不通，以肺为水之上源，不能通调水道，下输膀胱也。疏其源则流自洁，开其上而下自通，譬之沉竹管于水中，一指遏其上窍，则滴水不坠，去其指则管无余水矣，治癃闭不当如是乎？

苦桔梗一钱　带皮杏仁三钱　赤茯苓三钱　六一散三钱，包　炙升麻八分　黑山栀一钱五分　黄柏一钱，盐水炒　知母一钱，盐水炒　肉桂心二分，饭丸吞服　土牛膝根三钱　鲜车前草汁二两　鲜藕汁二两，二味炖温冲服

沈左　小溲频数，少腹胀痛。经云：下焦络肾属膀胱，别于回肠而渗入焉，此证少阴真火不充，太阳之寒水，转为湿热所阻，少阴无火，故小溲数而不畅，太阳为湿热阻滞，故气不通而胀痛。法当暖脏泄热，冀火归其源，水得其道，拟滋肾通关饮。

肥知母三钱　川黄柏三钱　肉桂心三分

朱左　中气不足，溲便为之变。小溲频数，入夜更甚，延今一载余，症属缠绵。姑拟补中益气，滋肾通关。

炒潞党参一钱五分　清炙草五分　云茯苓三钱　陈广皮一钱　川升麻三分　清炙黄芪二钱　苦桔梗一钱　全当归二钱　生白术一钱五分　生蒲黄三钱，包　小蓟根二钱　滋肾通关丸三钱，包

【点评】丁氏治癃闭以"开其上而下自通"和"中气不足，溲便为之变"的意旨而立法，善用滋肾通关丸。

遗精

陈左　精藏于肾，而主于心；精生于气，而役于神；神动于中，

精驰于下。遗泄已久，心悸头晕。补精必安其神，安神必益其气，拟益气养阴，安神固泄。

炒潞党参二钱　熟女贞二钱　大砂仁八分，研　剪芡实三钱　清炙黄芪三钱　生枣仁三钱　川黄柏八分　朱茯神三钱　大熟地四钱　青龙齿四钱桑螵蛸三钱　明天冬二钱　紫石英三钱　白莲须一钱五分

王左　癸水不足，相火有余，精关因而不固。始患遗泄，延及上源，更兼咳嗽，恙久根深，非易速痊。拟壮水之主，以制阳光。

明天冬一钱五分　抱茯神三钱　左牡蛎四钱　竹沥半夏二钱　大生地三钱　黄柏炭八分　花龙骨三钱　炙远志肉一钱　潞党参三钱　带壳砂仁八分　剪芡实三钱　川象贝各二钱　甜光杏三钱　白莲须一钱五分

戴左　真阴不足，肝火客之，鼓其精房，乃病遗泄。内热口燥，头痛眩晕，拟育阴清肝，固涩精房。

明天冬一钱五分　黄柏炭八分　左牡蛎四钱　稆豆衣三钱　大生地三钱春砂壳八分　青龙齿三钱　嫩钩钩三钱，后入　南北沙参各二钱　白莲须一钱五分

【点评】丁氏治疗遗精常从两方面入手，一是以"壮水之主，以制阳光"为大法，二是以"安心神，固下泄"为大法。组方常取大补阴丸和三才封髓丹。

癥瘕

杜右　腹部结块，按之略疼，或左或右，内热神疲，脉沉弦，苔薄腻。癥病属脏，着而不移，瘕病属腑，移而不着。中阳不足，脾胃素伤，血不养肝，肝气瘀凝，脉症参合，病非轻浅。若仅用攻破，恐中阳不足，脾胃素伤，而致有臌满之患，辗转思维，殊属棘手。姑拟香砂六君加味，扶养脾胃，冀其消散。

炒潞党参三钱　制香附一钱五分　大枣五枚　云茯苓三钱　春砂壳五分

炙甘草_{八分} 炒白术_{二钱} 陈广皮_{一钱}

[复诊] 前方服二十剂后，神疲内热均减。瘕块不疼略消，纳谷渐香。中阳有来复之象，脾胃得生化之机。

再拟前方进步。

炒潞党参_{三钱} 炙甘草_{八分} 陈广皮_{一钱} 云茯苓_{三钱} 制香附_{一钱五分} 大腹皮_{三钱} 炒白术_{二钱} 春砂壳_{五分} 炒谷芽_{三钱} 大红枣_{五枚} 桂圆肉_{五粒}

孙右 肝之积，名为肥气。肝气横逆，有升无降，胁部作痛，按之有块，泛泛作恶，头内眩晕，纳食衰少。多愁善郁，症属七情，非易图治，若能怡情悦性，更以药石扶助，或可消散于无形。

软柴胡_{五分} 金铃子_{一钱五分} 制香附_{一钱五分} 全当归_{二钱} 延胡索_{五分} 春砂壳_{八分} 炒白芍_{三钱} 细青皮_{八分} 广木香_{五分} 失笑散_{一钱五分，包煎}

[二诊] 泛泛作恶略止，胁部气块亦觉略消。头内眩晕，纳食衰少，肝气横逆，上升则呕恶，下郁则痞块作痛。再与平肝理气，和胃畅中。

金铃子_{一钱五分} 制香附_{一钱五分} 仙半夏_{一钱五分} 延胡索_{五分} 春砂壳_{五分} 陈广皮_{一钱五分} 炒白芍_{一钱五分} 大腹皮_{三钱} 制小朴_{八分} 失笑散_{一钱五分，包煎}

姜右 经停四月，忽然崩漏，状如小产，腹内作痛，泛泛呕吐，形瘦骨立，纳谷衰少，脉象弦细而数，苔薄腻而灰。前医疑是妊孕，叠投安胎之剂。参合脉症，肝脾两虚，寒瘀停凝。夫肝藏血，脾统血，藏统失司，气血不能循经而行，偶受寒气，停于腹内，状如怀孕，经所谓瘕病是也。症势沉重，非易图治，急与培补气阴，温通寒瘀。

炒潞党_{二钱} 熟附块_{二钱} 单桃仁_{一钱五分} 炙黄芪_{三钱} 炮姜炭_{一钱} 杜红花_{八分} 炒白术_{二钱} 淡吴萸_{一钱} 泽兰_{一钱五分} 大红枣_{五枚} 广木

香五分

此药服三剂，崩漏腹痛均止，仍以前方去淡吴萸、桃仁、红花、泽兰，加杞子、杜仲、川断，共服十剂而愈。

王右 心下结块，痛则呕吐，嗳气不舒，纳谷不多。素体气阴两亏，肝木用事，肝气挟痰瘀阻于心下，经书所谓伏梁，即此候也。治宜开清阳而化浊阴，平肝气而化痰瘀。

金铃子一钱五分　云茯苓三钱　全当归三钱　延胡索五分　姜川连三分　炒白芍二钱　淡吴萸五分　白蔻壳四分　瓦楞三钱　佛手柑八分

【点评】丁氏治疗该病是从"癥病属脏，着而不移；瘕病属腑，移而不着"立论，分析肝肾脾胃的病理变化，继而从调理气血立法、用药收功。

淋浊

毒症

史左 溲浊淋沥赤白，溺时管痛，湿胜于热则为白，热胜于湿则为赤。经云：诸转反戾，水液浑浊，皆属于热。一则热迫血分，一则湿郁下焦，瘀精留滞中途，膀胱宣化失司，赤浊白浊所由来也。拟清肝火，渗湿热，佐去瘀精。

龙胆草一钱五分　粉萆薢三钱　细木通八分　黑山栀一钱五分　远志肉一钱　滑石三钱　生草梢八分　粉丹皮一钱五分　琥珀屑三分，冲　淡黄芩一钱五分　川雅连三分　方通草八分

谢左 淋浊积年不愈，阴分已亏，而湿热未楚。肾与膀胱为表里，肾阴不足，不能潜伏元阳，致浮阳溢入膀胱，蕴成湿热。拟育阴清化，缓图功效。

大生地四钱　云茯苓三钱　潼蒺藜三钱　山萸肉一钱五分　熟女贞二钱

粉丹皮—钱五分　黄柏炭八分　威灵仙二钱　福泽泻—钱五分　怀山药三钱
剪芡实二钱　猪脊髓二条，酒洗

【点评】丁氏治疗淋浊的案例共2则，分别从湿浊化热和肝气内郁的病理变化立法。他认为治疗上应缓缓图治，非速攻而能取效。

毒症

朱左　阴虚毒火上攻，喉痹腐烂，头痛鼻塞，肢节酸楚，此为余毒湿热留恋经络所致。症势缠绵，非易速痊。拟结毒紫金丹加减，育阴解毒，化湿通络。

元武版四钱　甘中黄八分　连翘壳三钱　丝瓜络二钱　生石决明八钱
胡黄连六分　寒水石三钱　仙遗粮四钱　朱茯神三钱　忍冬藤三钱　飞滑石三钱　五宝丹五分，分五次，开水送下

王左　脊背腰髀疼痛，牵及两胁，屡进益气去风、化湿通络之剂，未见效机，今拟土茯苓散合金蟾脱壳煎加味。

土茯苓五钱　忍冬藤四钱　晚蚕沙三钱　西秦艽二钱　紫丹参二钱
五宝丹二分，开水送下　大独活—钱　土贝母五钱　连翘壳三钱　钻地风—钱五分

另：干蟾皮半张，陈酒半斤，浸酒内一周时，将酒炖温服，服后睡一二小时。

便血

施左　身热六七日不退，大便脓血，脉郁数，苔黄。伏邪蕴蒸气分，湿郁化热入营，血渗大肠，肠有瘀浊，大便脓血，职是故也。今拟白头翁汤加味，清解伏邪，苦化湿热。

白头翁三钱　炒黄芩—钱五分　地榆炭—钱五分　杜赤豆五钱　北秦皮

一钱五分　炒赤芍一钱五分　焦楂炭三钱　淡豆豉三钱　川雅连四分　炒当归二钱　炙甘草五分

沈左　身热不扬，大便脓血色紫，脉沉苔腻。脾为阴土之脏，统血之经，赖阳气以营运。脾阳不健，瘀浊留恋，血不循经而下溢，经所谓阴络伤则血下溢是也。身热不扬，阴盛而格阳于外也。当宜温运脾阳，而化瘀浊，以冀火土相生，阳气得以上升，阴血不致下走矣。

肉桂心三分　炒於术一钱五分　焦楂炭三钱　熟附子八分　炮姜炭六分　陈广皮一钱　炒当归二钱　炙甘草五分　大砂仁八分　炒赤芍一钱五分

丁左　便血色紫，腑行不实，纳谷衰少，此远血也。近血病在腑，远血病在脏，脏者肝与脾也。血生于心，而藏统之职，司于肝脾。肝为刚脏，脾为阴土，肝虚则生热，热迫血以妄行；脾虚则生寒，寒泣血而失道，藏统失职，血不归经，下渗大肠，则为便血。便血之治，寒者温之，热者清之，肝虚者柔润之，脾虚者温运之，一方而擅刚柔温清之长，惟金匮黄土汤最为合拍，今宗其法图治。

土炒於术一钱五分　阿胶珠二钱　炒条芩一钱五分　灶心黄土四钱，荷叶包煎　陈广皮一钱　炙甘草五分　炒白芍一钱五分　抱茯神三钱　炮姜炭五分　炙远志一钱

葛左　肾阴不足，肝火有余，小溲频数，肛门坠胀，内痔便血。拟清养肺肾，取金水相生之义。

细生地三钱　西洋参一钱五分　炒槐花三钱，包　朱灯心二扎　粉丹皮二钱　大麦冬二钱　京赤芍二钱　脏连丸八分，包　黑山栀一钱五分　生草梢六分　淡竹茹一钱五分

王左　内痔便血又发，气虚不能摄血，血渗大肠，兼湿热内蕴所致。拟益气养阴，而化湿热。

潞党参一钱五分　全当归二钱　荆芥炭八分　杜赤豆一两　炙黄芪二钱　大白芍一钱五分　侧柏炭一钱五分　清炙草六分　生地炭三钱　槐花炭三钱，包

孙右　脾脏受寒，不能摄血，肝虚有热，不能藏血，血渗大肠，

肠内有热，经事不调。拟黄土汤两和肝脾，而化湿浊。

炮姜炭八分　炒白芍一钱五分　炒於术一钱五分　广陈皮一钱　阿胶珠二钱　炙甘草六分　灶心黄土四钱，包煎

[复诊]肠红大减，未能尽止，经事愆期，胸闷纳少，脾胃薄弱，运化失常。再拟和肝脾、化湿热，佐以调经。

原方加大砂仁八分，研生熟谷芽各三钱。

【点评】丁氏对便血的辨证施治分析很透彻，用药也易效法，于临证很有实用价值。他认为便血之证，多见气阴两伤、气不摄血，或肝火有余，移热大肠；或湿郁化热，血渗于肠而便血。丁氏亦按常法治疗，如以炙黄芪、炒白术、西洋参等益气；以生地、炒白芍等养阴；以粉丹皮、银花炭、脏连丸、炒黄芩、银柴胡、炒黑荆芥等清热而凉血止血；另有地榆炭、蒲黄、鲜藕、槐角等止血之品。对于脾阳虚寒，统摄无权，血渗大肠，血色紫黯，面色少华，气短乏力，脉象濡弦，舌苔淡白者，丁氏认为需以温阳健脾之法，常用药物为：熟附子、炮姜炭、灶心黄土、白术、阿胶、黄芩、枣仁、白芍药。

溲血

赵左　溺血之症，痛者为血淋，不痛者为尿血，肾阴不足，君相之火下移小肠，逼血下行，小溲带血，溺管不痛，脉象细小而数。王太仆曰：壮水之主，以制阳光。当宜育坎藏之真阴，清离明之相火。

大生地三钱　抱茯神三钱　小川连四分　蒲黄炭三钱　粉丹皮一钱五分　玄武版四钱　生甘草六分　生白芍二钱　怀山药三钱　阿胶珠三钱　黄柏炭一钱　藕节炭二枚

黄左　肝为藏血之经，脾为统血之脏。肝脾两亏，藏统失司，溲

血甚多，小便频数，大便溏薄，舌中剥边黄腻，脉濡弦而数。阴无阳化，阳不生阴，膀胱宣泄无权，足肿面浮，脾虚之象见矣。拟归脾汤法引血归经，合滋肾通关丸生阴化阳。

西洋参三钱　抱茯神三钱　紫丹参二钱　焦谷芽三钱　清炙黄芪三钱　炒枣仁三钱　茜草根炭一钱　焦白芍一钱五分　活贯众炭三钱　炒於术一钱五分　滋肾通关丸二钱，包煎、

[二诊] 溲血有年，血色紫黑，少腹胀满，小溲频数。大便溏薄，内热心悸，耳鸣头眩，面色萎黄，腿足浮肿，脉左弦小而数，右濡弦。肝虚不能藏血，脾虚不能统血，血随溲下。色紫黑，少腹满，宿瘀尚未清也。前进归脾法合滋肾丸，尚觉合度，再从原方复入通瘀之品。

前方去活贯众，加生草梢、蒲黄炭、琥珀屑、鲜藕。

[三诊] 溲血色紫，小溲频数，少腹酸胀，大便溏薄，兼有脱肛，头眩心悸耳鸣，腿足浮肿，两进归脾，病无进退，脾虚固属显然；小溲频数，少腹酸胀，肝热有瘀，亦为的当不移之理。惟病本虽在肝脾，病标却在膀胱。经云：胞移热于膀胱，则病溺血。膀胱者，州都之官，藏津液而司气化。气化不行，则病肿满。肺者，膀胱水道之上源也。治肝脾不应，治膀胱不应，今拟清宣肺气，去瘀生新，下病上取，另辟途径，以观后效。

西洋参三钱　抱茯神三钱　茜草根二钱　通天草一钱五分　川贝母二钱　炙远志一钱　紫丹参二钱　活贯众炭三钱　清炙枇杷叶三钱，去毛，包　生草梢八分　另鲜车前汁　鲜藕汁各一两　炖温冲服。

[四诊] 昨投清宣肺气，去瘀生新之剂，溲血已减，小便亦爽，下病治上，已获效征。惟面浮足肿，脘腹作胀，纳谷减少，头眩心悸，大便不实。明系肝体不足，肝用有余，脾弱不磨，运化失其常度。急其所急，缓其所缓，又当从肝脾着手。肝为乙木，脾为戊土，

脾虚木横，顺乘脾土，固在意中，则治肝实脾，下病治上，亦一定不移之法矣。

生於术三钱　扁豆衣三钱　紫丹参二钱　荸荠梗一钱五分　远志肉一钱　云茯苓三钱　陈广皮一钱　生草梢八分　生熟苡仁各三钱　生熟谷芽各三钱　清炙枇杷叶三钱，去毛，包

[五诊] 溲血已止，小便不爽，足肿面浮，纳谷减少，脉尺部细小，寸关濡弦。此血虚肝气肝阳易升，脾弱水谷之湿不化也。血虚宜滋养，脾弱宜温燥，顾此失彼，动形掣肘。今拟健运中土，而化水湿。

炒白术三钱　陈广皮一钱　炒神曲三钱　滋肾通关丸三钱，包煎　连皮苓四钱　煨木香五分　谷麦芽各三钱　冬瓜皮一两，煎汤代水　清炙草八分　春砂壳八分　炒苡仁三钱

[六诊] 健运分消，肿仍不退，便溏口干不欲饮，面无华色，头眩耳鸣，纳谷减少，脉象尺部细小，寸关虚弦。血虚之体，肝阳易升，脾弱水谷之湿泛滥，欲扶脾土，须益命火，经所谓少火生气，气能生血，血不能自生，全赖水谷之精液所化。拟崇土渗湿法，再进一层。

炒於术三钱　连皮苓四钱　煨木香五分　滋肾通关丸一钱，包煎　红枣三枚　熟附片五分　陈广皮一钱　炒神曲三钱　焦苡仁三钱　清炙草四分　春砂壳八分　焦谷芽三钱　冬瓜皮五钱

[七诊] 身半以下肿依然，胸闷纳少，大便溏泄，小便短少，口干不多饮，舌薄腻，脉象尺部细小，寸关濡弦无力。皆由肝肾阳虚，水谷之湿，生痰聚饮，横溢于募原之间。中气已虚，肝木来乘，气化不及州都，膀胱宣化无权也。再拟崇土渗湿，滋肾通关。

前方去木香、神曲，加炒怀药、炒车前子。

[点评] 丁氏治疗溲血的独特经验是下病上取，可谓独辟新

径。这取自《丹溪心法》，他在治疗黄左溲血有年，血色紫黑，少腹胀满，小便频数，大便溏薄，内热心悸，头眩耳鸣，面色萎黄，腿足浮肿，兼有脱肛，脉左弦小而数，右濡弦时选用两进归脾法，病无进退，未见显效。丁氏指出：肺者，膀胱水道之上源也。肺气虚弱，阳不生阴；肺虚热恋，失于宣肃，此膀胱宣泄无权，肝脾藏统失职之所由来者。他拓开思路，特拟清宣肺气，去瘀生新，下病上取之法，取西洋参、茯神、茜草根、通天草、川贝母、炙远志、丹参、贯众炭、枇杷叶、甘草组方，并以鲜车前草汁、鲜藕汁炖温冲服，药后溲血即减，小便亦爽。

衄血

李左　始由腹痛，误服姜醋，辛热过度，引动心肝之火上亢，阳络损伤，则血上溢，舌衄如涌，气粗喘促，口干不欲饮，欲小溲则大便随之，脉弦数而促，舌干涸无液，肺金化源告竭，龙雷之火飞越升腾，颇虑喘脱之险。

急拟生脉汤救化源，犀角地黄汤清血热。

西洋参二钱　鲜生地三钱　生白芍二钱　鲜竹茹一钱五分　大麦冬二钱　犀角尖四分　粉丹皮一钱五分　鲜藕汁一杯，冲服　鲜铁石斛三钱　川贝母二钱　怀牛膝二钱

郭右　发乃血之余，血虚则发落。血虚生热，热搏营分，上为鼻衄，下为便血。宜养血清营主治。

细生地四钱　天麦冬各二钱　槐花炭二钱　夏枯草一钱五分　生甘草六分　粉丹皮一钱五分　侧柏炭一钱五分　肥知母一钱五分　冬桑叶三钱　川石斛三钱　鲜藕二两，切片入煎

【点评】丁氏治疗衄血以养血清营为主。衄血案只有2例，案

中均用生地、麦冬、石斛等养血滋阴之品，取丹皮、鲜藕等清营凉血之属。养血滋阴意在固本，清营凉血用以治标。这也是肌衄、鼻衄等出血性疾病的常用治法。临床上可将丁氏养血清营方药作为各种衄证治疗的基本方，尔后随证损益。如心肝之火上亢证，加清肝泻火药物；胃火炽盛证，加清胃泻火药物；脾不统血证，加健脾益气药物；阴虚火旺证，加滋阴降火药物。

卷 七

调经

沈右　气升呕吐，止发不常，口干内热，经事愆期，行而不多，夜不安寐，舌质红，苔薄黄，脉象左弦右涩，弦为肝旺，涩为血少。良由中怀抑塞，木郁不达，郁极化火，火性炎上，上冲则为呕吐，经所谓诸逆冲上，皆属于火是也。肝胆同宫，肝郁则清净之府岂能无动，挟胆火以上升，则气升呕逆，尤为必有之象。口干内热，可以类推矣。治肝之病，知肝传脾。肝气横逆，不得舒泄，顺乘中土，脾胃受制。胃者，二阳也。经云：二阳之病发心脾，有不得隐曲，女子不月。以心生血，脾统血，肝藏血，而细推营血之化源，实由二阳所出。经云：饮食入胃，游溢精气，上输于脾。又云：中焦受气取汁，变化而赤，是谓血。又云：营出中焦。木克土虚，中焦失其变化之功能，所生之血日少，上既不能奉生于心脾，下又无以泽灌乎冲任，经来愆期而少，已有不月之渐，一传再传，便有风消息贲之变，蚁穴溃堤，积羽折轴，岂能无虑。先哲云：肝为刚脏，非柔养不克，胃为阳土，非清通不和。拟进养血柔肝，和胃通经之法，不治心脾，而治肝胃，穷源返本之谋也。第是症属七情，人非太上，尤当怡养和悦，庶使药达病所，即奏肤功。不致缠绵为要耳。

生白芍二钱　朱茯神三钱　仙半夏一钱五分　川石斛二钱　炒枣仁三钱　代赭石二钱，煅　旋覆花一钱五分，包　银柴胡一钱　青龙齿三钱　广橘白一钱　茺蔚子三钱　紫丹参二钱　鲜竹茹一钱五分　生熟谷芽各三钱　左金丸七分，包

[二诊] 气升呕吐未发，夜寐不安，经事行而不多，苔灰黄，按脉弦细而涩。皆由营血亏耗，肝失条达，脾失健运，胃失降和为病。昨投养血柔肝，和胃降逆，助以调经之剂，尚觉获效。仍拟逍遥合覆赭、二陈加减，但得木土不争，则诸恙可愈。

白归身二钱　朱茯神三钱　炒枣仁三钱　炒竹茹一钱五分　生白芍二钱　仙半夏一钱五分　青龙齿三钱　广橘白一钱五分　银柴胡八分　北秫米三钱，包　代赭石三钱，煅　茺蔚子三钱　川石斛三钱　旋覆花一钱五分，包　青橘叶一钱五分

李右　天癸初至，行而不多，腹痛隐隐，鼻红甚剧。气滞血瘀，肝火载血，不能顺注冲任，而反冲激妄行，上溢清窍，有倒经之象。逆者顺之，激者平之，则顺气祛瘀，清肝降火，为一定不易之法。

紫丹参二钱　怀牛膝二钱　全当归二钱　粉丹皮一钱五分　鲜竹茹三钱　茺蔚子三钱　制香附一钱五分　白茅花一钱，包　炒荆芥八分　福橘络一钱　春砂壳八分

吴右　经事愆期，临行腹痛，血室有寒，肝脾气滞。血为气之依附，气为血之先导，气行血行，气止血止。欲调其经，先理其气，经旨固如此也。拟严氏抑气散，复入温通之品。

制香附一钱五分　云茯苓三钱　广艾绒八分　延胡索一钱　月季花八分　全当归二钱　茺蔚子三钱　金铃子二钱　大砂仁八分，研　紫丹参二钱　台乌药八分　怀牛膝二钱　陈广皮一钱

郑右　正虚邪伏，营卫循序失常，形寒已久，纳少神疲，经事三月不行，渐成损怯。姑与扶正达邪，和营通经。

炒潞党二钱　抱茯神三钱　茺蔚子三钱　银柴胡八分　清炙草五分　紫丹参二钱　月季花五分　酒炒黄芩一钱五分　陈广皮一钱五分　仙半夏二钱　逍遥散三钱，包

[二诊] 寒热已止，纳减神疲，经事三月不行，脉象弦数，客邪虽退，而正气不复，冲任亏损，而经事不通。

仍宗前法。

前方加怀牛膝二钱、西藏红花八分。

翁右 经停九月，胃纳不旺。经旨月事不以时者，责之冲任，冲为血海，隶于阳明，阳明者胃也，饮食入胃，化生精血，营出中焦，阳明虚，则不能化生精血下注冲任，太冲不盛，经从何来。当从二阳发病主治，拟金匮温经汤加味。

全当归二钱　阿胶珠二钱　紫丹参二钱　赤白芍各一钱五分　川桂枝四分　吴茱萸四分　仙半夏二钱　炙甘草五分　茺蔚子三钱　大川芎八分　粉丹皮一钱五分　生姜二片　红枣二枚

徐右 经云：暴痛属寒，久痛属热，暴痛在经，久痛在络。少腹痛阵作，痛甚有汗，已延匝月。形寒纳少，咳嗽泛恶，胸闷不舒，口干引饮，肝热瘀阻，气滞不流，阴伤津少上承，肺虚痰热留恋，舌质红绛，脉细如丝，虚赢太极，恐难完璧。

金铃子二钱　旋覆花一钱五分，包　朱茯神三钱　赤白芍各一钱五分　全栝蒌四钱，切　光杏仁三钱　真新绛八分　川象贝各二钱　焦楂炭三钱　银柴胡八分　失笑散三钱，包　青橘叶一钱五分　炒山栀一钱五分

[二诊] 少腹痛已舒，泛恶渐止，有汗甚多，四肢逆冷，形瘦骨立，口渴欲饮。肝郁化热，热深厥深，阴伤津少上承，肺虚痰热留恋，舌质光，脉细依然。颇虑阴不敛阳，阳不藏阴，致有厥脱之变。皆由虚赢太极，不任攻补使然。

川石斛三钱　朱茯神三钱　川象贝各二钱　花龙骨四钱　乌梅炭八分　炒山栀一钱五分　大白芍二钱　浮小麦四钱　生白术一钱五分　银柴胡八分　紫丹参二钱　生熟谷芽各三钱　清炙枇杷叶三钱，去毛，包　柿霜八分

[三诊] 厥复汗收，胃纳渐进，佳兆也。形瘦骨立，脉细如丝，舌红而绛，咳嗽泛恶。木郁化火，肝病传脾，阴伤津少上承，肺虚痰热留恋。难经云：从所不胜来者为贼邪。虽见转机，未足恃也。

前方去朱茯神、紫丹参、柿霜，加生甘草五分、陈木瓜二钱。

王右　适值经临，色紫黑，少腹胀痛拒按，痛甚有晕厥之状。形寒怯冷，口干不多饮，苔黄腻，脉濡涩。新寒外束，宿瘀内阻。少腹乃厥阴之界，厥阴为寒热之脏，肝失疏泄，气滞不通，不通则痛矣。气为血之帅，气行则血行，行血以理气为先，旨哉言乎！

肉桂心五分　金铃子二钱　春砂壳二钱　青橘叶一钱五分　小茴香八分　延胡索一钱　失笑散三钱，包　细青皮一钱　茺蔚子三钱　焦楂炭三钱　制香附一钱五分　酒炒白芍二钱　两头尖一钱五分，酒浸，包

另： 食盐末二两，香附末四两，酒、醋炒，熨腹痛处。

吴右　女子二七而天癸至。年十六矣，经犹未行，面色㿠白，心悸跳跃，神疲乏力，营血亏耗，无以下注冲任使然，舌苔薄腻，脉象濡小无力。姑与和营通经。

全当归二钱　抱茯神三钱　青龙齿三钱　青橘叶一钱五分　京赤芍二钱　广橘白一钱　鸡血藤二钱　月季花八分　紫丹参二钱　茺蔚子三钱　嫩钩钩三钱，后入

【点评】丁氏深谙调经机理，熟知调经的治法及原则。在所立之法中，若经行先期，则以清热为主；经行过多，则以补气养血为主；若有瘀滞，则以行瘀去滞为先。机体气血调和，阴平阳秘，则月经自调，何虑其病之不愈。其用药特点系轻灵多变，配伍严谨，药证合拍。

崩　漏

丁右　血生于心，藏于肝，统于脾。肝脾两亏，藏统失司，崩漏已久。迩来面浮足肿，纳少便溏，脉细，舌绛。此阴液已伤，冲任之脉失固，脾胃薄弱，水谷之湿不化。人以胃气为本，阴损及阳，中土败坏，虚象迭见，已入险途！姑拟益气生阴，扶土运中，以冀阳生阴

长，得谷则昌为幸。

炒潞党参二钱　炙甘草五分　连皮苓四钱　生熟谷芽各三钱　米炒於术一钱五分　扁豆衣三钱　陈广皮一钱　炒怀药三钱　干荷叶一角　炒苡仁四钱　炒补骨脂一钱五分

罗右　崩漏不止，形瘦头眩，投归脾汤不效。按脉细数，细为血少，数为有热，营血大亏，冲任不固，阴虚于下，阳浮于上，欲潜其阳，必滋其阴，欲清其热，必养其血。拟胶艾四物合三甲饮，滋养阴血而潜浮阳，调摄冲任而固奇经。

阿胶珠二钱　生地炭四钱　大白芍一钱五分　左牡蛎四钱　广艾炭八分　白归身二钱　丹皮炭一钱五分　炙龟板三钱　炙鳖甲三钱　贯众炭三钱　血余炭二钱　鲜藕一两，切片，入煎

李右　肝脾两亏，藏血统血两脏失司，经漏如崩，面色萎黄，按脉细小，腰骨酸楚。腰为肾腑，肾主骨，肾虚故腰痛而骨酸。兹从心脾二经调治，拟归脾汤加味，俾得中气充足，力能引血归经。

潞党参三钱　清炙草五分　远志肉一钱　厚杜仲二钱，盐水炒　红枣两枚　炙黄芪三钱　抱茯神三钱　白归身二钱　川断肉二钱　桂圆肉二钱　甜冬术一钱五分　炒枣仁三钱　大白芍一钱五分　阿胶珠二钱　藕节炭两枚

钱右　冲任亏损，不能藏血，经漏三月，甚则有似崩之状。腰酸骨楚，舌淡黄，脉细涩，心悸头眩，血去阴伤，厥阳易于升腾。昔人云：暴崩宜补宜摄，久漏宜清宜通，因未尽之宿瘀留恋冲任，新血不得归经也。今拟胶艾四物汤，调摄冲任，祛瘀生新。

阿胶珠二钱　朱茯神三钱　大白芍二钱　紫丹参二钱　广艾叶八分　生地炭四钱　大砂仁八分，研　百草霜一钱，包　白归身二钱　炮姜炭四分　炒谷麦芽各三钱

钱右　漏红带下，时轻时剧，便后脱肛，肛门坠胀，腑行燥结，腰腿酸楚，脉象虚弦。气虚不能摄血，血亏肝阳上升。拟补中益气，调摄奇经，冀望气能摄血，血自归经。

生黄芪三钱　白归身三钱　大白芍二钱　全栝蒌四钱，切　吉林参须

八分　朱茯神三钱　稆豆衣三钱　苦桔梗一钱　清炙草六分　炒枣仁三钱　柏子仁三钱　嫩钩钩三钱,后入　黑芝麻三钱,研,包　松子肉三钱

【点评】丁氏诊治崩漏在临床上积累了丰富的用药经验,对现今临证很有启发。概括案中立法与用药如下,以做参考。

1. 清肝降火　青葙子、嫩白薇、滁菊花;

2. 养血柔肝　生白芍、白归身、潼蒺藜、嫩钩钩;

3. 益气补血　潞党参、炙甘草、川断肉、炒於术;

4. 温暖冲任　艾绒、厚杜仲、炮姜炭、川断肉、松子肉;

5. 补中益气　生黄芪、吉林参须、白归身、大白芍、炙甘草、黑芝麻;

6. 补益心脾　潞党参、生黄芪、炒於术、炒枣仁、白归身、大白芍、阿胶珠、朱茯神、红枣;

7. 清肺化痰　冬桑叶、象贝母、冬瓜子、光杏仁、杭菊花;

8. 滋阴潜阳　龟甲、鳖甲、丹皮、生地、阿胶珠、白归身、鲜藕。

9. 补脾益肾　吉林参须、米炒白术、清炙草、生地炭、厚杜仲、川断肉、阿胶珠、春砂壳、乌贼骨;

10. 活血祛瘀　紫丹参、大砂仁、白归身、炮姜炭;

11. 益气生阴　炒潞党参、炙甘草、米炒於术、炒怀药、炒补骨脂;

12. 扶土运中　生熟谷芽、扁豆衣、广陈皮、干荷叶;

13. 调补冲任　阿胶珠、大白芍、白归身、稆豆衣、朱茯神、生地炭;

14. 引血归经　花龙骨、左牡蛎、贯众炭、藕节炭、侧柏炭、阿胶珠蒲黄同炒、百草霜、生地炭、炮姜炭、广艾炭、血余炭、乌贼骨、陈棕炭。

带下

费右　营虚肝旺，肝郁化火，脾虚生湿，湿郁生热，湿热郁火流入带脉，带无约束之权，以致内热溲赤，腰酸带下。湿热下迫大肠，肛门坠胀。郁火宜清，清火必佐养营，蕴湿宜渗，渗湿必兼扶土。

白归身二钱　赤茯苓三钱　厚杜仲二钱　六一散三钱,包　大白芍二钱　怀山药三钱　乌贼骨三钱　炒条芩一钱五分　黑山栀一钱五分　黄柏炭八分　生白术一钱五分　荸荠梗一钱五分

吴右　三阴不足，湿热下注，带下频频，阴挺坠胀，腑行不实，里急后重。拟益气升清，滋阴化湿。

生黄芪三钱　黄柏炭八分　小生地三钱　川升麻三分　蜜炙枳壳一钱　乌贼骨三钱　粉丹皮一钱　净槐米三钱,包　生甘草八分　苦桔梗一钱　福泽泻一钱五分　威喜丸三钱,包

黄右　营血亏，肝火旺，挟湿热入扰带脉，带下赤白，头眩腰酸。与养血清肝，化湿束带。

白归身二钱　云茯苓三钱　厚杜仲二钱　鲜藕二两,切片　生苡仁四钱　乌贼骨三钱　生白芍二钱　嫩白薇一钱五分　川断肉二钱　黄柏炭八分　粉丹皮一钱五分　福泽泻一钱五分　生白术三钱　震灵丹三钱,包

[复诊] 赤白带下，已见轻减。经事超前，营阴不足，肝火有余，冲任不调。再拟养血柔肝，而调奇经。

前方去白薇，加炙鳖甲三钱。

【点评】带下共列3则医案，其病总由湿热所致，在本则营血亏，肝火旺，以致带脉无约束之权，用药取黄柏、乌贼骨、怀山药、赤茯苓及威喜丸。

胎前

唐右　腰为肾府，胎脉亦系于肾，肾阴不足，冲任亦亏，妊娠四月，忽然腹痛坠胀，腰酸流红，脉细小而弦。胎气不固，营失维护，虑其胎堕。急拟胶艾四物汤养血保胎。

阿胶珠二钱　生白术一钱五分　厚杜仲二钱　大白芍一钱五分　广艾炭八分　炒条芩一钱五分　川断肉二钱　苎麻根二钱　白归身二钱　生地炭四钱　桑寄生二钱

朱右　怀孕足月，漏红迭见，是血虚有热，冲任不固。胎之生发由于血，今血溢妄行，胎萎不长，不能依时而产也。拟养血清热，而固胎元。

阿胶珠二钱　生地炭四钱　白归身二钱　炙黄芪三钱　苎麻根二钱　炒条芩一钱五分　嫩白薇一钱五分　大白芍一钱五分　西洋参一钱五分　藕节炭二枚

严右　咳嗽较减之后，忽然漏红甚多，舌质淡红，脉弦小而数。怀麟七月，正属手太阴司胎，太阴原有燥邪，引动肝火，由气入营，血得热以妄行，颇虑热伤胎元，致成小产。急拟养营泄热以保胎，佐入滋水清肝而润肺。

蛤粉炒阿胶三钱　生地炭三钱　侧柏炭一钱五分　厚杜仲三钱　生白术一钱五分　光杏仁三钱　冬桑叶三钱　炒条芩一钱　川象贝各二钱　冬瓜子三钱　鲜藕四两，去皮、切片、入煎　枇杷叶露四两，后入

蔡右　怀麟八月，腰酸漏红。疫喉痧四天，寒热不退，痧子隐隐，布而不透，咳嗽泛恶，咽喉焮红作痛，舌质红，苔粉白，脉象濡滑而数。风温疫疬之邪，蕴袭肺胃二经，两两相衡，自以清温解疫为要。疫邪一日不解，则胎元一日不安，急拟辛凉汗解，宣肺化痰，不必安胎，而安胎止漏之功，即在是矣。

薄荷叶八分　苦桔梗一钱　连翘壳三钱　荆芥穗一钱五分　江枳壳一钱　光杏仁三钱　净蝉衣八分　轻马勃八分　象贝母三钱　淡豆豉三钱　熟牛蒡二钱　鲜竹茹二钱　芫荽子一钱五分

唐右　受寒停滞，脾胃为病，清浊混淆，腹痛泄泻，似痢不爽，有坠胀之状，胸闷不纳，舌光无苔，按脉濡迟。怀娠四月，颇虑因泻动胎。急拟和中化浊，佐保胎元。

藿香梗一钱五分　云茯苓三钱　六神曲三钱　陈广皮一钱　炒扁豆衣三钱　焦楂炭三钱　生白术一钱五分　大腹皮二钱　带壳砂仁八分　焦谷芽四钱　陈莱菔英三钱　干荷叶一角

吴右　牙齿属胃，胃火循经上升，风热之邪未楚，左颧面肿红已退，右颧面漫肿又起。内热口干，心中嘈杂，舌质淡红，脉象滑数。怀麟足月，胎火内炽，拟辛凉清解，而清胎热。

薄荷叶八分　天花粉三钱　生赤芍二钱　熟牛蒡二钱　生甘草八分　大贝母三钱　冬桑叶三钱　苦桔梗一钱　炙僵蚕三钱　甘菊花三钱　金银花三钱　连翘壳三钱　鲜竹叶三十张　活芦根一尺，去节

戴右　怀麟十二月，漏红五六次，腹已大，乳不胀，脉弦小而滑。冲任亏损，肝火入营，血热妄行，不得养胎，故胎萎不长，不能依期而产也。当宜益气养血，清营保胎，俾气能摄血，血足荫胎，胎元充足，瓜熟自然蒂落。

吉林参须一钱　生黄芪三钱　生地炭三钱　厚杜仲三钱　生白术二钱　白归身二钱　阿胶珠二钱　炒条芩一钱　侧柏炭一钱五分　生白芍二钱　桑寄生三钱　鲜藕一两，切片入煎

张右　妊娠九月，便溏旬余，漏红色紫，腰不酸，腹不坠，殊非正产之象。良由肝虚不能藏血，脾虚不能统血，中焦变化之汁，尽随湿浊以下注也。舌苔薄腻，脉象弦滑。当宜培养中土，而化湿浊。俾得健运复常，则生气有权，而胎元易充易熟矣。

生白术三钱　云茯苓三钱　春砂壳八分　桑寄生二钱　炒怀药三钱　陈广皮一钱　焦楂炭三钱　藕节炭二枚　炒扁豆衣三钱　煨木香五分　焦

麦芽三钱　干荷叶一角

[二诊] 孕已足月，腹痛腰酸，谷道坠胀，中指跳动，正产之时已届。气足则易送胎，血足则易滑胎。惟宜大补气血，以充胎元，水足则舟行无碍之意。

炙黄芪五钱　抱茯神三钱　陈广皮一钱　大白芍一钱五分　大熟地五钱　菟丝子二钱　炒黑荆芥八分　生白术二钱　白归身三钱　大川芎五分　红枣五枚

【点评】胎前宜安，而安胎之法，丁氏在案中列出以下几种：一是祛邪安胎，如蔡案和吴案，均以辛凉清解用药为主。二是养血安胎，如唐案和朱案，由冲任不足所致，故以养血保胎为主。三是调肝安胎，如严右案，以清肝润肺，养营泄热为主；张右案，由肝脾藏统失职，故以滋肝健脾安胎为主。四是大补气血，如张右案以补养气血安胎为主。

产后

赵右　新产五日，陡然痉厥不语，神识时明时昧，脉郁滑，舌薄腻。良由气血亏耗，腠理不固，外风引动内风，入于经络。风性上升，宿瘀随之，蒙蔽清窍，神明不能自主，所以痉厥迭发，神糊不语，症势重险！勉拟清魂散加减，和营祛风，清神化痰。

吉林参须五分　炙甘草五分　琥珀屑六分，冲　嫩钩钩三钱，后入　紫丹参二钱　朱茯神三钱　鲜石菖蒲八分　泽兰叶一钱五分　炒黑荆芥炭八分　炙远志一钱　童便一酒盅，炖冲服

严右　血藏于肝，赖脾元以统之，冲任之气以摄之。肝肾两亏，气不固摄，脉细小，当宜培养肝脾，调摄冲任，八珍汤加减。

潞党参二钱　炙甘草四分　白归身二钱　大白芍一钱五分　抱茯神三钱

阿胶珠二钱　血余炭二钱　川断肉二钱　炒於术一钱五分　生地炭四钱　葛氏十灰丸二钱，包煎

沈右　新产后去血过多，头眩眼花，神昏气喘，自汗肢冷，脉细如丝。此乃血去阴伤，阴不抱阳，阳不摄阴，正气难以接续，浮阳易于上越，气血有涣散之虑，阴阳有脱离之险，血脱重症，危在顷刻！勉仿经旨血脱益气之义，以冀万一之幸。

吉林参须一钱　全当归三钱　养正丹二钱，包煎

邹右　产后腹痛，小溲淋漓，脉弦紧右濡细，此营血已亏，宿瘀未楚，挟湿下注膀胱，宣化失司。拟和营祛瘀，通利州都。

全当归二钱　朱茯神三钱　泽兰叶一钱五分　荸荠梗一钱五分　紫丹参二钱　生草梢八分　益母草三钱　大川芎八分　绛通草八分　琥珀屑六分，冲

金右　产后寒热，汗多不解，大便溏泄，卫气不能外护，营虚失于内守，营卫不和，邪不易达，健运无权。当拟调和营卫，扶土和中。

川桂枝三分　云茯苓三钱　炙甘草五分　炒白芍一钱五分　扁豆衣三钱　炒苡仁三钱　生白术一钱五分　广陈皮一钱　谷麦芽各三钱　红枣二枚　生姜二片　干荷叶一角

虞右　产后肺脾两亏，肃运无权，遍体浮肿，咳嗽气逆，难以平卧，脉象濡软而滑。经云：诸湿肿满，皆属于脾。脾虚生湿，湿郁生水，水湿泛滥，无所不到。肺为水之上源，不能通调水道，下输膀胱，聚水而为肿也。肺病及肾，肾气不纳，肺虚不降，喘不得卧，职是故也，喘肿重症。拟五苓、五皮合苏子降气汤，肃运分消，顺气化痰，以望转机。

生白芍一钱五分　肉桂心三分　炙白苏子二钱　淡姜皮六分　连皮苓四钱　化橘红八分　炙桑皮三钱　川椒目十粒　粉猪苓二钱　光杏仁三钱　象贝母三钱　济生肾气丸三钱，包煎

张右　新产后气血已亏，恶露未楚，感受时气氤氲之邪，引动先

天蕴毒，由内达外，天痘已布，尚未灌浆，身热骨楚，苔薄腻，脉濡数。经云：邪之所凑，其气必虚。拟益气托浆，和营祛瘀。

生黄芪三钱　全当归二钱　杜红花八分　生甘草四分　京赤芍一钱五分　益母草三钱　桃仁泥一钱五分，包　紫丹参二钱　净蝉衣八分　鲜笋尖二钱　生姜一片　红枣二枚

庄右　未产之前，发热咳嗽，风温伏邪，蕴蒸气分，肺胃两经受病。今产后发热不退，更甚于前，恶露未楚，苔黄脉数。良由气血已亏，宿瘀留恋，伏邪不达，邪与虚热相搏，所以身热更甚也。投解肌药不效者，因正虚不能托邪外出也。今宗傅青主先生加入人参生化汤，养正达邪，去瘀生新，助入宣肺化痰之品。

吉林参须八分　大川芎八分　荆芥炭八分　炙桑叶三钱　炙甘草五分　炮姜炭四分　光杏仁三钱　全当归二钱　桃仁泥一钱五分，包　象贝母三钱　童便一酒盅，炖温冲服

于右　人身之经络，全赖血液以滋养。产后阴血已亏，不能营养经脉，邪风入络，络有宿瘀，不通则痛，以致手不能举，足不能履，肢节痹痛，脉细涩。当宜养血祛风，去瘀通络。

全当归二钱　大川芎八分　青防风八分　大白芍一钱五分　木防己二钱　西秦艽二钱　陈木瓜二钱　茺蔚子三钱　紫丹参二钱　怀牛膝二钱　嫩桑枝四钱，酒炒

陈右　产后五朝，腹痛阵作，拒按，甚则泛恶，脉弦细而紧。新产营血已伤，宿瘀交阻，上冲于胃，胃失降和，凝滞于中，气机窒塞，所谓不通则痛也。产后以去瘀为第一要义，当宜和营去瘀，盖瘀血去则新血可生，不治痛而痛自止。

全当归二钱　五灵脂三钱　延胡索一钱　杜红花八分　大川芎八分　陈广皮一钱　台乌药八分　桃仁泥一钱五分　益母草三钱　紫丹参二钱　炙没药一钱　制香附一钱五分　炮姜炭四分

俞右　鼻鸣鼻干，干呕，咳嗽不爽，肺有燥邪也。胸闷不舒，口甜时苦，胃有湿热也。胸前板痛，按之更甚，痰滞阻于贲门也。自汗

甚多，内热不清，遍体骨楚，正虚阴不足也。病起胎前，延及产后，诸药备尝，时轻时剧，良以体虚邪实，肺燥痰湿，攻既不得，补又不可，清则助湿，燥则伤阴，每有顾此失彼之忧，尤多投鼠忌器之虑。同拟两法并进，先投苦温合化，开其中隔之痰湿，继进甘凉生津，润其上焦之烦躁，是否有当，尚希高明裁政。

先服　水炒川雅连_{四分}　竹沥半夏_{二钱}　枳实炭_{一钱}　淡干姜_{三分}　橘白络_{各八分}　生蛤壳_{六钱}　薤白头_{一钱五分，酒炒}　川贝母_{三钱}　白残花_{五分}

后服　鳖血炒银柴胡_{一钱}　天花粉_{三钱}　鲜竹叶茹_{各一钱五分}　炒地骨皮_{一钱五分}　冬桑叶_{三钱}　活芦根_{一尺，去节}　鲜枇杷叶_{五张，去毛，包}

张右　新产后营阴亏耗，恶露未楚，旧患便溏，脾土薄弱，胃呆纳少，舌苔薄腻，脉象濡缓，新邪旧恙，治宜兼顾。姑拟和营生新，扶土和中。

全当归_{二钱}　云茯苓_{三钱}　生白术_{一钱五分}　益母草_{三钱}　紫丹参_{三钱}　杜红花_{五分}　焦楂炭_{二钱}　大川芎_{五分}　炮姜炭_{四分}　炒谷芽_{三钱}　炒赤砂糖_{三钱}　干荷叶_{一角}

[二诊] 新产三朝，昨起寒热，至今未退，头痛骨楚，胸闷不思饮食，舌苔薄腻，脉象弦滑带数，此营血已亏，恶露未楚，氤氲之邪乘隙而入，营卫循序失常。姑拟清魂散合生化汤加味，一以疏邪外达，一以祛瘀生新。

紫丹参_{二钱}　大川芎_{四分}　炮姜炭_{三分}　炒黑荆芥炭_{一钱五分}　益母草_{二钱}　杜红花_{六分}　清水豆卷_{三钱}　炒赤砂糖_{三钱}　全当归_{二钱}　焦楂炭_{三钱}　炒谷芽_{四钱}　炒白薇_{一钱}　干荷叶_{一角}

[三诊] 新产五朝，寒热轻而复重，头痛骨楚，胸闷不思饮食，舌苔腻布，恶露未止，脉象弦滑带数，宿瘀留恋，氤氲之邪挟痰滞交阻，阳明为病。再拟清魂散合生化汤，复入疏散消滞之品。

紫丹参_{二钱}　杜红花_{八分}　枳实炭_{一钱}　炒白薇_{一钱五分}　炒黑荆芥_{一钱五分}　全当归_{一钱五分}　焦楂炭_{三钱}　益母草_{二钱}　淡豆豉_{三钱}　大川

芎五分　炒谷芽四钱　保和丸三钱，包煎

[**四诊**] 新产八朝，形寒身热，有汗不解，胸闷，饥不思纳，渴不多饮，舌苔薄腻而黄，脉象弦滑带数。客邪移于少阳，宿瘀未楚，营卫失常，有转疟之机括，还虑缠绵增剧。再拟小柴胡汤合清魂散、生化汤复方图治。

吉林参须五分　杜红花八分　清水豆卷四钱　嫩白薇一钱五分　软柴胡五分　全当归二钱　紫丹参二钱　大川芎四分　炒黑荆芥一钱　全栝蒌三钱，切　炒谷芽三钱　益母草二钱　川通草八分

[**五诊**] 新产十二朝，寒热得退，胸闷不纳如故，小溲短赤，舌苔薄腻，阴血已亏，蕴湿未楚，脾胃运化无权。再拟养正祛瘀，和胃化湿。

吉林参须五分　赤茯苓三钱，朱砂拌　全当归二钱　清水豆卷三钱　炒黑荆芥五分　福泽泻一钱五分　谷麦芽各三钱，炒　益母草二钱　陈广皮一钱　紫丹参二钱　通草八分　佩兰梗一钱五分　大砂仁五分，研　干荷叶一角

张右　产后两月，营阴未复，重感新邪，内停宿滞，肺胃为病，形寒身热，有汗不解，脘痞作痛，纳少泛恶，且又咳嗽，经行色紫，舌苔白腻，脉象左弦右濡。标邪正在鸱张，不能见虚投补，姑拟疏邪消滞，和中祛瘀，病去则虚自复。

炒黑荆芥一钱五分　清水豆卷四钱　赤茯苓三钱　金铃子二钱　光杏仁三钱　仙半夏一钱五分　延胡索一钱　嫩前胡一钱五分　象贝母三钱　枳实炭一钱　茺蔚子二钱　带壳砂仁八分　炒谷麦芽各三钱　佛手八分

[**二诊**] 形寒身热渐解，脘痞作痛，咳嗽则痛辄剧，纳少泛恶，小溲短赤，经行色紫，舌质红，苔薄腻，脉左弦右濡。产后营阴未复，外邪宿滞，挟肝气横逆，肺胃肃降失司。投剂合度，仍拟宣肺化痰，理气畅中。

嫩前胡一钱五分　赤茯苓三钱　川楝子二钱　象贝母三钱　仙半夏二钱　炒枳壳一钱　延胡索一钱　茺蔚子三钱　川郁金一钱五分　光杏仁三钱　春砂壳八分　绛通草八分　台乌药八分　炒谷麦芽各三钱

马右　未产之前，已有痛风，产后二十一天，肢节痹痛，痛处浮肿，痛甚于夜，不能举动，形寒内热，咳嗽痰多，风湿痰瘀，羁留络道，营卫痹塞不通，肺失清肃，胃失降和，病情夹杂，非易图治。姑拟和营祛风，化痰通络。

紫丹参二钱　朱茯神三钱　光杏仁三钱　木防己二钱　炒黑荆芥一钱　远志肉一钱　象贝母三钱　夜交藤四钱　炒白薇二钱　西秦艽二钱　藏红花八分　甜瓜子三钱　嫩桑枝四钱　泽兰叶二钱

李右　产后二十四天，营血已虚，恶露未楚，腹痛隐隐，纳谷减少，畏风怯冷，有汗不解，旬日未更衣，舌无苔，脉象濡细。卫虚失于外护，营虚失于内守，肠中津液枯槁，腑垢不得下达也。仿傅青主加参生化汤意，养营祛瘀，和胃润肠。

吉林参须一钱　紫丹参三钱　春砂壳八分　生熟谷芽各三钱　全当归三钱　藏红花四分　全栝蒌四钱，切　益母草一钱五分　大川芎四分　炮姜炭三分　大麻仁四钱，研

朱右　产后八旬，寒热匝月，痰多纳减，脉象虚弦而数。气虚则寒，营虚则热，胃虚纳减，脾弱痰多，势成蓐痨。姑拟八珍汤加减，以望转机。

炒潞党参三钱　全当归二钱　银州柴胡八分　云茯苓三钱　大白芍二钱　嫩白薇一钱五分　米炒於术一钱五分　广橘白一钱　大熟地三钱　炮姜炭三分　生熟谷芽各三钱

张右　新产十一天，恶露不止，少腹作痛，咳嗽声音不扬，风寒包热于肺，宿瘀留恋下焦，脉象浮濡带滑。

姑拟祛瘀生新，开胃化痰。

全当归二钱　抱茯神三钱　光杏仁三钱　嫩射干五分　紫丹参二钱　金铃子二钱　象贝母三钱　春砂壳八分　净蝉衣八分　延胡索一钱　藏红

花八分　冬瓜子三钱

【点评】产后多宜温补气血。本节共有17则医案，其中新产有5则，不论是包括张右5诊的新产案中，还是产后的其余案例中，用药皆有参、归等温养之品。邪入或内有湿邪等，都在扶正达邪的原则下加减用药。

卷 八

外科

脑疽

张_左　正脑疽两候，疮口虽大，而深陷不起，疮根散漫不收，色红疼痛，舌质光红，脉象濡缓。气虚血亏，不能托毒外出，痰湿蕴结，营卫不从，症势重险！再拟益气托毒，和营化湿，冀其疮顶高起，根脚收缩，始有出险之幸。

生黄芪_{八钱}　全当归_{三钱}　抱茯神_{三钱}　生首乌_{四钱}　生潞党参_{三钱}　京赤芍_{二钱}　炙远志肉_{一钱}　白茄蒂_{一钱}　生草节_{八分}　紫丹参_{三钱}　鹿角霜_{三钱}　陈广皮_{一钱}　大贝母_{三钱}

外用黑虎丹、九黄丹、补天丹、阳和膏。

钱_左　脑疽三日，红肿寒热，外邪客于风府，蕴热上乘，邪热相搏，血瘀停凝。法当疏散。

荆芥穗_{一钱五分}　青防风_{一钱}　全当归_{二钱}　京赤芍_{二钱}　大贝母_{三钱}　炙僵蚕_{三钱}　羌活_{一钱}　大川芎_{八分}　香白芷_{八分}

外用金箍散、冲和膏，陈醋、白蜜调，炖温敷。

[二诊] 投剂后，得大汗，热退肿减，再用和解。

全当归_{二钱}　京赤芍_{二钱}　大川芎_{八分}　生草节_{八分}　苦桔梗_{一钱}　大贝母_{三钱}　炙僵蚕_{三钱}　晚蚕砂_{三钱，包}　丝瓜络_{二钱}　香白芷_{六分}　万灵丹_{一粒，入煎}

仍用金箍散、冲和膏。

柯左 脑旁属太阳，为寒水之府，其体冷，其质沉，其脉上贯巅顶，两旁顺流而下。花甲之年，气血已亏，加之体丰多湿，湿郁生痰，风寒侵于外，七情动于中，与痰湿互阻于太阳之络，营卫不从，疽遂成矣。所喜红肿高活，尚属佳象，起居调摄，尤当自慎。

生黄芪三钱　青防风一钱　生草节八分　苦桔梗一钱　陈广皮一钱　仙半夏二钱　大川芎八分　大贝母三钱　炙僵蚕三钱　羌活一钱　小金丹一粒，陈酒化服

外用金箍散、金黄散、冲和膏，陈醋、白蜜调，炖温敷。

[二诊] 脑疽偏者较正者难治，前方连服三剂，根盘略收。疮顶高突，有溃脓之势。今症位虽偏，形势尚佳，所喜疮顶起发，胃纳健旺，人以胃气为本，有胃则生，书有明文。再拟消托兼施法。

生黄芪三钱　全当归二钱　京赤芍二钱　陈广皮一钱　仙半夏三钱　生草节八分　大贝母三钱　苦桔梗一钱　炙甲片一钱五分　皂角针一钱五分　笋尖三钱　炙僵蚕三钱　香白芷八分

外用金箍散、金黄散、冲和膏。

[三诊] 叠进提托之剂，得脓甚畅，四围根盘渐收，调养得宜，生机有庆。

生黄芪三钱　全当归二钱　京赤芍二钱　紫丹参二钱　陈广皮一钱　仙半夏三钱　云茯苓三钱　制首乌三钱　生草节八分　红枣二枚

外用九黄丹、海浮散、阳和膏。

夭疽

唐左 夭疽肿硬，位在左耳之后，症由情志抑郁，郁而生火，郁火挟血瘀凝结，营卫不从，颇虑毒不外泄，致有内陷之变。急与提托，冀其速溃速腐，得脓为佳。

银柴胡一钱　全当归二钱　京赤芍二钱　川象贝各二钱　陈广皮一钱
生草节八分　炙远志一钱　炙僵蚕三钱　炙甲片一钱五分　皂角针一钱五分
琥珀蜡矾丸一粒，开水化服

[二诊] 前投提托透脓之剂，疮顶红肿高活，有溃脓之象，是属佳兆。惟恙从七情中来，务须恬惔虚无，心旷神怡，胜乞灵于药石也。

生黄芪三钱　全当归二钱　京赤芍二钱　紫丹参二钱　生草节八分
银柴胡八分　生香附一钱　皂角针一钱五分　川象贝各三钱　炙僵蚕三钱
笋尖三钱　琥珀蜡矾丸一粒，开水化服

[三诊] 疽顶隆起，内脓渐化，旋理调护，可保无虑矣。

全当归二钱　京赤芍二钱　银柴胡八分　生草节八分　川象贝各三钱
炙僵蚕三钱　陈广皮一钱　半夏曲二钱　制首乌三钱　香白芷六分

何右　夭疽匝月，色黑平塌，神糊脉细，汗多气急，阴阳两损，肝肾俱败，疡症中之七恶已见，虽华佗再世，亦当谢不敏也。勉方冀幸。

吉林参二钱　生黄芪六钱　血鹿片八分　生於术二钱　清炙草八分
云茯苓三钱　炮姜炭五分　川贝母三钱　大熟地四钱　五味子六分　左牡蛎四钱　半夏曲三钱

[二诊] 服药后，神清思食，脉象弦硬，此系孤阳反照，不足恃也。勉宗前法，以冀万一。
原方加熟附片一钱。

骨槽风

周左　骨槽风肿硬不痛，牙关拘紧，缠绵二月余，此阴症也。位在少阳，少阳少血多气之脏，脉络空虚，风寒乘隙而入，痰瘀凝结，徒恃清凉无益也。法当温化，阳和汤主之。

净麻黄五分　肉桂心四分　大熟地四钱，二味同捣　炮姜炭五分　生草节八分　白芥子一钱，炒研　鹿角霜三钱　小金丹一粒，陈酒化服

外用生姜切片，上按艾绒灸之，再覆以阳和膏。

朱右　骨槽风破溃经年，脓积成骨，流水清稀，气血两亏，不能载毒外出，缠绵之症也。法与补托。

潞党参三钱　生黄芪四钱　全当归二钱　京赤芍二钱　云茯苓三钱　炮姜炭五分　陈广皮一钱　川贝母三钱　炙僵蚕三钱　香白芷六分

金右　骨槽风穿腮落齿，脓水臭秽，症属棘手。

西洋参二钱　北沙参三钱　川石斛四钱　赤白芍各一钱五分　金银花三钱　粉丹皮二钱　川贝母三钱　天花粉三钱　旱莲草二钱　黛蛤散六钱，包

施左　颐肿坚硬，寒热交作，牙关开合不利，骨槽风之渐也。宜与疏散。

荆芥穗一钱五分　青防风一钱　薄荷叶八分　炒牛蒡二钱　生草节八分　苦桔梗一钱　大贝母三钱　炙僵蚕三钱　晚蚕砂三钱，包　山慈菇片八分　万灵丹一粒，入煎

外用消核锭，陈醋磨敷。

[二诊] 寒热已退，肿硬渐消，此系风痰交阻络道所致。再与疏散。

荆芥穗一钱五分　青防风一钱　薄荷叶八分　炒牛蒡二钱　生草节八分　苦桔梗一钱　大贝母三钱　炙僵蚕三钱　小青皮一钱　光杏仁三钱　万灵丹一粒，入煎

洪左　颊车漫肿焮红，且有寒热，肝胃之火升腾，风热之邪外乘。宜以清疏。

荆芥穗一钱五分　青防风一钱　薄荷叶八分　炒牛蒡二钱　生石膏四钱，打　生草节八分　苦桔梗一钱　京赤芍二钱　大贝母三钱　炙僵蚕三钱　金银花三钱　茅芦根各一两，去心、节

邹左　骨槽痛内外穿溃，腐烂已久，气阴两伤，少阴伏热上升，喉痹燥痛，蒂丁下坠，妨于咽饮，咳嗽痰浓夹红，舌质红绛，脉象濡小而数，加之手足浮肿，动则气喘，胸膺骨胀，肺络损伤，子盗母气，脾土薄弱。肺喜清润，脾喜香燥，治肺碍脾，治脾碍肺，棘手重症。勉拟培土生金，养肺化痰，未识能得应手否。

南沙参三钱　生甘草六分　栝蒌皮二钱　猪肤三钱，刮去油、毛　怀山药三钱　苦桔梗一钱　生苡仁四钱　冬瓜子皮各三钱　连皮苓四钱　川象贝各二钱　藏青果一钱

外用金不换吹喉搽腐。

牙疳

谢左　肾主骨，齿为骨余，牙龈属胃。痘疹后，热毒内蕴肾胃两经，以致牙疳腐烂，苔黄，脉数，听其漫延，恐有穿腮落齿之险，重症也。姑拟芦荟消疳饮加味，清阳明而解热毒。

真芦荟八分　甘中黄八分　金银花四钱　活贯众三钱　川升麻三分　胡黄连四分　黑山栀一钱五分　京玄参一钱五分　生石膏三钱，打　银柴胡八分　活芦根一尺，去节

外用走马牙疳散，桐油调敷。

牙岩

何右　营血久亏，肝郁不达，郁从火化，火性上炎，致发牙岩，已延半载，虑其翻花出血，下部酸软乏力。

拟养营清上。

小生地四钱　肥知母一钱五分　生甘草六分　粉丹皮二钱　京赤芍二钱　连翘壳三钱　川黄柏一钱五分　京玄参二钱　大贝母三钱　生蒲黄三钱，包　藕节四枚

大头瘟

沈右 重感氤氲之邪，引动伏温，外发温毒，满面红肿，透及后脑，耳根结块，久而不消，形寒身热，逾时得汗而解，胸闷不思饮食，舌苔薄腻微黄，脉象左弦数右濡数，虑其缠绵增剧。姑拟清解伏温，而化痰瘀。

薄荷叶八分　朱茯神三钱　荆芥穗八分　鲜竹茹一钱五分　清水豆卷四钱　熟牛蒡二钱　江枳壳一钱　连翘壳三钱　大贝母三钱　净蝉衣八分　苦桔梗一钱　生赤芍二钱　板蓝根三钱

[二诊] 大头瘟复发，满面肿红焮痛，寒热日发两次，得汗而解，胸闷不思饮食，口干不多饮，耳根结块，久而不消，舌苔薄腻，脉象左弦数右濡数。伏温时气，客于少阳阳明之络，温从内发，故吴又可云：治温有汗而再汗之例。体质虽虚，未可滋养，恐有留邪之弊。昨投普济消毒饮加减，尚觉获效，仍守原法为宜。

薄荷叶八分　朱茯神三钱　金银花三钱　生草节四分　板蓝根二钱　熟牛蒡二钱　苦桔梗一钱　连翘壳三钱　生赤芍二钱　净蝉衣八分　轻马勃八分　鲜竹茹二钱　通草八分

[三诊] 大头瘟之后，头面红色未退，睡醒后时觉烘热，逾时而平。舌苔干白而腻，脉象左弦数右濡滑，余温留恋少阳阳明之络，引动厥阳升腾，所有之痰湿阻于中焦，阳明通降失司，纳谷减少，小溲短赤，职是故也。滋阴则留邪，燥湿则伤阴，有顾此失彼之弊。再拟清泄伏温为主，宣化痰湿佐之。

霜桑叶三钱　生赤芍二钱　赤茯苓三钱　夏枯花一钱五分　滁菊花三钱　连翘壳三钱　福泽泻一钱五分　枯碧竹三钱　薄荷炭八分　轻马勃八分　象贝母三钱　鲜竹茹一钱五分　金银花露六两，后入

[四诊] 昨投清泄伏温，宣化痰湿之剂，头面红色略减，烘热稍平，纳谷减少，舌干白而腻，余湿留恋阳明之络，厥阳易于升腾，痰湿互阻中焦，脾胃运输无权。已见效机，仍守原意出入，阴分虽亏，不可滋养，俾得伏温速清，则阴分自复。

冬桑叶三钱　象贝母三钱　轻马勃八分　碧玉散三钱，包　滁菊花三钱　生赤芍二钱　赤茯苓二钱　广橘白一钱　薄荷叶八分　连翘壳三钱　福泽泻一钱五分　鲜竹茹一钱五分　夏枯花一钱五分　金银花露六两，后入

[五诊] 面部红色渐退，烘热形寒，时作时止，胸闷不舒，纳谷减少，舌中微剥，后薄腻，脉象左濡小右濡滑。阴分本亏，肝经气火易升，湿痰中阻，胃失降和，络中蕴湿未楚，营卫失其常度。今拟清泄厥阳，和胃化痰，待伏温肃清后，再为滋阴潜阳可也。

冬桑叶三钱　朱茯神三钱　珍珠母五钱　仙半夏一钱五分　滁菊花三钱　生赤芍一钱五分　嫩白薇一钱五分　北秫米三钱，包　碧玉散三钱，包　川象贝各二钱　通草八分　嫩钩钩三钱，后入　鲜竹茹一钱五分　橘白络各八分

朱左　头面肿大如斗，寒热口干，咽痛腑结，大头瘟之重症也。头为诸阳之首，惟风可到，风为天之阳气，首犯上焦，肝胃之火，乘势升腾，三阳俱病。拟普济消毒饮加减。

荆芥穗一钱五分　青防风一钱　软柴胡八分　酒炒黄芩一钱五分　酒炒川连八分　苦桔梗一钱　连翘壳三钱　炒牛蒡二钱　轻马勃八分　生甘草八分　炙僵蚕三钱　酒制川军三钱　板蓝根三钱

[二诊] 肿势较昨大松，寒热咽痛亦减。既见效机，未便更张。

荆芥穗一钱五分　青防风一钱　薄荷叶八分　炒牛蒡二钱　酒炒黄芩一钱　酒炒川连八分　生甘草六分　苦桔梗一钱　轻马勃八分　大贝母三钱　炙僵蚕三钱　连翘壳三钱　板蓝根三钱

[三诊] 肿消热退，咽痛未愈，外感之风邪已解，炎炎之肝火未靖也。再与清解。

冬桑叶三钱　生甘草六分　金银花三钱　甘菊花二钱　苦桔梗一钱
连翘壳三钱　粉丹皮一钱五分　轻马勃八分　黛蛤散五钱，包　鲜竹叶三十张

陶右　头面漫肿焮红，寒热日夜交作，前医投以承气，进凡三剂，病象依然不减。夫身半以上，天之气也，为诸阳荟萃之枢。外感风温之邪，引动少阳胆火上升，充斥清窍，清阳之地，遂如云雾之乡。承气是泻胃中之实热，病在上焦，戕伐无故，所以病势有进无退。东垣普济消毒饮，专为此病而设，加减与之，以观进退。

软柴胡八分　薄荷叶八分　炒牛蒡二钱　青防风一钱　生甘草八分
苦桔梗一钱　轻马勃八分　大贝母三钱　炙僵蚕三钱　炙升麻三分　酒炒黄芩一钱　酒炒川连五分　板蓝根三钱

杜左　巅顶之上，惟风可到，风温疫疠之邪，客于上焦，大头瘟头面焮红肿痛，壮热口干，溲赤便结，苔薄腻，脉郁滑而数。风属阳，温化热，如烟如雾，弥漫清空，蕴蒸阳明，症非轻浅。亟拟普济消毒饮加味，清彻风邪，而通腑气。仿经旨火郁发之，结者散之，温病有下不嫌早之例。

薄荷八分　山栀一钱五分　马勃八分　银花三钱　豆豉三钱　大贝三钱
牛蒡二钱　生草八分　赤芍一钱五分　连翘三钱　桔梗八分　淡芩一钱五分
生军八分　板蓝根三钱

一剂腑通，去川军，服三剂愈。

陈左　大头瘟头面肿红焮痛，发热甚壮，口渴欲饮，头痛如劈，入夜谵语，舌灰糙，脉洪数。此时气疫疠客于上焦，疫邪化火，传入阳明之里，津液已伤，厥阳独亢，颇虑昏厥！亟拟生津清温，以制其焰。

鲜石斛三钱　薄荷叶八分　金银花三钱　生甘草八分　鲜竹叶三十张
天花粉三钱　炒牛蒡三钱　连翘三钱　羚羊片五分，另冲服　生石膏三钱
大青叶三钱　轻马勃八分

时毒

史左 时毒五天，寒热头痛，风邪挟痰瘀凝结，营卫不从。急拟疏散消解。

荆芥穗一钱　青防风一钱　薄荷叶八分　炒牛蒡二钱　生草节八分　苦桔梗一钱　轻马勃八分　大贝母三钱　炙僵蚕三钱　生蒲黄三钱，包　山慈菇片八分　万灵丹一大粒，入煎

瘰疬

高右 瘰疬发于耳后，头痛，脉弦，少阳胆火上升，挟痰凝结。拟清解化痰法。

羚羊尖八分　京玄参二钱　薄荷叶八分　川贝母三钱　生牡蛎六钱　连翘壳三钱　淡海藻一钱五分　海蛤粉四钱　夏枯草二钱

外用消核锭，陈醋磨敷。

翟左 瘰疬之生也，多由于胆汁之不足。丹溪云：瘰疬皆起于少阳胆经。少阳风火之府也，内寄相火，风气通肝，与少阳相合，少阳属木，木最易郁，郁未有不化火者也。郁火与相火交煽，胆汁被其消烁，炼液成痰。痰即有形之火，火即无形之痰，痰火相聚为患，成为瘰疬，发于耳后颈项之间。延今已有半载，屡屡失寐，时时头痛，一派炎炎之象，非大剂清化，不足以平其势；非情怀宽畅，不足以清其源，二者并施，或可消患于无形，此正本清源之治也。

羚羊尖八分　大生地四钱　银柴胡一钱　京玄参四钱　象贝母四钱　生牡蛎四钱　竹沥半夏二钱　海蛤粉四钱　淡海藻二钱　夏枯草二钱　紫菜二钱　陈海蜇皮二两，漂淡　大荸荠二两，洗打、两味煎汤代水

外用海浮散、九宝丹、九仙丹、太乙膏。

郑右 病疡自颈窜至胸膺，腋窝破深溃大，内热脉数，经闭，谷

饮不香，势入损门。急拟养阴清热。

南沙参三钱　川石斛四钱　炙鳖甲三钱　青蒿梗一钱五分　地骨皮三钱
粉丹皮二钱　云茯苓三钱　川贝母四钱　功劳子三钱　甘蔗一两

外用桃花散、海浮散、太乙膏。

朱右　瘰疬窜发，未溃者肿硬疼痛，已溃者脓水不多。经停半载，寒热食减，肝脾肾三者并亏，难治之症也。肝藏血，脾统血，肾藏精，三经精血大亏，血脉干涩，经水不通，经不通则气不行，气不行则瘰疬成矣。当补益三阴，怡养性情。

吉林参须一钱五分　银柴胡一钱　大生地四钱　炙鳖甲三钱　地骨皮三钱　生牡蛎六钱　广橘红一钱　云茯苓三钱　生於术一钱五分　京玄参二钱　夏枯草二钱　川象贝各四钱　红枣四枚

[二诊]　寒热已退，纳谷略增，项间累累成串，彼没此起，此敛彼溃，三阴精血不足，损症之根萌也。还宜填补三阴，怡养性情，庶溃易敛而肿易消矣。

吉林参须一钱五分　云茯苓三钱　生於术一钱五分　清炙草八分　广橘白一钱　仙半夏二钱　厚杜仲三钱　川断肉三钱　大生地四钱　玄武板四钱　川象贝各四钱　生牡蛎四钱　红枣四枚

黄左　阴虚肝火上升，肺经痰热入络，颈间瘰疬肿大，内热咳呛，涕中夹红。拟滋阴清肝，养肺化痰。

南沙参三钱　川石斛四钱　石决明四钱　粉丹皮二钱　光杏仁三钱　象贝母三钱　京玄参三钱　栝蒌皮三钱　鲜竹茹二钱　夏枯草二钱　海蛤粉四钱　枇杷叶三钱，去毛，包

外用消核锭，酒磨敷。

痰核

陈右　阴虚痰热结于脉络，项左痰核破溃，近及结喉，胻骨肿

痛，四肢酸楚，阴血亏耗，营卫不能流通。拟养阴清络法。

　　羚羊尖八分　小生地四钱　炙鳖甲三钱　全当归二钱　粉丹皮二钱京玄参二钱　京赤芍二钱　天花粉三钱　川黄柏一钱　丝瓜络二钱　大贝母三钱　竹二青二钱

　　外用海浮散、太乙膏。

　　黄右　少阳相火，挟痰上升，颈左痰核，肿突坚硬，劳则作痛，并起水泡，防其破溃。拟养阴清肝。

　　羚羊尖八分　粉丹皮二钱　京赤芍二钱　全当归二钱　京玄参二钱大贝母三钱　炙僵蚕三钱　夏枯草二钱　广橘红八分　海蛤粉四钱　淡海藻二钱　连翘壳三钱

　　海蜇皮二两，漂淡　大荸荠二两，洗打，两味煎汤代水，

痰毒

　　费右　盘颈痰毒半月，势将成脓。

　　熟牛蒡二钱　大贝母三钱　炙僵蚕三钱　粉丹皮二钱　京赤芍二钱酒炒黄芩二钱　陈广皮一钱　粉甘草六分　夏枯草二钱　竹二青二钱　小金丹一粒，陈酒化服

　　外用金箍散、金黄散，葱汁、白蜜调，炖温敷。

　　鲍左　锁喉痰毒，漫肿疼痛，根盘焮红，风温痰热，蕴结上焦。拟辛凉清解。

　　荆芥穗一钱　青防风一钱　薄荷叶八分　炒牛蒡二钱　生草节八分苦桔梗一钱　轻马勃八分　大贝母三钱　炙僵蚕三钱　金银花三钱　连翘壳三钱　海蛤粉四钱　六神丸十粒，吞服，

　　[二诊]清解后，证象较松，药既合病，仍宗原法进步。

　　薄荷叶八分　生草节八分　大贝母三钱　熟牛蒡二钱　苦桔梗一钱炙僵蚕二钱　青防风一钱　轻马勃八分　京赤芍二钱　金银花三钱　海蛤

粉三钱　山慈菇片八分　六神丸十粒，吞服，

周左　痰毒漫肿作痛，酿脓之兆。宜与和托，以冀一溃，症自安矣。

薄荷叶八分　熟牛蒡二钱　京赤芍二钱　生草节六分　苦桔梗一钱
轻马勃八分　大贝母三钱　炙僵蚕三钱　山慈菇片八分　炙甲片一钱五分
皂角针一钱五分　丝瓜络二钱

痰瘤

钱左　阳明痰气，循经上升，结于上腭，发为痰瘤，肿大且坚，鼻旁高突，迄今年余，势须破溃。拟化痰清热。

法半夏二钱　广橘红八分　大贝母三钱　苦桔梗一钱　连翘壳三钱
海蛤粉四钱　炙僵蚕三钱　京玄参二钱　淡昆布一钱五分　淡海藻一钱五分
京赤芍二钱　竹二青二钱　海蜇皮一两，漂淡　荸荠二十枚，洗打，二味煎汤代水

外用中白散搽。

血瘤

汪左　肝火逼血妄行，凝结少阳之分，右耳根血瘤有年，骤然胀大，坚肿色红，日夜掣痛，有外溃之势。症属不治，勉拟凉血清肝。

羚羊尖一钱　小生地三钱　粉丹皮二钱　京赤芍二钱　上川连四分
黑山栀一钱五分　京玄参二钱　侧柏叶一钱五分　生蒲黄三钱，包　大贝母三钱　连翘壳三钱　藕节四枚

气瘿

王左　肩膊肿大如盆，名曰气瘿，难治之症也，治宜调营顺气。

潞党参二钱　云茯苓三钱　生白术一钱　全当归二钱　大白芍二钱　大川芎八分　陈广皮一钱　仙半夏一钱　制香附一钱五分　淡昆布二钱　淡海藻二钱　红枣四枚　生姜二片

外用冲和膏。

孙左　痰气凝于肉里，右臂膊发为气瘿，肿大如盆，不易调治。拟养营流气，而化痰瘀。

全当归二钱　大白芍二钱　大川芎八分　大生地三钱　杭菊花一钱五分　紫丹参二钱　制香附一钱五分　川续断三钱　柏子仁三钱　小金丹一粒，陈酒化服，

发背

宋左　中发背腐溃，得脓不多，大似覆碗，肉坚肿，疮顶深陷，临晚寒热不壮，纳谷减少，舌苔薄腻，脉象虚弦。背脊属督脉所主，脊旁为太阳之经，督阳已衰，太阳主寒水之化，痰湿蕴结，营血凝塞，此阴疽也，势勿轻视。急拟助督阳以托毒，和营卫而化湿，冀其疮顶高起，脓毒外泄，始能入于坦途。

生黄芪五钱　朱茯神三钱　陈广皮一钱　鹿角胶一钱五分　紫丹参三钱　仙半夏二钱　大贝母三钱　生草节五分　全当归三钱　红枣四枚　生熟谷芽各三钱

洗方

全当归二钱　生草节六分　独活二钱　大川芎二钱　石菖蒲二钱　鲜猪脚爪一枚，劈碎

煎汤洗之。

外用九黄丹、海浮散、阳和膏。

[二诊]中发背腐溃，得脓不多，大如覆碗，疮顶不起，四围肿硬色紫，纳后减少，舌苔薄腻，脉象濡滑。少阴阴阳本亏，痰湿蕴结

太阳之络，营卫凝塞，肉腐为脓。前投助阳托毒和营化湿之剂，尚觉合度，仍守原意出入。

生黄芪六钱　朱茯神三钱　陈广皮一钱　春砂壳八分　生草节四分　紫丹参三钱　炙远志肉一钱　全当归三钱　生熟谷芽各三钱　鹿角胶三钱　仙半夏三钱　大贝母三钱　红枣四枚

[三诊] 中发背腐溃，腐肉渐脱，脓渐多，四围肿硬略减，舌苔白腻，脉象虚弦而滑。少阴阴阳本亏，痰湿凝结太阳之络，营卫循序失常，仍拟助阳益气，化湿托毒，冀其正气充足，则脓自易外泄。

生黄芪六钱　朱茯神三钱　全当归三钱　生草节四分　紫丹参二钱　陈广皮一钱　春砂壳八分　炙远志肉一钱　炒赤芍一钱五分　仙半夏二钱　红枣四枚　鹿角霜二钱　大贝母三钱　生熟谷芽各三钱

外用九黄丹、呼脓丹、海浮散、阳和膏。

[四诊] 中发背腐肉渐脱，脓亦多，根脚肿硬亦收，苔薄腻，脉虚滑。少阴阴阳两亏，痰湿稽留太阳之络，营卫循序失常。饮食喜甜，中虚故也。再拟助阳益气，化湿托毒，佐入和胃之品。

生黄芪六钱　云茯苓三钱　全当归三钱　光杏仁三钱　紫丹参二钱　炙远志肉一钱　陈广皮一钱　红枣五枚　生草节四分　仙半夏三钱　春砂壳八分　鹿角霜二钱　川象贝各二钱　生熟谷芽各三钱

[五诊] 中发背腐肉渐脱，得脓亦多，根脚肿硬亦松，惟胃纳不旺，脉象左虚弦右濡滑。少阴阴阳两亏，蕴毒痰湿，稽留太阳之络，脾胃运化失其常度。再拟益气托毒，和胃化湿。

生黄芪四钱　全当归二钱　仙半夏三钱　鹿角霜四钱　红枣五枚　紫丹参二钱　云茯苓三钱　陈广皮一钱　炙款冬一钱五分　生姜一片　生草节四分　炙远志肉一钱　春砂仁一钱　生熟谷芽各三钱

[六诊] 中发背腐肉已去其半，得脓亦多，根脚肿硬亦松，胃纳不旺，脉象左虚弦右濡滑。少阴阴阳两亏，蕴毒痰湿留恋，一时未易

清彻。再拟益气托毒，和胃化痰。

生黄芪四钱　生草节四分　仙半夏一钱五分　紫丹参二钱　抱茯神三钱 陈广皮一钱　全当归二钱　鹿角霜三钱　生熟谷芽各三钱　杜赤豆五钱 红枣五枚

洗方

全当归三钱　生草节三钱　石菖蒲一钱五分　猪脚爪一枚，劈碎　紫丹 参三钱　生赤芍三钱　蜂房窠二钱

煎汤洗之。

外用，红肉：上补天丹、海浮散。腐肉：上桃花散、九黄丹。外 贴阳和膏。

[七诊] 中发背腐肉已去其半，得脓亦多，四围根脚渐平，纳谷 不旺，临晚足跗浮肿，牙龈虚浮，脉象左濡弦右濡滑。气血两亏，脾 胃不健，余毒蕴湿未楚，再拟益气托毒，崇土化湿。

生黄芪四钱　抱茯神三钱　全当归二钱　紫丹参二钱　陈广皮一钱 冬瓜皮三钱　生白术一钱五分　生草节四分　焦谷芽三钱　红枣五枚 外用海浮散、九黄丹、补天丹、九仙丹、阳和膏。

[八诊] 中发背腐肉十去七八，四围根脚，亦觉渐收，牙龈虚浮， 临晚足跗微肿，脉象左虚弦不柔，右濡滑。气血两亏，浮火易升，脾 弱清气下陷，余毒留恋。再拟益气托毒，崇土化湿。

生黄芪四钱　抱茯神三钱　怀山药三钱　冬瓜皮三钱　紫丹参三钱 全当归三钱　生白芍一钱　红枣五枚　生草节四分　广陈皮一钱　生熟谷 芽各三钱

外用海浮散、桃花散、九黄丹、补天丹、阳和膏。

[九诊] 中发背腐肉已去七八，根脚亦平，脓水亦少，惟纳谷不 香，牙龈虚肿，面部虚浮，脉左虚弦右濡滑。气血两亏，津少上承， 脾胃不健，运化失常。再拟益气托毒，理脾和胃。

生黄芪四钱　云茯苓三钱　大贝母三钱　冬瓜子三钱　紫丹参二钱
陈广皮一钱　佩兰梗一钱五分　红枣四枚　全当归二钱　生草节四分　生熟
谷芽各三钱

外用桃花散、九黄丹、补天丹、阳和膏。

[十诊] 中发背腐肉已除，新肉已生，纳谷衰少，口舌糜点，牙
龈肿痛，妨于咽纳，便溏似痢，苔腻布，脉象左虚弦右濡滑。此乃气
阴两亏，无根之火，易于上升，脾胃不运，湿浊留恋，人以胃气为
本。再拟和胃运脾，宣化湿浊。

炒怀药三钱　炒扁豆衣三钱　佩兰梗一钱五分　藏青果一钱　云茯苓
三钱　新会皮一钱五分　谷麦芽各三钱　干荷叶一角　野蔷薇花露二两　香
稻叶露二两，二味后入

龙脑薄荷一支，剪碎泡汤，洗口舌糜腐处，再用珠黄散搽之。

[十一诊] 中发背腐肉已去七八，新肉已生，便溏似痢亦止，惟
口舌糜点碎痛，牙龈虚浮，妨于咽饮，纳谷减少，苔薄腻，左脉弦象
略缓，右部濡滑。此气阴两亏，虚火挟湿浊上浮，脾胃运化无权。人
以胃气为本，再拟和胃清宣。

炒怀药三钱　川象贝各二钱　通草八分　佩兰梗一钱五分　云茯苓三钱
陈广皮一钱　炒谷麦芽各三钱　香稻叶露三两　蔷薇花露三两，二味后入

[十二诊] 中发背腐肉虽去七八，新肉生长迟迟。皆由正气亏虚，
不能生长肌肉，口舌糜腐碎痛，牙龈腐烂，妨于咽饮，谷食衰少，苔
粉腻，虚火挟湿浊上浮，脾胃生气无权，还虑正虚不支，致生变迁。
再拟和胃清化。

真芦荟八分　甘中黄五分　赤茯苓三钱　京玄参一钱五分　胡黄连五分
活贯众三钱　川象贝各二钱　通草八分　生熟谷芽各三钱　蔷薇花露三两
香稻叶露三两，二味后入

乳岩

庄右　脉左寸关弦数不静，右寸关濡滑而数，舌苔剥绛，乳岩肿硬已久，阴液亏而难复，肝阳旺而易升，血不养筋，营卫不得流通，所以睡醒则遍体酸疼，腰腿尤甚。连投滋阴柔肝、清热安神之剂，尚觉合度，仍守原意出入。

西洋参二钱，另煎汁冲服　朱茯神三钱　蛤粉炒阿胶一钱五分　丝瓜络二钱　霍山石斛三钱　生左牡蛎八钱　嫩白薇一钱五分　鲜竹茹二钱　大麦冬二钱　青龙齿三钱　全栝蒌四钱，切　鲜枇杷叶三张，去毛、包　鲜生地四钱　川贝母二钱　生白芍一钱五分　香谷芽露半斤，后入

外用金箍散、冲和膏，陈醋、白蜜调敷。

[二诊]　脉象尺部细弱，寸关弦细而数，舌质红绛，遍体酸痛，腰膝尤甚，纳谷减少，口干不多饮，腑行燥结，小溲淡黄，乳岩依然肿硬不消，皆由阴液亏耗，血不养筋，血虚生热，筋热则酸，络热则痛。况肝主一身之筋，筋无血养，虚阳易浮，腹内作胀，亦是肝横热郁，阳明通降失司。欲清络热，必滋其阴，欲柔其肝，必养其血，俾得血液充足，则络热自清，而肢节之痛，亦当轻减矣。

西洋参二钱，另煎汁冲服　生左牡蛎八钱　蛤粉炒阿胶一钱五分　霍山石斛三钱　青龙齿二钱　羚羊片四分，另煎汁冲服　大麦冬三钱　生白芍二钱　嫩白薇一钱五分　鲜生地四钱　甜瓜子三钱　鲜竹茹二钱　嫩桑枝一两　丝瓜络五钱，二味煎汤代水

另：真珠粉二分，用嫩钩钩三钱，金器一具，煎汤送下。

[三诊]　遍体酸疼，腰膝尤甚，溲黄便结，纳谷减少，口干不多饮，乳岩依然肿硬不消，皆由阴液亏耗，血不养筋。筋热则酸，络热则痛，病情夹杂，难许速效。再拟养血清络。

西洋参二钱　羚羊片八分，另煎汁冲服　黑芝麻三钱　霍山石斛三钱

左牡蛎八钱　青龙齿三钱　蛤粉炒阿胶二钱　大地龙三钱，酒洗　大麦冬二钱　生白芍一钱五分　嫩桑枝一两　首乌藤三钱　鲜生地四钱　川贝母五钱　甜瓜子三钱　丝瓜络五钱，二味煎汤代水

另：真珠粉二分，用朱灯心两扎，金器一具，煎汤送下。

[四诊] 乳岩起病，阴血亏虚，肝阳化风入络，肢节酸疼，心悸气逆，时轻时剧，音声欠扬，舌质光红，苔薄腻黄，脉象左弦数右濡数，病情夹杂，还虑增剧。姑拟养肝体以柔肝木，安心神而化痰热。

西洋参一钱五分　朱茯神三钱　川象贝各二钱　柏子仁三钱　黑芝麻三钱　霍山石斛三钱　青龙齿三钱　栝蒌皮二钱　凤凰衣一钱五分　夜交藤四钱　真珠母六钱　生地三钱，蛤粉拌　嫩钩钩三钱，后入　蔷薇花露一两　香稻叶露四钱，二味后入

另：真珠粉二分，朱灯心二札煎汤送下。

王右　肝郁木不条达，挟痰瘀凝结，乳房属胃，乳头属肝，肝胃两经之络，被阻遏而不得宣通，乳部结块，已延三四月之久，按之疼痛，恐成乳岩。姑拟清肝郁而化痰瘀，撤消通气饮合逍遥散出入。

全当归二钱　京赤芍二钱　银柴胡八分　薄荷叶八分　青陈皮各一钱　苦桔梗一钱　全栝蒌四钱，切　紫丹参二钱　生香附二钱　大贝母三钱　炙僵蚕三钱　丝瓜络二钱　青橘叶一钱五分

肝疽

郑左　肝疽生于左胁肋，漫肿而硬，按之疼痛，大如手掌。此气阴两亏，肝郁挟痰湿凝结，营卫不从，有酿脓之象。宜消托兼施，消未成之毒，托已成之脓也。

如脓从外泄则吉，破膜则危。

生黄芪六钱　生草节八分　川象贝各二钱　皂角针一钱　全当归三钱

苦桔梗—钱　炙僵蚕三钱　陈广皮—钱　生赤芍三钱　银州柴胡—钱　炙甲片—钱

外用十将丹、平安散、阳和膏。

[二诊] 前投益气消托之剂，肝疽肿硬疼痛，较前大减，可望消散。惟神疲肢倦，形肉削瘦，脉象濡软，气血两亏，痰湿未能尽化。既见效机，仍守原意出入。

生黄芪六钱　云茯苓三钱　川象贝各二钱　杜赤豆—两　全当归三钱　生草节六分　紫丹参二钱　生苡仁四钱　生赤芍三钱　陈广皮—钱　鲜荷叶—角

肺疽

王右　肺疽已成，漫肿如盆，疼痛不已，胸闷气结，汗多肢冷，脉象濡细。初由风邪痰瘀，蕴结肺俞，继则酿脓，肺炎叶举，清肃之令不得下行，颇虑正不支持，致虚脱之变！勉拟扶正托毒，清肺化痰，尽人力以冀天眷耳。

生黄芪四钱　抱茯神三钱　京赤芍二钱　丝瓜络二钱　生草节八分　炙远志肉—钱　象贝母三钱　冬瓜子二钱　苦桔梗—钱　全当归二钱　炙僵蚕三钱　栝蒌皮二钱　水炙桑皮二钱

鼻痔

傅右　阳明湿浊上升，鼻痔壅塞，头目不清，畏风怯冷，肢体作酸，肺胃气虚。拟营卫并调，兼肃肺胃。

潞党参—钱五分　全当归二钱　大白芍—钱五分　陈辛夷八分　苍耳子—钱五分　大川芎八分　藿香梗—钱五分　云茯苓三钱　生白术—钱　陈广皮—钱　煨姜二片

外用柳花散，麻油调揉。

鼻疳

贾左　肺胃积热，酿成鼻疳，迎香腐缺，鼻准已塌，内外之肿不消，防其崩陷。拟再造散加减。

羚羊尖一钱，另煎汁冲服　大麦冬三钱　天花粉三钱　京玄参二钱　京赤芍二钱　酒炒黄芩一钱　寒水石三钱　连翘壳三钱　大贝母三钱　夏枯花二钱　鲜竹叶三十片　干芦根一两，去节

外用治疳结毒灵药。

疔疮

李右　掌心疔顶虽溃，未曾得脓，四围肿硬疼痛，湿火蕴结，血凝毒滞，症势非轻。急拟清解托毒。

甘菊花五钱　地丁草三钱　京赤芍二钱　薄荷叶八分　生草节六分　大贝母三钱　炙僵蚕三钱　金银花三钱　连翘壳三钱　草河车一钱五分　丝瓜络二钱　外科蟾酥丸二粒，开水化服

外用九黄丹、太乙膏，四周用玉露散、菊花露调敷。

湿疮

徐左　湿瘰发于遍体，浸淫作痒，延今已久。血虚生热生风，脾弱生湿，风湿热蕴蒸于脾肺两经也。姑拟清营祛风，而化湿热。

净蝉衣八分　小生地四钱　粉丹皮一钱五分　肥玉竹三钱　茯苓皮三钱　通草八分　六一散三钱，包　苦参片一钱五分　绿豆衣三钱

外用皮脂散，麻油调敷。

痔疮

吴左　外痔焮痛已止，脱肛未收。气虚不能收摄，阴虚湿热下注，大肠不清，传导变化乏力，苔薄腻，脉濡滑。姑拟补中益气，育阴清化。

米炒南沙参二钱　蜜炙升麻五分　清炙黄芪二钱　炒扁豆衣三钱　朱茯神三钱　水炙桑叶三钱　净槐米三钱，包　生白术二钱　土炒当归三钱　杜赤豆一两　灶心黄土一两，荷叶包，煎汤代水

潘左　外痔焮痛，脱肛便血，气阴两虚，大肠湿热留恋，今拟调益气阴，清化湿热。

细生地四钱　粉丹皮一钱五分　京赤芍二钱　净槐米三钱，包　抱茯神三钱　地榆炭三钱　脏连丸一钱，包　橘白络各一钱　生苡仁三钱　全当归二钱　杜赤豆一两　干柿饼三钱

外用黄连膏。

缩脚阴痰

高右　伤筋起见，变为缩脚阴痰，顶虽溃，未尝得脓，根脚肿硬疼痛，痛引少腹，小溲不利，腑行燥结，身热晚甚，口有甜味，舌苔薄腻，脉象濡滑。蕴湿宿瘀，凝结厥阴之络，营卫不从，症属缠绵。姑拟益气托毒，化湿通络。

生黄芪三钱　茯苓皮三钱　炙甲片一钱　清水豆卷四钱　当归尾三钱　福泽泻一钱五分　泽兰叶一钱五分　光杏仁三钱　桃仁泥一钱五分　赤芍药二钱　通草八分　象贝母三钱　苏木一钱五分　陈广皮一钱

外用九黄丹、阳和膏，并用金箍散、冲和膏，敷其四周。

［二诊］伤筋起见，变为缩脚阴痰，肿硬疼痛，连及少腹，咳嗽

则痛更甚，小溲不利，身热晚甚，舌苔薄腻。蕴湿凝结厥阴之络，营卫不从，缠绵之症。再拟和营去瘀，化湿通络。

清水豆卷_{四钱} 藏红花_{八分} 福泽泻_{一钱五分} 通草_{八分} 当归尾_{三钱} 桃仁泥_{一钱五分} 黑白丑_{各八分} 泽兰叶_{一钱五分} 生赤芍_{三钱} 连皮苓_{四钱} 炙甲片_{八分} 大贝母_{三钱} 苏木_{一钱五分} 醒消丸_{一钱，吞服}

[三诊] 缩脚阴痰，肿硬疼痛，上及少腹，下及腿侧，皮色不变，右足曲而不伸，寒热晚甚，舌苔薄腻，脉弦小而迟。寒湿痰瘀，凝结厥阴之络，营卫不从，缠绵之证也。今拟阳和汤加减，温化消解，冀望转阴为阳，始能出险入夷。

净麻黄_{三分} 大熟地_{四钱，二味同捣} 肉桂心_{五分} 生草节_{一钱} 炮姜炭_{五分} 银柴胡_{一钱} 白芥子_{三钱，炒研} 鹿角胶_{二钱，陈酒化冲服} 醒消丸_{一钱，吞服}

【点评】丁氏业师马培之以外科见长，以内科成名，以疡科闻名于世。所著《外科传薪集》《马培之外科医案》等传世之作，皆为近代中医外科名著。丁氏受业师影响甚深，内科、外科皆精通，故本医案中整个卷八都是中医外科的内容，计有23病约43案。而其后《丁甘仁医案续编》所收的医案，亦有外科9病10案，在整个中医外科学中独树一帜。丁氏所诊治外科疾病与很多内科疾病内容交叉，是外治和内治结合的典型。辨治经验之精湛，验方运用之灵活，择药配伍之细腻，辅药相伍之广泛，值得总结并参照运用。

一、辨治经验

1. 重托补，护正气　丁氏治外科病，多崇古训。医案中所录其治疮疡(如发背、脑疽)等外科重症，都用大剂量生黄芪、鹿角胶、当归、西洋参、阿胶等物。凡遇久病正虚，出脓不多，疮顶深陷，盘根不紧的病症，都以托补法治之。

2. 辨经络，祛痰湿　丁氏论治外科疾病，尤重经络。如发背乃"脊旁为太阳之经，督阳已衰，太阳主寒水之化，痰湿蕴结，营血凝塞"；乳房病"属胃，乳头属肝，肝胃两经之络，被阻遏而不得宣通，乳部结块"；瘰疬为"少阳胆汁不足，少阳胆火上升"。丁氏认为瘰疬乃"胆火挟痰凝结"而成；疔疮更是"湿火蕴结，血凝毒滞"；湿疮由"风湿热蕴蒸脾肺两经"而作。

二、验方运用　丁氏精通内外，学验俱丰，治疗外科疾病除了善于辨证外，亦把中医外科历代著名成药入汤剂同煎，可谓既能继承过去精华，又能有所创新。外科蟾酥丸、消醒丸、小金丹、万灵丹乃是其常用之品。

三、择药配伍　丁氏治外科如内科，用药轻灵平正，而平淡之中显神奇。丁氏认为外科之病，邪毒之所凑，其正气必有虚，"和则无猛峻之剂，缓则无急增之功"方可最终转危为安。

四、辅药相伍

1. 内服丸药的辅料特色——减毒增效，兼顾病程。如炼蜜为丸之蜂蜜在方剂配伍中多作为补脾益气之丸剂、膏剂的赋形剂。

2. 内服丸药的送服汤饮特色——病证结合，用法灵活。以酒送服增其温通行散功效的丸药多用于邪毒久积类病证，如：九龙丸逐毒下行；小金丹统治外证；秘制分清泄浊丸治下疳湿烂火盛；阳和丸治一切阴痰流注，皮色不变，漫肿不收等。

3. 敷搽之剂　除常用的醋与油外，丁氏依病情选取的敷搽之剂也颇具特色。丁氏多用梅片治疗五官科疾病，是基于它的"通诸窍，散郁火"之力。

膏方

徐先生　精气神者，人身之三宝也。论先天之生化，则精生气，气生神；论后天之运用，则神役气，气役精。人身五脏，各有所藏，心藏神，肾藏精，精藏于肾，而主于心，心君泰然，肾精不动，是为平人。尊体气阴两亏，坎离失济，心虚易动，肾虚不藏，神动于中，精驰于下，此梦遗旧恙所由起也。递进膏滋，遗泄渐减，药能应手，未始无功。惟是补牢已晚，亡羊难复，久遗之后，肾阴大伤。肾者主骨，骨中有髓，肾之精也。腰为肾之外候，脊乃肾之道路，肾精走失，骨髓空虚，脊痛腰酸，在所必见。肝为乙木，中寄阳魂，胆为甲木，内含相火。肾水既亏，岂能涵木，木失所养，水走火飞，相火不能潜藏，肝阳易于上亢。清空不空，则为头眩；清窍阻塞，则为耳鸣。阴虚于下，火浮于上，上实下虚，亦势所必然矣。症势各类，治本一途，挈要提纲，补精为重。

补精必安其神，安神必益其气，治病必求其本也。壮水以涵其木，滋阴以潜其阳，子虚补母，乃古法也。仍宗前意，再订新方，补气安神，育阴固摄，仿乙癸同源之治，为坎离固济之谋，复入血肉有情，填益精髓，复元精之走失，补奇脉之空虚，为日就月将之功，作一劳永逸之计。是否有当，即正高明。

台参须—两五钱　潞党参三两　大熟地六两，砂仁拌　炙绵芪四两　炒怀药二两　朱茯神三两　酸枣仁三两　炙远志肉—两　清炙草六钱　明天冬二两　大麦冬二两　厚杜仲三两，盐水炒　甘杞子二两　川断肉二两，盐水炒　桑椹子三两　制首乌四两　陈广皮—两　仙半夏二两　北秫米三两，炒，包　宁子淡四两　煅牡蛎四两　紫贝齿四两　紫石英三两　胡桃肉二十枚，盐水炒，去紫衣　五味子六钱　金樱子—两，包　剪芡实三两　川黄柏—两　熟女贞二两　猪脊髓二十条，酒洗　红枣四两　鳔胶二两，溶化收膏

上药煎四次，取浓汁，加龟板胶四两，清阿胶四两，均用陈酒炖烊，再将鳔胶和入白文冰半斤熔化收成膏。每早晚各服二匙，均用开水化服。如遇伤风停滞等症，暂缓再服可也。

罗先生　始患痔漏，继则不寐，痔漏伤阴，阴伤及气，气阴不足，气不能配阳，阴虚及阳，故为不寐。不寐之因甚多，而大要不外

乎心肾。离中一阴，是为阴根，阴根下降，是生水精。坎中一阳，是为阳根，阳根上升，则为火母。坎离交济，水火协和，阳入于阴则为寐，阳出于阴则为寤也。肾阴不足，水不济火，心火不能下通于肾，肾阴不能上济于心，阳精不升，水精不降，阴阳不交，则为不寐，此不寐之本也。肝为乙木，内寄阳魂，胆为甲木，内含相火。平人夜寐，魂归于肝，阳藏于阴也。肾阴亏耗，水不涵木，肝不能藏其阳魂，胆不能秘其相火，神惊火浮，亦为不寐，此不寐之兼见也。离处中宫，坎居下极，位乎中而职司升降者脾胃也。胃以通为补，脾以健为运，胃失流通，中宫阻塞，不能职司升降，上下之路隔绝，欲求心肾之交，不亦难乎。故经云：胃不和则卧不安，胃不和者，不寐之标也。道书云：离为中女，坎为中男①，而为之媒介者坤土也，是为黄婆，其斯之谓乎。错综各说，奇偶制方，益气以吸阳根，育阴以滋水母，升戊降己，取坎填离，益气即所以安神，育阴亦兼能涵木，标本同治，以希弋获，是否有当，即正高明。

清炙绵芪四两　上潞党参四两　仙半夏二两　大生地四两　抱茯神三两，朱砂拌　大熟地四两　炙远志肉一两　清炙草六钱　酸枣仁三两　北秫米三两，包　明天冬一两五钱　大麦冬一两五钱　炒怀药二两　甘杞子二两　生牡蛎四两　广橘白一两　白归身三两　大白芍三两　花龙骨二两　青龙齿二两　紫石英三两　炙鳖甲三两　川石斛三两　马料豆三两　潼蒺藜三两　紫丹参二两　川贝母二两，去心另研末收膏　制首乌六两　合欢花一两五钱　莲子二两　红枣六两　鸡子黄十枚，另打搅收膏

上药煎四次，取浓汁，加龟板胶四两，清阿胶四两，均用陈酒炖化，白冰糖半斤熔化。再将川贝、鸡子黄依次加入，搅和收膏。每早晚各服二匙，均用白开水冲服。如遇伤风停滞等症，暂缓再服可也。

张先生　每冬必咳，气急不平，天暖则轻，遇寒则甚，此阳虚留饮为患也。阳为天道，阴为地道，人生贱阴而贵阳。经云：阳气者，

---

① 离为中女，坎为中男：原文"离为长女，坎为少男"。据《易经·说卦传》所载"坎再索而得男，故谓之中男，离再索而得女，故谓之中女"改。

若天与日，失其所则折寿而不彰。素体阳虚，脾肾两病，肾虚水泛，脾虚湿聚，水湿停留，积生痰饮，年深不化，盘踞成窠，阻塞气机，据为山险。上碍肺金右降之路，下启冲气上逆之机，不降不纳，遂为气急。饮为阴邪，遇寒则阴从阳属，虎借风威，遇暖则阴弱阳强，邪势渐杀矣。痰饮生源于土湿，土湿本源于水寒，欲化其痰，先燥土湿，欲燥土湿，先温水寒，书所谓外饮治脾，内饮治肾也。肺主气，胃为化气之源，肾为纳气之窟。肺之不降，责之肾纳，肾之不纳，责之火衰。欲降其肺，先和其胃，欲纳其肾，先温其阳，书所谓上喘治肺，下喘治肾是也。症属阳虚，药宜温补。今拟温肾纳气，温肾则所以强脾，和胃降逆，和胃功兼肃肺。但得土温水暖，饮无由生，胃降金清，气当不逆，气平饮化，咳自愈矣。症涉根本，药非一蹴能治，仿前贤方乃三思而定，略述病由，以便裁夺。

别直参三两　云茯苓四两　潜於术三两　清炙黄芪三两　清炙草八钱　炙远志肉一两　大熟地四两　川桂枝六钱　五味子八钱，淡干姜四钱同捣　熟附块一两　川贝母三两　甜光杏三两　蛤蚧尾五对，酒洗　砂仁末八钱　范志曲三两　陈广皮一两　仙半夏三两　旋覆花一两五钱，包　代赭石四两，煅　补骨脂二两　核桃肉二十枚，二味拌炒　炙白苏子二两　怀山药三两　山萸肉三两　福泽泻一两五钱　厚杜仲三两　川断肉三两　甘杞子三两

上药煎四次，取极浓汁，加鹿角胶四两，龟板胶四两，均用陈酒炖烊，白冰糖半斤，溶化收膏。每早服三钱，临卧时服三钱，均用开水冲服。如遇伤风停滞等，暂缓再服可也。

【点评】膏方是中医古老方剂剂型之一，它是将药物加水反复煎煮，去渣浓缩，加蜜或糖制成的半流体状药剂。膏滋口味甜，有滋补强身、抗衰老、救偏却病的作用，适用于久病体虚者的治疗。丁甘仁先生根据病情，擅制膏方，调摄人体阴阳，补偏救弊，补中寓治，治中寓补。壮水以涵木，滋阴以潜阳，补气安神，育阴固摄，平衡人体阴阳代谢，使之归于正常。丁先生所制

膏方，以和缓甘淡药物为主，如阿胶、龟甲胶、冰糖之类，绝少使用峻猛刚烈之剂。其膏方特色是重精护气，养神为先。强调整体辨证，不拘泥于一病一证，常可由一及二，旁及诸证，灵活化裁。丁先生制膏之法对当代中医制膏有很大的指导价值。

笔者在前贤论述的基础上，对膏方的临床应用进行了系统、深入地研究，结合丁氏的经验，总结自己20余年开膏方的临床体会，从两方面归纳，供参考。

一、调治前先服开路药

俗话说"用药如用兵"，也就是说用药治病，如同用兵打仗一样，有一定的规矩和策略，服用膏方药进补也同样如此。一般医生在给病人开膏药方剂之前，都会让病人先服用一些具有调理作用的药物，这些药也就是民间常说的"开路药"。

那么，开路药是一些什么药物，它又有什么作用呢？开路药，就好比是大军打仗的先行官、先锋将，起到扫除障碍，保证大军顺利到达目的地的作用。我们服用膏方药的目的就在于进补，起到强壮身体，调整体内阴阳平衡的作用。但并不是每一个人都能一下子就适应膏方药的，而开路药就可以起到调整机体的内环境，为膏方药的补益作用的发挥创造良好的机体条件，使服用的膏方药能被充分消化吸收，使机体的内部状况能够接受补益药物的作用。

例如，有一个病人，根据他的症状来看需要服用具有温阳作用的膏方药，但同时在这个病人身上又有胸闷，食欲不振，大便溏薄，舌苔白腻等情况。从中医理论来讲，该病人除了阳气虚弱还有湿困脾胃的情况，像这种情况，就不适合马上服用膏方药。因为病人食欲不佳，服用膏方药不容易消化吸收，况且大便溏薄泄泻也不能接受补益药物，否则便有可能因为服用滋腻的膏方药湿困脾胃的情况更加严重，加重病情，使胸闷等症状更加明显。这样就必须有一个先锋将解决这些问题，像这种湿困脾胃的情况，我们所用的开路药就以理气化湿、健脾胃、助运化的药物为主，如广陈皮、制半夏、厚朴、炒枳壳、苍术、茯苓、山楂、六曲等，等症状改善以后再给病人开处膏方药进行调补。

又如另一个病人，经常有腰酸乏力，头晕耳鸣，睡眠不好，心律不齐，心慌等现象，同时又有高血压病史多年，头痛，脾气急躁，便秘，口渴，胁痛，舌质红苔微黄，脉弦细等症。这个病人经中医辨证以后，考虑其不仅有肝肾心阴不足，还有肝火偏旺，肝阳上亢的情况，故不宜马上服用膏方药进补，以免补益药物助长肝火，使肝阳更亢。于是医生就给病人开处了以龙胆草、石决明、野菊花、夏枯草、泽泻、梗通草、制大黄、黄芩、车前子、炒山栀等为主的开路方药，以平肝泻火。待肝火偏亢的情况缓解之后，再给予膏方药进补。

也有一种情况，就是病人的身体状况极度虚弱，气血阴阳各方面都受到损伤。此时，切不可求功心切，立即给予大剂的补益药。从中医学角度来看，极度虚弱的人可能"虚不受补"，一下子服用大量的补药可能会适得其反，影响机体内部的运转功能，加重病情。此时医生也应开一些药物以开路试探，这些药物一般是补益力较轻的药，如党参、白术、麦冬、玄参、花粉、全当归、茯苓、薏苡仁、甘草等，如病人服用这些药物后无明显不适，并情况略有好转，就说明病人机体状况可以接受进补，然后再用大剂量补益膏方药；如服用开路方后病人情况反而更差，说明病人尚不能接受膏方补药，不能盲然进服膏方。

开路药一般需服用1~3周，有的病人可能需要更长的时间。服用开路药以后，医生应再次仔细地望、闻、问、切诊察，确定病人的机体状况已经适应于服用膏方药了，然后再给病人开处一张具有全面调理功能的补益方剂，病人正式开始服用膏方药。当然，也有一些病人的身体状况服用膏方药没有多大的障碍，服用后也不会引起任何不适，就不需要服用开路方，可以直接进服膏方药，及时进补。比如有些病人，直接从医院或者药房中，买取十全大补膏、洞天长春膏、益母草膏、桂圆膏自己服用，并不会有什么不良的反应。当然能经医生指点，选择适合自己身体的膏方服用，效果就更理想。

从现在的角度来看，利用中药进补一年四季都可以进行，而服用膏方药进补则以冬季为最佳。其道理前面已经分析过。一般来说用来熬制膏方药的药物都比较滋腻，经煎煮熬制后的膏方药更为滋腻，且其他季节气温较高，尤其是夏天，药物更加不容易消化吸收。根据一般规律，天气转凉以后人的胃口食欲变得好起来，此期服用膏方药有利于药物的吸收。另外，一料膏方药通常要服用好几个星期，如果天气较热，熬好的膏方药稍有保存不慎，便会变霉变质，而在冬天就不会有此顾虑。况且，根据中医的理论，人和自然界是相沟通的，人的体内状况变化也随着自然界的规律发生变化。按四季变化的"春生、夏长、秋收、冬藏"的规律，到了冬天应该封藏、孕育，也就是储备精微物质，为来年的春生、夏长做好准备。因此需要吸收、补充精微物质，所以在冬季服用膏方药是最佳时期。在民间流传着这样一句话，叫做"冬天进补，春天打虎"，说的也就是这个意思。《黄帝内经》中也有"冬不藏精，春必病瘟"的说法，这说明了冬令季节应该注重对精微的闭藏，这在病因和发病学上都是很有意义的。那么，整个冬令季节究竟什么时候服用膏方药为最好呢？一般来说从冬至日起，大约50天左右的时间，也就是冬至以后的"头九"到"六九"之间服用为最佳。所以在民间也有每到冬至时节人们纷纷购买补品进补的现象。假如病人准备在一个冬季服用两料膏方药，那么服药时间也不必一定要放在冬至以后，可以适当地提前一些日子。

二、调补膏方的治法选用

笔者所列膏方的确切治法，归纳起来有以下内容，可供临证选用。

1. 补气养血法

[适应证]神疲乏力，面色苍白，头晕目眩，夜寐不安，平时气短，运动后更甚，食欲减退，大便干燥，心悸心慌，平素容易感冒；妇女可见月经延期，经量减少，颜色淡红；舌苔薄白，舌质淡红，舌质边缘有明显齿痕，脉象细软无力。

[选用处方]

绵黄芪 150g	潞党参 150g	炒白术 150g
云茯苓(辰砂拌)180g	熟地黄 150g	赤芍药 150g
全当归 150g	大川芎 80g	蜜炙甘草 150g
大红枣 200g	龙眼肉 150g	制首乌 150g
白扁豆 150g	怀山药 150g	莲子肉 150g
薏苡仁 200g	淮小麦 250g	枸杞子 150g
女贞子 150g	旱莲草 200g	桑葚子 150g
黑料豆 200g	胡桃肉 150g	酸枣仁 150g
柏子仁 150g	炙远志 50g	鸡血藤 200g
夜交藤 200g	苦桔梗 80g	广陈皮 90g
广木香 90g	佛手皮 90g	合欢皮 90g
川牛膝 150g	仙灵脾 150g	谷麦芽各 200g

[制备]将以上36味药物粉碎以后用清水浸泡一昼夜，放快火上连煎三汁然后过滤，去渣取汁，后用文火将药汁慢慢煎熬浓缩。另准备阿胶150克，用250克黄酒浸泡炖烊，冰糖或砂糖400克，蜂蜜400克，乘热一同冲入药汁之中收膏，待冷却收藏后便可按时服用。

[分析]本方所描述的适应证属于中医理论中的气血两虚。因此，拟定了具有补气养血作用的方药。综观其中药物，可以分为几个组：一组为专门补益元气的药物，如黄芪、党参、白术、茯苓、甘草、怀山药、白扁豆、莲子肉、薏苡仁等，这些药物合

在一起，具有较强的健脾益气的作用。一组为养血的药物，如熟地黄、赤芍药、制首乌、枸杞子、淮小麦、大红枣、女贞子、旱莲草、桑椹子、黑料豆、鸡血藤、胡桃肉、全当归、川芎等，这些药物相互配伍，具有活血、养血、和血的作用。一组为对症治疗的药物，如夜寐不安的用酸枣仁、柏子仁、远志、夜交藤、合欢皮等，以安定神志促使睡眠；大便干燥则用全当归、柏子仁、酸枣仁、制首乌、蜂蜜等含有油脂具有滋润作用的药物；食欲减退则用谷麦芽、扁豆、莲子肉等具有健脾开胃助运化的药物。另一组药物则在方中起到理气作用，如广陈皮、木香、佛手皮、合欢皮等，使膏方滋补而不腻滞。又用桔梗、牛膝两味药，可引导其他药物上行下走，使药物能遍布全身各个脏腑器官，充分发挥其作用。更选用具有滋补阴血的阿胶以收膏，目的也在于加强补血养血的作用。

一般来说，经过一个冬季的膏方调补，病人身体状况都会有改善。有些病人服用后并无十分明显的效果，天气又转热不宜再服膏方，这时根据病情可以选用中成药，如补中益气丸、归脾丸、六味地黄丸，作进一步的调治。

2. 温补肾阳法

[适应证]精神萎靡，面色㿠白，怕冷，四肢不温，头晕，心慌，食欲不佳，腰酸背痛，大便溏薄，甚至泄下未消化食物，小便清长，夜尿尤多；男子阳痿，遗精，女子月经不调；舌苔白腻，舌质淡红，舌体胖大，舌边有齿痕，脉象沉迟无力。

[选用处方]

绵黄芪 200g	潞党参 200g	仙茅 150g
仙灵脾 150g	甘锁阳 150g	阳起石 200g
肉苁蓉 150g	巴戟天 150g	补骨脂 150g
桑寄生 150g	怀牛膝 150g	熟附块 90g
上肉桂 90g	大杜仲 150g	鹿茸 50g

金毛狗脊 150g	胡桃肉 150g	覆盆子 150g
菟丝子 150g	五味子 90g	蛇床子 120g
韭菜子 120g	川断肉 150g	桑螵蛸 150g
制香附 150g	沉香皮 60g	全当归 150g
广陈皮 150g	女贞子 150g	枸杞子 150g
败龟甲 200g	谷麦芽各 200g	六曲 200g
川芎 150g	川桂枝 120g	吴茱萸 150g
金樱子 150g	芡实 150g	

[制备]将以上39味药切碎后，用清水浸泡一昼夜。其中附子一味药略有毒性，可在快火上先煎20分钟；沉香一味具有挥发性，需要后入药。将其他药在快火上连煎三汁，然后过滤，去渣取汁，再在文火上慢慢熬煎浓缩。另用鹿角胶250克，浸于500克黄酒中烊化以备用，用冰糖或蔗糖400克，乘热一同冲入药汁之中收膏，待其冷却后便可服用。

[分析]本方所描述的症状，以中医理论来分析，是属于肾阳虚为主兼有脾心两脏阳气不足。因此，拟定了具有较强的温补肾阳并兼顾心脾阳虚的方剂。分析其中药物组成，主要从以下几个方面着手：一组为温补全身各脏腑阳气的药物，如附子、肉桂、桂枝、黄芪、党参等，这些药物配伍后，对全身各个脏腑器官的阳虚现象都有较好的温补作用。肾阳为人身中阳气之根本，肾阳虚必定会影响到其他脏腑，因此，安排了兼顾他脏和全身阳气的这一组药。一组为专司温补肾中阳气，填补肾中精髓的药物，如仙茅、仙灵脾、锁阳、阳起石、肉苁蓉、巴戟天、补骨脂、鹿茸、胡桃肉、覆盆子、菟丝子、山萸肉等，这组药物构成了本方的主体，针对肾阳虚而设立。一组为对症而设的药物，如腰酸背痛用桑寄生、川断、狗脊、杜仲、牛膝；阳痿遗精用蛇床子、韭菜子、五味子、覆盆子、桑螵蛸；夜尿频多用桑螵蛸、金樱子、芡实等；食欲减退，消化不良用谷芽、麦芽、六曲等。一

组具有滋补肾阴作用的药物，如女贞子、枸杞子、龟甲、五味子等，主要根据"善补阳者，必于阴中求阳"的原则而设立，以增强全方补阳的作用。另一组为全方的调理药，沉香、香附、广陈皮可以行气理气，使膏滋方补而不腻滞；全当归、川芎、桂枝具有活血作用，一方面针对部分症状而用，另一方面活血作用的药物可以助行气药，推动药力迅速到达全身各个脏腑器官。

服用膏方后，如果症状仍未完全消失，而又不宜再继续服用膏方药，可以用中成药金匮肾气丸、右归丸、全鹿丸、大菟丝子丸、龟龄集、青娥丸作进一步的调治。当然，本方所描述的适应证中有食欲不佳、大便溏薄等症状，必须先经医生用开路药调理，待症状有所好转再开始用膏方。如在服膏方期间有所反复，可暂缓服用，作调理后再继续服用。

3. 滋养肝肾法

[适应证]精神萎靡，形体消瘦，腰膝酸软，遗精滑精，健忘，心烦，手足心发热，夜寐不安，盗汗，潮热，颧红升火，口干，干咳，头目眩晕，眼花耳聋；女子月经不调，经水少，经色红，周期短，质地稠；舌苔薄白或少苔，舌质红而干，甚或舌质中有裂纹，舌体萎缩，脉象沉细带弦或数。

[选用处方]

熟地黄 200g	怀山药 200g	山萸肉 150g
枸杞子 200g	炙龟甲 250g	炙鳖甲 250g
大麦冬 200g	菟丝子 200g	川牛膝 200g
川杜仲 200g	北沙参 200g	女贞子 200g
墨旱莲 200g	川石斛 200g	何首乌 200g
白芍药 200g	五味子 120g	酸枣仁 150g
全当归 200g	桑葚子 200g	骨碎补 200g
金毛狗脊 200g	紫河车 120g	金樱子 200g

南芡实200g	广陈皮200g	佛手片150g
合欢花90g	桃仁泥200g	龙眼肉200g
云茯苓200g	夜交藤200g	甘菊花120g
福泽泻200g	肥知母200g	川黄柏200g
灵磁石400g	石菖蒲200g	

[制备]将以上38味药切碎，用清水浸泡一昼夜，其中灵磁石一味为矿石类药物，应先上火煎30分钟左右，然后将其他药物放入同煎。以快火连煎三汁后，用细纱布过滤，去渣取汁，再放到文火上慢慢煎煮浓缩。另外用阿胶300g，浸于500g黄酒中烊化以备用，用冰糖或蔗糖400g，乘热一同冲入药汁之中收膏，待冷却后便可服用。

[分析]本方所适应的症状属于中医理论中肝肾之阴精亏虚的类型。同时中医学认为人体内的精与血是同出一源的。因此，在肝肾之阴精亏虚的同时，必然会影响到体内的阴血。用药组方时既考虑到肝肾之精亏虚，又兼顾到阴血，以加强全方的作用效果。分析具体的组方原则，全部药物可分成下面几个方面：一组为针对肝肾阴亏而设，以滋养阴精为主的药物，如熟地黄、怀山药、山萸肉、枸杞子、龟甲、鳖甲、菟丝子、女贞子、墨旱莲、何首乌、桑椹子等，这一组药物具有较强的滋补肝肾之阴的作用，互相配伍后效果更佳。因肝肾之阴为全身阴液精津之根本，及时补益肝肾阴精，是服用本方的重要环节。一组为考虑肝肾之阴一亏必然影响到全身其他各脏腑器官的阴液而现全身阴精俱亏的症状而设。以对其他脏腑具有补养阴液作用的药物为主，如麦冬、石斛、沙参等，起到标本同治，双管齐下的作用。一组为补精血的药物，如首乌、女贞子、桑椹子、龙眼肉、全当归等，主要协同补肝肾药物提高补肝肾之精的效果。一组为补阳药物，其用意取决于中医理论中所说的"善补阴者，必于阳中求阴"，如杜仲、狗脊、骨碎补、紫河车

等。一组为对症而下的药物，如见到腰膝酸软用牛膝、狗脊、骨碎补；见到遗精滑精用金樱子、芡实；见到心烦，手足心发热用知母、黄柏；见到夜寐不安用酸枣仁、夜交藤、合欢花；见到眼花耳聋用甘菊花、枸杞子、灵磁石、石菖蒲；见到月经不调用桃仁泥、全当归、阿胶。此外全方中还设立了一组药性比较轻灵，具有理气作用，走而不守以防止滋阴药物过于黏腻作用的药物，如广陈皮、佛手片、合欢花、茯苓、泽泻等。值得指出的是方中还用了五味子、白芍药两味药，看似这两味药并不直接对肝肾作用，但此两味药五味子酸，白芍药甘，根据中医理论"甘酸化阴"，这两味药相互配伍，具有不断生成阴液的作用。因此，方中用这两味药寓意颇深。

一般来说，服用膏方以后均能获得一定的效果，但滋补肝肾之阴是较难的事，单纯一料膏方恐怕难以完全解决问题。因此，一般补阴作用的膏方，一个冬季宜服用两料。在服药期间如出现腹泻、发热等情况，暂停服用膏方，经调治后再继续服用。服完两料药后不能马上停药，还须用一段时间中成药以巩固疗效。如六味地黄丸、左归丸、大补阴丸、杞菊地黄丸、二至丸、石斛夜光丸等成药，可以选择其中一二种长期服用。在服用滋补膏方时，除一般的忌口注意外，尤其不能进食过分辛燥香辣的食物，以免影响疗效。

4. 益气补阴法

[适应证]面色淡白，少气懒言，神疲乏力，不耐劳力，咽干口燥，盗汗自汗，平素时见眩晕，时见食少，时见胸闷，时见寐差，胃纳不馨，小便短少，大便秘结，舌质淡，体瘦弱，苔少有裂纹，脉细软无力。

[选用处方]

太子参300g	大麦冬120g	五味子60g
北沙参120g	京玄参120g	肥玉竹120g

天花粉 120g	炒扁豆 120g	怀山药 150g
女贞子 150g	墨旱莲 150g	川石斛 150g
潞党参 120g	炒白术 120g	云茯苓 150g
广陈皮 60g	制半夏 60g	广木香 30g
缩砂仁(后下)30g	炙甘草 30g	炒枣仁 200g
夜交藤 150g	合欢皮 150g	柏子仁 120g
炙远志 30g	炒枳壳 120g	菟丝子 240g
制首乌 120g	料豆衣 240g	糯稻根 120g
浮小麦 120g	生熟谷芽各 120g	淡竹茹 60g
福泽泻 120g		

[制备]将以上35味药切碎，用清水浸泡一昼夜，除缩砂仁、木香外，其余药物用猛火熬煎，在过滤前放入缩砂仁、木香，连煎三汁，用细纱布过滤，去渣取汁，合而调匀，后用文火浓煎。另用阿胶500g入于500g黄酒内浸泡烊化，冰糖250g连同西洋参粉50g，乘热一同冲入药中收膏，待冷却以后，存放三天即可服用。

[分析]本方适用于中医辨证属气阴两虚证的患者。这里反映出来的气阴两虚证有这样的特点：一是气虚而无水湿停滞之象，二是阴虚没有火旺的表现。故在治疗时重点放在益气补阴方面；再根据其伴有的症状配合有理气和中、养心安神、增液通腑等作用的药物。因此，从具体的组方分析有以下几组药物：一组是以生脉散为主，即养阴生津类药物，如北沙参、京玄参、肥玉竹、花粉、石斛、女贞子、墨旱莲、炒扁豆、怀山药，以补养五脏阴津为用药着眼点。由于肾阴为五脏阴津之根本，故又配合菟丝子、制首乌。一组是以香砂六君子汤为主，即益气健脾类药物。如党参、太子参、白术、茯苓、广陈皮、制半夏、木香、缩砂仁、怀山药、扁豆、炙甘草，以健运脾气为用药着眼点。由于脾胃为气血生化之源，因患者时见食少胸闷，胃纳不馨，故在健

运脾气的同时，配用炒枳壳以使气机舒畅；配用生熟谷芽，而让胃气可苏。与此同时，又有一组治疗虚证的药物，如见盗汗自汗，以五味子酸敛配料豆衣养阴止汗，糯稻根、淮小麦固表止汗；如见夜寐不安，以炒枣仁配合欢皮、夜交藤、远志安神助眠；考虑到患者久病，脾胃虚弱，易生痰浊，郁而痰热内扰，故用温胆汤方（即制半夏、茯苓、广陈皮、炙甘草、枳实、竹茹）以清痰热，从而达到上清下通，气顺液充的目的。

一般来说，由外感所致气阴两虚较易治，其中补阴多用生津养阴之品；由内伤所致的气阴两虚较难治，多见于慢性病患者。其中补阴常与补肝肾之品联用比较多。

5. 补益心脾法

[适应证]面色不华，眩晕，健忘，心悸，失眠，多梦，情绪忧郁或不宁，神疲乏力，脘腹不适，纳食减少，时见皮下出血，时见齿衄，血色较淡，大便时溏；月经或迟或早，经量或多或少；舌质偏淡，苔薄，脉象濡细无力。

[选用处方]

全当归 120g	炒白芍 150g	熟地黄 120g
缩砂仁（后下）30g	紫丹参 120g	桑椹子 120g
制首乌 120g	仙鹤草 120g	炒党参 120g
生炙黄芪（各）150g	云茯苓 150g	炒白术 120g
怀山药 150g	制半夏 60g	广陈皮 60g
炙甘草 30g	淮小麦 30g	炒枣仁 120g
合欢皮 120g	夜交藤 150g	煅龙齿 240g
珍珠母 30g	炙远志 50g	制香附 120g
佛手片 60g	广木香 30g	旱莲草 300g
侧柏叶 120g	茜草根 150g	预知子 120g
路路通 120g	大红枣 100g	生姜 10g

[制备]将上药34味，用清水浸泡一昼夜（龙齿、珍珠母、

缩砂仁除外)。先用快火熬煎龙齿、珍珠母20分钟,再放入其他药浓煎3次,过滤。前10分钟放入缩砂仁,去渣取汁,调匀,再取文火浓煎。另取阿胶500g于黄酒500g中浸软烊化,冰糖250g,连同吉林白参粉50g,乘热一同冲入药中收膏,待冷却以后,存放三天即可服用。

[分析]本方适用于中医辨证属心脾两虚患者。中医理论认为,心主血,脾统血,脾胃相为表里,又为气血生化之源,故表现血虚较突出;气为血帅,故养血须与益气相配合。具体来说,补心血与补心气相结合,两者还须与健脾益气相结合。故其方中有这样几组药物:一组以八珍汤为主,如全当归、黄芪、白术、党参、茯苓、白芍、甘草、熟地黄。一组以养血安神药为主,如首乌、仙鹤草、桑椹子、紫丹参、合欢皮、夜交藤、炒枣仁、淮小麦、珍珠母、煅龙齿。一组以理气、和血止血为主,如木香、香附、佛手片、旱莲草、侧柏叶、茜草根、预知子、路路通,以姜、枣为使药。由于时见皮下出血,时见齿衄,血色较淡,月经不调,故取香附、全当归、白芍、紫丹参等调经药,又用理气解郁养血,和血止血通络药物结合起来,以期缓缓调治而可获效。

6. 调理冲任法

[适应证]月经不调,每逢经来淋漓不尽,量多,严重时如血崩,经色淡,质地稀,面目浮肿,精神疲惫,少腹隐痛,腰酸膝软,夜间不能安眠,白天嗜睡,运动后气促,自觉有内脏下坠的感觉,舌质淡,舌体略胖,苔薄白,脉象细而无力。

[选用处方]

益母草200g	艾叶炭100g	炮姜炭100g
地榆炭100g	侧柏叶炭100g	仙鹤草200g
桑寄生150g	川断肉200g	炙黄芪200g
潞党参200g	云茯苓200g	焦白术200g

炙甘草200g	炒当归200g	白芍药200g
生地黄200g	熟地黄200g	龙眼肉150g
枸杞子200g	女贞子200g	茅根炭80g
槐花炭80g	血余炭80g	菟丝子200g
仙灵脾200g	大红枣150g	广木香150g
广陈皮200g	缩砂仁(后下)50g	参三七粉50g
酸枣仁150g	紫丹参200g	料豆衣200g
制首乌200g	桑椹子200g	

[制备]将以上35味药物中除参三七粉外，其他药物切碎后放入清水中浸泡一昼夜，然后用快火连煎三汁，用细纱布过滤，去渣取汁，再放文火上慢慢煎煮浓缩。另取阿胶200g于黄酒400g中浸泡烊化，冰糖或蔗糖500g，连同50g参三七粉，乘热一同冲入药中收膏，待冷却以后便可以服用。

[分析]本方适用于月经不调中月经过多一类病人，经中医辨证属于气血两亏的类型。月经过多从中医学理论看来，也属于出血一类病证，因此，本方的主要意图就在于止血，减少月经的量。中医理论还认为月经过多也就是出血过多，必然导致血虚。因为气与血的关系十分密切，因而也就产生了气虚的现象。从标本兼顾的治疗角度出发，止血固然重要，补养气血也不能忽视。从整个方剂的药物组成来看，主要有三个部分：一组为专门止血的药物，主要起到收敛固涩，以减少月经的量的作用，为对症而治。从标着手，如艾叶炭、炮姜炭、地榆炭、侧柏叶炭、仙鹤草、茅根炭，槐花炭、血余炭等，这些药物本身就具有较强的止血作用，在炮制时再进行焙烤烘炒成炭，更加强了止血的效果。一组为养血补血调血的药物，如益母草、生地黄、熟地黄、龙眼肉、枸杞子、女贞子、紫丹参、全当归、料豆衣、制首乌、桑椹子、仙鹤草等。这些药物配伍，主要为补充丢失过多的精血，为从本而治，目的在于增加精血的来源。一组为补气的药物，如黄

芪、党参、白术、茯苓、甘草等，这类药物配伍，一则可补气以养血，二则可补气以摄血。从中医理论来看，气对血具有固摄作用，补气也能起到止血的效果。为此，方中还有一些对症而下的药物，如腰膝酸软用桑寄生、川断；夜寐不安用酸枣仁等。木香、广陈皮、缩砂仁三味药主要起到理气作用，增强药物的流通性，以防止药性过于黏腻而影响脾胃的功能。

整个膏方中所用的阿胶、龙眼肉、地黄质地较黏，配伍在一起更甚。因此，每次在服饮时需要隔水炖热烊化后再服比较好。方中阿胶、地黄、仙鹤草三味药相配伍，在补血止血方面疗效较好，临床应用多有灵验，在方中亦起主要作用。一般经服本方后各种症状都有改善，但服完之后，还需用益母草膏、归脾膏、地黄膏等中成药作进一步调治。

附：喉痧症治概要

夏序

时疫喉痧，危险之症也。蔓延传染，贻害无穷。其原因于时厉温邪，吸自口鼻，内应肺胃。故治法与白喉不同。白喉忌表，误汗则殆；疫喉宜表，有汗则生。固不可不审慎也。孟河丁甘仁先生，予金兰友也。学术湛深，经验宏富，于疫喉一门，研究有素。将其生平之学识，历年之经验，编成一书。是书大旨，辨证以分气营为要务，治法以汗清下为先后，议论正确，用药审慎，考古证今，堪称全璧。拜读之下，深获我心。讵料先生于去年遽归道山，我道顿失一柱石，甚可痛也。今其哲嗣仲英谱侄，箕裘克绍，亦有声于时，不忍以先人之手泽，秘之枕中，拟付剞劂，以公诸世。固不第为后学之金针，亦病家之宝筏也。爰志数言，以弁其首。

丁卯重九应堂弟夏绍庭序于椿萱草堂

时疫烂喉、痧麻、正痧、风痧、红痧、白喉、总论

时疫喉痧，由来久矣。壬寅春起，寒暖无常，天时不正，屡见盛行。予临诊二十余年，于此症略有心得，爰述其大概，与同志一商榷之。凡痧麻种类甚多，有正痧，有风痧、红痧。惟时疫喉痧为最重，传染迅速，沿门阖境，竟有朝发而夕毙，夕发而朝亡者。暴厉夭札，殊深浩叹。业是科者，当谨慎而细察，悉心而辨治焉。如幼时初次出痧，谓之正痧，因胎中有伏热，感时气而发。寒热咳嗽，烦闷泛恶，咽喉或痛或不痛，即有咽痛，亦不腐烂，此正痧之病形也。夏秋时之红痧、风痧，初起时寒热骨痛，胸闷呕恶，舌苔白腻，外热极重，而里热不盛，咽喉不痛，或咳嗽，或不咳嗽，此红痧、风痧之病情也。其病源良由夏受暑湿，秋感凉邪，郁于太阴阳明。太阴者肺也，阳明者胃也。肺主皮毛，胃主肌肉，邪留皮毛肌肤之间，则发为红痧、风痧。凡痧子初发时，必有寒热咳嗽，胸闷泛恶骨痛等证。揆度病因，盖外邪郁于腠理，遏于阳明，肺气不得宣通，胃气不得泄越也。必用疏散之剂疏表解郁，得汗则痧麻透，而诸症俱解。此治正痧、风痧、红痧之大略也。独称时疫烂喉痧痧者何也？因此症发于夏秋者少，冬春者多，乃冬不藏精。冬应寒而反温，春犹寒禁，春应温而反冷。经所谓非其时而有其气，酿成疫疬之邪也。邪从口鼻入于肺胃，咽喉为肺胃之门户。暴寒束于外，疫毒郁于内，蒸腾肺胃两经。厥少之火，乘势上亢，于是发为烂喉痧痧。痧与痧略有分别，痧则成片，痧则成颗，其治法与白喉迥然不同。白喉忌表一书立滋阴清肺汤，原宗仲圣猪肤汤之遗意。由少阴伏热升腾，吸受疫疬之气，与内蕴伏热，相应为患。若至音哑气喘，肺炎叶腐，危在旦夕间矣。滋阴清肺，尚恐不及。宜加珠黄、金汁，或救十中一二。苟与表散，引动伏火，增其炎焰之势，多致夭枉。此时疫喉痧当与白喉分别清楚，不容稍混也。白喉固宜忌表，而时疫喉痧初起，则不可不速表。故先用汗法，次用清

法，或用下法，须分初、中、末三层。在气在营，或气分多，或营分多。脉象无定，辨之宜确。一有不慎，毫厘千里。初则寒热烦躁呕恶，咽喉肿痛腐烂，舌苔或白如积粉，或薄腻而黄，脉或浮数，或郁数，甚则脉沉似伏。此时邪郁于气分，速当表散，轻则荆防败毒、清咽利膈汤去硝黄，重则麻杏石甘汤。如壮热口渴烦躁，咽喉肿痛腐烂，舌边尖红绛，中有黄苔，痧瘰密布，甚则神昏谵语。此时疫邪化火，渐由气入营，即当生津清营解毒，佐使疏透，仍望邪从气分而解。轻则用黑膏汤、鲜石斛、豆豉之类，重则犀豉汤、犀角地黄汤，必待舌色光红或焦糙，痧子布齐，气分之邪已透，当用大剂清营凉解，不可再行表散，此治时疫喉痧用药之次第也。假使早用寒凉，则邪遏在内，必至内陷神昏或泄泻等症，致成不救。如表散太过，则火炎愈炽，伤津劫液，引动肝风，发为痉厥等险象，仍当大剂清营凉解，或可挽回。先哲云：痧瘰有汗则生，无汗则死。金针度人，二语尽之矣。故此症当表则表之，当清则清之，或用釜底抽薪法，亦急下存阴之意。谚云：救病如救火，走马看咽喉。用药贵乎迅速，万不可误时失机。此症有不治难治数条，开列于下。

脉伏者不治；泄泻不止者不治；会厌腐去，声哑气急者不治。始终无汗者难治，痧瘰遍体虽见，而头面不显者难治。

此皆时疫喉痧危险之症，其余用药得宜，虽重亦可挽回。此不过言其大略耳，其中变化条目甚多，非数言可尽。敢请海内明达，匡我不逮，则幸甚矣。

内服方 自订

解肌透痧汤

专治痧麻初起，恶寒发热，咽喉肿痛，妨于咽饮，遍体酸痛，烦闷泛恶等症 痧麻见咳嗽为轻，无咳嗽为重。

荆芥穗 一钱五分　净蝉衣 八分　嫩射干 一钱　生甘草 五分　粉葛根 二钱

熟牛蒡二钱　轻马勃八分　苦桔梗一钱　前胡一钱五分　连翘壳二钱　炙僵
蚕三钱　淡豆豉三钱　鲜竹茹二钱　紫背浮萍三钱

如呕恶甚，舌白腻，加玉枢丹四分冲服。

加减麻杏石甘汤

专治痧麻不透，憎寒发热，咽喉肿痛，或内关白腐，或咳嗽气逆之重症。

净麻黄四分　熟石膏四钱　象贝母三钱　鲜竹叶三十张　光杏仁三钱
嫩射干八分　炙僵蚕三钱　白莱菔汁一两　生甘草六分　连翘壳二钱　薄
荷叶一钱　京元参一钱五分

加减升麻葛根汤

专治痧麻虽布，而头面鼻独无，身热泄泻，咽痛不腐之症。

川升麻五分　生甘草五分　连翘壳二钱　炙僵蚕三钱　粉葛根一钱五分
苦桔梗一钱　金银花三钱　干荷叶一角　薄荷叶八分　京赤芍二钱　净蝉
衣八分　陈莱菔三钱

加减黑膏汤

专治疫邪不达，消烁阴液，痧麻布而不透，发热无汗，咽喉肿红
燥痛白腐，口渴烦躁，舌红绛起刺，或舌黑糙无津之重症。

淡豆豉三钱　薄荷叶八分　连翘壳三钱　炙僵蚕三钱　鲜生地四钱
熟石膏四钱　京赤芍二钱　净蝉衣八分　鲜石斛四钱　生甘草六分　象贝
母三钱　浮萍草三钱　鲜竹叶三十张　茅芦根各一两，去心节

凉营清气汤

专治痧麻虽布，壮热烦躁，渴欲冷饮，甚则谵语妄言，咽喉肿痛
腐烂，脉洪数，舌红绛，或黑糙无津之重症。

犀角尖五分，磨冲　鲜石斛八钱　黑山栀二钱　牡丹皮二钱　鲜生地八钱
薄荷叶八分　川雅连五分　京赤芍二钱　京元参三钱　生石膏八钱　生甘草八
分　连翘壳三钱　鲜竹叶三十张　茅芦根各一两，去心节　金汁一两，冲服

如痰多加竹沥一两冲服，珠黄散每日服二分。

加减滋阴清肺汤

专治疫喉白喉，内外腐烂，身热苔黄，或舌质红绛，不可发表之症。

鲜生地六钱　细木通八分　薄荷叶八分　金银花三钱　京元参三钱　川雅连五分　冬桑叶三钱　连翘壳三钱　鲜石斛四钱　甘中黄八分　大贝母三钱　鲜竹叶三十张　活芦根一两，去节

如便闭加生川军三钱，开水泡，绞汁冲服。

败毒汤

专治痧麻未曾透足，项颈结成痧毒，肿硬疼痛，身热无汗之症。

荆芥穗一钱五分　薄荷叶一钱　连翘壳三钱　生蒲黄三钱　熟石膏四钱　炒牛蒡二钱　象贝母三钱　益母草三钱　生甘草六分　京赤芍三钱　炙僵蚕三钱　板蓝根一钱五分

如大便泄泻，去牛蒡、石膏，加葛根、黄芩、黄连，此肺胃疫毒，邪热移于大肠也。如初病泄泻，可仿喻氏逆流挽舟之法，荆防败毒加减。如挟食滞，可加楂曲之类。亦不可执一而论。

加减竹叶石膏汤

专治痧麻之后，有汗身热不退，口干欲饮，或咽痛蒂坠，咳嗽痰多等症。

青竹叶三十张　鲜苇茎一两，去节　连翘壳三钱　象贝母三钱　桑叶皮各一钱五分　金银花三钱　熟石膏三钱　光杏仁三钱　白莱菔汁一两　生甘草六分　冬瓜子四钱

吹药方

玉钥匙贮瓶勿令出气

治一切喉症肿痛白腐，将此药吹之，能退炎消肿，惟阴虚白喉忌用。

西瓜霜五钱　　西月石五钱　　飞朱砂六分　　僵蚕五分　　冰片五分

金不换贮瓶勿令出气

功效较玉钥匙尤胜。治疫喉，生肌长肉。

玉钥匙料加人中白三钱　　青黛三钱　　西黄三钱　　珠粉三钱

加味珠黄散贮瓶勿令出气

治喉症立能消肿止疼，化毒生肌。

珠粉七分　　西黄五分　　琥珀七分　　西瓜霜一钱

锡类散贮瓶勿令出气

治一切喉痧喉疳，腐烂作痛，痰涎甚多，渴饮难下。此散吹入，能豁痰开肺，去腐生新。

象牙屑四分　　冰片五厘　　珠粉四分　　壁钱三十个　　青黛七分　　西黄七厘
人指甲七厘

外贴药方

贴喉异功散

治喉症肿痛，用太乙膏上药少许，贴人迎穴。半日
起泡，即揭去。

斑蝥四钱　　血竭六分　　乳香六分　　没药六分　　全蝎六分　　元参六分　　麝
香三分　　冰片三分

斑蝥去头翅足，用糯米拌炒，以米色微黄为度。除血竭外，合诸
药共研细末。另研血竭，拌匀，磁瓶收贮，勿令出气。

敷药方

三黄二香散

清火解毒。用菜油调敷。

大黄二两　蒲黄一两　雄黄二钱　麝香三分　冰片三分

冲和膏

消肿止痛。用陈醋、白蜜调，炖温敷。

紫荆皮五两　独活三两　白芷三两　赤芍二两　石菖蒲两半

紫金锭即玉枢丹

消肿解毒。用陈酒磨敷。

山慈菇二两　川文蛤即五倍子二两，捶破，洗刮内桴　红大戟一两　当门子三钱　千金子二两

治案十一则

温邪喉痧

陈右　年三十余岁。住紫金桥。患喉痧六天，痧布隐隐，壮热汗泄不多，口渴，咽喉腐烂，汤饮难进。数医不效，举室彷徨，邀余诊治。诊其脉洪数，视舌色前半红绛，中后薄腻而黄。余曰：此温疫之邪化热，半以入营伤津，半以蕴蒸气分。拟清营解毒清气达邪之剂。犀角地黄汤合竹叶石膏汤，加荆芥、薄荷复方治之。数剂而愈。

烂喉痧瘄

王左　年二十岁。本丹阳人，客居沪上。患烂喉痧瘄甚重，瘄瘄虽布，壮热不退，烦躁不寐，汤饮难咽。且是新婚之后，阴液早伤，疫火充斥。合家老幼，焦灼万分，延余诊治。病已七天，诊脉弦洪而数，舌红绛起刺。余曰：此温疫之邪，化火入营，伤阴劫津，内风欲动，势将痰涌气喘，危在旦夕间矣。随用犀角地黄汤合竹叶石膏汤，加陈金汁、竹沥、珠黄散等药。数日而痊。

时疫喉痧热入心包

夏童　扬州人。患时疫喉痧五天。痧瘄虽已密布，而头面鼻部俱无，俗云白鼻痧，最为凶险。曾经服过疏解药数帖，壮热如焚，烦躁

谵语，起坐狂妄，如见鬼状，彼家以为有祟为患。余诊其脉实大而数，舌红唇焦，咽喉外内关均已腐烂，滴水难咽。余曰：此疫疬之邪化火，阳明腑热，熏蒸心包，逼乱神明，非鬼祟也。虽头面鼻部不见痧显，非升麻、葛根可治。随用犀角地黄汤合白虎汤加硝黄之品，一面生津清营，一面釜底抽薪。服后过数时，得大便，即能安睡。次日去硝黄，照原方加金汁、竹油、珠黄散。服数剂，即热退神清，咽喉腐烂亦去，不数日而告痊矣。

喉痧寒热无汗痧麻隐约

顾左　年三十余岁。在沪南开设水果行。患喉痧七天，寒热无汗，痧麻布而隐约，咽喉肿痛，牙关拘紧，甚则梦语如谵。诊其脉郁数不扬，视舌色薄腻而黄。余曰：此疫邪将欲内陷，失表之症也。急进麻杏石甘汤，得畅汗，痧麻满布，热解神清，咽喉肿红亦退。数日而安。

寒束温邪痧麻不透

李右　年四十余岁。南京人。住沪城老北门内。因侍他人之喉痧，而随传染。发热五六天，痧麻布而不匀，咽喉肿痛，牙关拘紧。前数医意谓此妇素体阴亏，仅用元参、薄荷、桑丹、茅芦根等，方药平淡。而咽关肿闭益甚，喉中痰声辘辘，滴水难下，殊属危急。余诊其脉，郁数不扬，舌不出关，苔薄腻黄。问其便，数日不行。余曰：此温疫之邪，为外寒所束，痰热交阻膈中，壅塞肺胃之间，危在旦夕。随投透痧解毒汤加六神丸、凉膈散、竹沥、白莱菔汁等，解其表邪，通其腑气。一日两剂，服后得汗与便。外以香菜煎水，揩其肌肤，以去外束之寒。次日痧布，喉关渐开。数日而愈。

咽喉肿痛白腐痧布身热

王右　喉痧一候。痧麻渐布，咽喉肿痛白腐，身热，口舌前半淡红，中后腻黄，脉濡数而滑。胸闷泛恶，烦躁懊憹。阅前方辛凉清解，尚属平稳，不过方中有元参、茅芦根等。据述服后胸闷泛恶，烦躁懊恹，更甚于前，颇觉难以名状。余曰：此痧麻未曾透足，疫疠之邪，郁遏肺胃，不得泄越于外。痰滞交阻中焦，浊垢不得下达之故。仍用透痧解邪，加涤痰导滞之品，如枳实、竹茹、玉枢丹。服二剂，始得痧点透至足心，呕恶烦躁随定，热退，喉腐亦渐渐脱去而愈。但元参、茅芦根小小寒凉，不可早用。若大寒大凉之剂，可不慎之又慎乎。

白喉两关腐烂

叶女　白喉四天，咽喉左右两关腐烂，蒂丁且去其半，身热不壮，舌质淡红，中后薄黄，脉象濡数。四日之中，粒米未入。余曰：此疫疠之邪，熏蒸肺胃，心肝之火内炽。用滋阴清肺汤加川连、通草。一剂。咽喉腐烂渐脱，反觉燋痛。余曰：此腐烂虽去，新肉未生，故燋痛也。仍用原方加花粉、鲜石斛，因未大便，加生川军三钱，开水泡绞汁冲服。得大便甚畅，胃热下行，白喉随愈。肺与大肠为表里，腑热下达，肺火亦从下降矣。

白喉腐烂身壮热烦闷口渴

叶右　白喉六天，身热甚壮，咽喉腐烂，汤饮难进，烦闷口渴。连进辛凉清解，毫无应效。意谓此妇因侍其夫喉痧而得此疾，深恐其亦出痧麻，未敢骤用滋阴清降。讵知发热更甚，烦躁不安，起坐如狂，甚则谵语妄言，咽喉满腐，蒂丁去其大半，舌灰黄，唇焦，脉洪数有力。一派炎炎之势，有痉厥之象。遂投大剂犀角地黄汤合竹叶石膏汤，一日夜进四剂，即热退神清，咽喉腐烂亦脱，三四日即愈。此疫疠之邪由口鼻而直入肺胃，疫邪化火，由气入营，伤津劫液，内风欲动，危险之至。得庆更生，亦可谓幸矣。可见有痧麻而喉不腐者，有之。有喉腐而不出痧麻者。亦有之矣。

喉痧壮热畏寒滴水难咽

傅左　年廿余岁。患喉痧八天，壮热无汗，微有畏寒。痧麻隐约，布而不显，面色紫暗。咽喉肿腐，滴水难咽。烦躁泛恶，日夜不安。傅氏数房，仅此一子，老母少妻，哭泣求救。余曰：症虽凶险，正气未败，尚可挽回。诊其脉郁数不扬，舌苔腻黄。阅前服之方，竟是滋阴清肺汤等类。随投透痧解毒汤加枳实、竹茹，一日夜服两剂，兼刺少商出血，开闭泄火。服药后，即得畅汗，痧麻渐布，面色转红，咽喉肿腐亦减。连进数剂，三四日即愈。喉痧之症，有汗则生，验之信然。

烂喉痧麻色紫暗邪陷三阴

刘右　年廿余。患喉痧四天，痧麻虽布，麻色紫暗。发热烦躁，梦语如谵。咽喉肿腐，不能咽饮。适值经临之际。前医以其热壮神糊，早投清凉鲜生地、鲜石斛、茅芦根等。据述即腹中绞痛，少腹结块，大便溏泄，壮热即衰，痧点即隐，谵语撮空，牙关拘紧，痰多气粗。邀余往诊，其脉空数无神，亦不能视其舌色。余曰：此温疫之邪，已陷入三阴，血凝毒滞，残阳欲绝，无药可救，果于是晚而殁。早投寒凉，百无一生，过用疏散，尚可挽回。益信然也。

喉痧腹泻颈项肿痛成毒

周童　患喉痧八天，痧虽布而未透足，热势不退。喉关肿腐，颈项左右肿硬疼痛，欲成痧毒。加之泄泻，苔黄，脉滑数，颇有内陷之象。拟葛根黄芩黄连汤。服后即得汗热减，泄泻即止，而痧毒肿硬益甚，喉关肿腐不脱，汤饮难进。用败毒汤去牛蒡加元参，并外敷药，痧毒即消，咽喉肿腐亦去。数日而安。

余行道数十年，诊治烂喉痧麻之症，不下万余人，仅录十数案于上。汗清下三法，皆在其中，读者宜细心揣摩，庶能获益。内经云：知其要者，一言而终，不知其要者，流散无穷。信不诬也。

录慈溪邵琴夫先生喉痧有烂喉白喉之异论

喉痧一症，皆因温疫之气，由口鼻吸入，直犯肺胃，流行经络，蕴而为患。上窜肺系_{喉名肺系}则肿痛_{外治异功散、外治蒜泥拔毒散}，烂喉、白喉，皆可按法施治，外达皮肤为痧疹。而医者治法，或从宣解_{宣字宜易透字，甘仁志}，或从降化_{降字宜易清字，甘仁志}，往往有效有不效。虚实之间，不可不早辨也。试先就烂喉论之，其证多发于冬春之间，良由冬不藏阳，无冰少雪，温邪为寒所束。初起形寒头疼，胸闷鼻塞，喷嚏咳嗽，发热泛恶，脉来濡细，或现浮洪，浑身酸痛_{火为寒郁，邪热由气分而达血分}，咽喉赤肿_{或旁见白点亦见之}，宜乘势表散，取火郁发之之义。其有颈之两旁，肿出如瓮者，即俗所谓喉痧袋是也，宜加解毒退肿之品_{僵蚕、赤芍、嫩射干、轻马勃、生甘草、贝母、樱桃核、青棉纱线}，外用冲和赶毒散，方见外科，用桂枝一钱，附子七分，煎水，入陈酒调涂其上，以手巾围裹，如嫌干燥作痛，可入蜂蜜同调即润。其有颜若渥丹，痧不出肌者，乃风寒外束，皮毛密闭也。亦有余处皆见，面部独否者，即俗呼为白面痧、白鼻痧也_{阳气从上，头面愈多者吉}，总宜发散开达，再加发表透邪之剂_{西河柳、鲜芫荽、紫背萍，或煎汤熨之，闷痧可用}，俟其汗畅_{是症有汗则生，无汗则死}痧透_{粒细而红}，密布无间，邪从外泄，胸闷渐舒，喉痛即轻。倘执内经诸痛属火，红肿为热，而用苦寒抑遏_{清火适以动火}，或佐辛凉疏散，以为双解之法，必致痧不透达。喉即腐烂，悬雍白腐，壮热呓语，肌肤无汗，齿鼻流血，舌缩唇焦，气促痰升，音哑口噤，惊搐泄泻，发痉发厥，邪从内窜，命归泉路。至于白喉，乃阴虚之体，适值燥气流行_{阴被热灼}，或多食辛辣，过食煎炒，热伏于胃_{阳明有余，少阴不足}，胃失降令，上逼于肺_{肺之灼由于胃之蒸}。初起脉象浮紧_{肺气虚损未形}，发热_{郁勃之火，全集肺胃}恶寒_{火极似水}，头疼背胀，神疲骨楚，喉中或极痛，或微痛，或不痛，而觉介介如哽状_{此时热毒内盛，气化不宣}。有随发而白随现者，有至二三日而始现者_{此症喉中一白，寒热自除}，或白点、白条、白块，渐至满喉皆白如粉皮样者_{乃肺虚见本象也}。此症多见于小儿。想雏年纯阳，阴气未足，肺更娇嫩也。且格外强躁，不令细视者，以心肺相通，肺热炽甚，心气不宁也，治法宜以滋清为主。若见胸脘胀闷者，佐以扫除其中。溲便闭塞者，佐以开导其下_{客岁杨士章夫人患喉症，误表增剧，投以养阴清肺汤而痊，于此可见一斑。邵}

彭寿母甲午秋患喉症，投大承气汤而愈，此釜底抽薪法也，则或发痧疹邪从外泄，或便黏痰邪从下泄，可冀霍然。昧者妄投辛散，犹天气旱亢，非雨不润，扇之以风，则燥更甚。迨肺阴告竭，肾水亦涸，遂令鼻塞音哑，痰壅气喘，咽干无涎，白块自落，鼻孔流血，面唇皆青，恶候叠见。难为力矣。是故犹是风热烂喉、白喉，总名喉痧，有因风而热者，风散则火自熄烂喉所以宜外解也；有因热而生风者，热退则风自灭白喉所以宜内清也。古人治法，一则曰升阳散火，一则曰滋阴降火。岂两端其说，以生后人疑窦哉。外因内因，不容混也。

琴夫茂才，邵大年先生之孙，痧痘圣手也。悉心医学，无微不至。在沪时常与余讨论，良深佩服。今读白喉烂喉论，分析应表忌表各治法，实为当世良医，洵为后起之秀。沪地人烟稠密，蕴郁之气必甚，非比北地亢燥之气，故患烂喉多而白喉少。若将白喉之方，以治烂喉，贻害非浅。至于果患白喉，理应清润，临诊亦不可不察耳。倘邵君在沪，定能挽回陋习。沪地人命，决不遭如此大劫也。

沪滨聋道人张骧云评

琴夫先生论喉痧应表，有汗则生，白喉忌表，误表则危之说，确切病情，洵医家不易良箴。余读其论，如见其人，诚儿科中之妙手也，谨录之为后学之津梁。

孟河丁甘仁识于思补山房

录元和金保三先生烂喉痧疹辑要说

烂喉痧疹，至危之症也。寒暖非时，染成厉毒。一乡传染相同，即是天行之瘟疫也。与寻常咽喉、通行痧疹，俱迥然不同。道光丙戌己酉两年，吴下大盛，余亲友患者甚众。医者不能深察，杂用寒凉，目击死亡者伙矣。良由冬不藏阳，无冰少雪，温邪为寒所束。若乘势表散，邪从畅汗者得生，否则无有不殒命者。予亦患此症，赖陈君莘田，重为表汗，始得痧透而痊。由是潜究喉科痧症诸书，颇自致疑，后得经验阐解一编，不著撰人姓氏，寥寥数页，要言不烦。痦痧治法，另辟一途，足补喉科之未备。余于此症，固已深知灼见矣。因考古证今，删增阐解原文，备采要法，著为此编。非逞臆说也，实以阅历有年，方知此症重在发表，不在治喉。其喉科自有全书，毋庸夹杂。若乃此症，四时皆有，随时活变，总之畅汗为第一义也。

叶天士先生烂喉痧医案

雍正癸丑年间以来，有烂喉痧一症，发于冬春之际，不分老幼，遍相传染。发则壮热烦渴，痦密肌红，宛如锦纹，咽喉疼痛肿烂，一团火热内炽。医家见其热火甚也，投以犀、羚、芩、连、栀、膏之类，辄至隐伏昏闭，或喉烂废食，延俟不治；或便泻内陷，转倏凶危，医者束手，病家委之于命。孰知初起之时，频进解肌散表，温毒外达，多有生者。内经所谓微者逆之，甚者从之。火热之甚，寒凉强遏，多致不救。良可慨也。

喉痧应表，如不透表，必致变端，读此案可知。凡遇烂喉痦痧，以得畅汗为第一要义。

甘仁识

录烂喉寒喉经验阐解

近年喉痧一症，日甚一日，且多殒命者。其故何也。只缘舍本求末，重于咽喉，忽于痧子，早进寒凉，遏伏厉邪之故耳。盖天有六气，俱能生杀万物。凡疾风暴雨，酷暑严寒，四时不正之气，即为厉气。人若感之，便能为害。迩年天道南行，冬不藏阳，每多温暖，及至春令，反有暴寒折伏，皆为非时不正之厉气。感触者蕴酿成病，所以其症发必一方，长幼男女相似，互为传染，与疠疫同。禀气旺者，虽感重邪，其发亦轻；禀气弱者，即感微邪，其发亦重。夫人肺主一身之气，肺主皮毛，脾主肌肉。肺开窍于喉鼻，鼻气通于天气，受邪之时，从口鼻而入于肺脾，而出于肌表。当厉毒发作之时，热淫之气，浮越于肺之经隧，所以必现咽喉肿痛，鼻塞喷嚏，咳嗽胸闷呕恶，浑身酸痛等形。此非厉邪痧子为本，咽喉咳嗽等形为末乎。今医不究其受病之因，乃执内经诸痛属火，红肿为热，急进寒凉，甚至用犀、羚、石膏、金汁、黄连等味，稍兼辛凉表散，以为双解之法。体质强旺者，幸藉元气充足，或以敌邪致愈。体禀单弱者，即变音哑喉腐，气促腹泻，齿鼻流血，舌缩唇焦，肤干无汗，发厥口噤。种种险候，医家见之，犹曰病重药轻，更以寒凉倍进。必致痧毒内陷，燔灼愈腾，喉闭痰升，命归泉路。要知头面红肿燉赤，正痧毒外达之势。当此之时，须进表散开达之剂，寒凉清腻等药，一味不可兼杂，使其痧从汗透，则其毒自然不留。其毒既泄，咽喉岂有不愈。所以先贤诸败毒散中，皆用表散，亦同此意命名也。余非业医者，因从前子女惨遭其害，爰是潜心医学，研究岁运司天。数年以来，稍悟一斑。凡有亲友患此症者，商治于余，皆以表散开达为主，直待痧回肿退，鼻有清涕，遍身作寒脱皮，方进凉血清解之味，靡不应手速效。近见苏杭此症盛行，殒命者不少，予仰体上苍好生之德，敢将一得管见，布告四方。并非立异忌能，炫玉求售，惟冀医林高士，药业仁人，鉴余微忱，勿加讪詈，则患者幸甚，余亦幸甚。

此论透达，佚其姓字，诚高尚士也。所论痹痧发表清解等法，头头是道，于此症经验宏富，已见一斑。沪上有某医，以喉科著名，遇喉症无论喉痧白喉。概以银、翘、金锁匙、挂金灯等品混统治之，更加石斛、沙参。吾不知其依据何法，若见此论，问心能无愧乎。

甘仁识

论症 六则

——凡形寒壮热，咽喉肿痛，头痛咳嗽胸闷，鼻塞呕恶，两目汪汪，手足指冷，脉来濡数，或见浮数，此即厉邪痧症。须进后方荆防葛根汤两三剂，俟其畅汗，痧点透至足心，舌有杨梅刺，方进辛凉清解之味。总之痧慎于始，若有一毫胸闷未清，便是痧症未透，不可早进寒凉遏伏，以致不治。

——凡痧症欲出未出之时，宜早为发散，以解其毒，则无余患。若不预解使之尽出，或早投寒凉遏伏，多致毒蓄于中。或为壮热，日久枯瘁，或成惊痫，或为泻痢，或为腐烂，咳血喘促，或作浮肿疳蚀而死。此虽一时戾气之染，然未有不由于人事之未尽也。

——凡痧疹逡巡不出者，乃风寒外束，皮肤闭密也。宜荆防葛根汤主之，外用芫荽酒，苎麻蘸酒揩之。恐露体冒风，亦可不必用。咽喉如有肿痛腐烂者，宜合玉钥匙散频频吹之。

——凡形寒发热，面若装朱，痧不出肌，即现上吐下泻，腹痛如绞，甚至发厥口噤，目闭神昏。此乃内挟湿滞痧秽，外感戾毒，暴寒折伏，表里为病，阴阳不通，最属危候。每至朝发夕死，不能过二三日。若投寒凉清解，有如操刀急进。藿香正气散加煨葛根、牛蒡子、蝉衣、焦曲等味，一两剂得畅汗，吐泻止厥痛停，痧得焮赤。扶过三日，庶无妨碍。但此症吐泻之后，津液大伤，必然发渴思冷，切勿与吞冷水、甘蔗、水梨，一切寒凉之物，切忌切忌。

——凡热邪壅于肺，逆传于胞络，痧疹不得出，或已出而复没者，乃风寒所遏而然。若不早治，毒必内攻，以致喘急音哑而死。急用升麻葛根汤加荆芥、牛蒡子、桔梗、蝉退、樱桃核、浮萍草、枇杷叶等煎服，外用芫荽酒，苎麻蘸酒揩之。痧疹复出喘定，乃可无虞。倘体质单弱者，不能透达，须用透邪煎，或柴归饮发之。如进二汤，仍不焮赤者，急进托里举斑汤。

——凡痧疹只怕不能出，若出得畅尽，其毒便解。故治痧疹者，贵慎于始。发热之时，当察时令寒热，酌而治之。倘时令严寒，即桂枝葛根汤或麻黄汤俱可用，勿拘辛温迟疑。二汤内俱加入牛蒡子、蝉衣、桔梗，发之。如果热火充炽，稍加生石膏三四钱亦可。倘时令平和，以荆防葛根汤加浮萍草发之。务使发得透畅，莫使其丝毫逗留，以致生变幻缠绵。痧后切忌大荤海鲜酸咸涩辣之物，以杜后患，切嘱。

论症续要 六则

——凡服表散之剂，必得汗至足心，痧痧透，咽痛止，胸闷舒，方无余邪。若有痧汗少，或痧现即隐，症势最险。或痧后重感风邪，或食新鲜发物，必有余毒为患，俗称痧尾是也。痧膨、痧癫、痧痨，内外诸症百出，慎之。

——凡服事之人，最为要紧，必须老成可靠者，终日终夜，不得倦怠，人不可脱离，以被紧盖，出汗后不可使露，致汗不畅，若任性贪凉，虽方药中病，亦难奏效。盖痧邪当发出之时，病人每闷不可耐，稍一反侧于被内，使稍露以为适意，痧点即隐，毒从内陷，适意乃速死之道也。

——凡痧多属于肺，阳气从上，头面愈多者为吉。若余处见而面部不见者，名白面痱、白鼻痧，症最重，必多用升发之剂。至于痱多属于脾，隐在皮肤之间，或成块如云头而突，多起于手足身背之上，发则多痒，或麻木，是兼湿痰之故。药宜佐以渗湿祛痰，有先见痱后见痧，亦有痱而不痧，痧而不痱，亦有喉腐不见痱痧者，表汗则一也。

——凡喉痧由来已久，纲目云：天行喉痧，一乡相似，属运气之邪火。或寒药下之，酸药点之，郁其邪于内，不得出也。正传云：火性急速，发必暴悍，必以从治之法。甘、桔、荆、防，加以温药为导，徐徐频与，不可顿服。切不可骤用寒凉之药。缪仲淳曰：痧疹不宜依症施治，惟当治肺，使痧疹发出，则了无余蕴矣。

——凡神昏谵语，惟当透肺邪，不宜用寒凉。即使痧回脱皮，舌红唇燥，余火炽盛，只须轻清泄肺为主。是集后方药中所不载者，明眼人当深注意。

——凡咽喉闭，毒气归心，胸前肿满，气烦促，下部洞泄不止者死。若初起咽喉，呕吐清水，神昏谵语，目光上窜，脉涩伏，痰声如锯者不治。又三四日内津涸舌光，唇齿焦黑，鼻煽口张，目无神者，亦不治。以上所论，专为治痈痧烂喉之症，凡遇白喉，一味不可用也。临证之际，须细辨之。

要方备查

荆防葛根汤

葛根一钱或一钱五分，牛蒡子三钱，桔梗一钱五分，荆芥一钱五分，枳壳一钱，杏仁三钱去皮尖，研便溏者勿研，生甘草四分，土贝三钱去心研，炒防风一钱五分，加浮萍草三钱，防风不炒亦可。

升麻葛根汤痧点隐隐不透者用之

升麻五分，葛根一钱五分，赤芍一钱五分，荆芥一钱五分，牛蒡三钱，桔梗一钱五分，蝉衣一钱，樱桃核三钱，浮萍草二钱，生甘草四分。

托里举斑汤

升麻一钱，见点后不可用，柴胡五分，归身五分，泻者勿用，赤芍一钱，酒炒浮萍三钱，水炙甘草五分。原方白芷一钱，制山甲一钱，当酌用之。

蝉衣、牛蒡、荆芥、象贝，随症可加。惟便溏泄者，去牛蒡为是。

透邪煎 柴归饮与此相同加柴胡

防风　荆芥　升麻　炙草　蝉衣　牛蒡　归身　赤芍

藿香正气散 茅术厚朴湿重舌白腻者用

苏叶　藿梗　桔梗　陈皮　制茅术　厚朴　生甘草　牛蒡　茯苓
焦神曲　半夏曲　煨葛根

申字漱喉散

元明粉七两，雄黄三钱。

上研细末，用二三钱，调入莱菔汁炖温一大碗，以毛笔蘸汁洗扫之。或漱喉，吐去老痰。如有杜牛膝打汁调和，更妙。但不可多咽，防作泻。

辰字探吐方

治牙关紧闭，吐药之最灵者。

真胆矾三钱，即石胆也，冬月用青鱼胆拌阴干，研极细末，水调送下。此药入口，无有不呕者，一切喉肿乳蛾，吐出顽痰立松。如无青鱼胆制者，亦可用。

一字散

猪牙皂角七钱，雄黄二钱，生矾、藜芦各一钱，蝎尾七枚。

上为末，吹少许入鼻，即吐痰。皂角捣烂，一味，醋调入喉四五匙，亦吐。

刺法

少商穴在大指内侧之端，离甲角如韭菜许，左右同，以针刺出血，治喉闭。委中穴在膝盖对后交界缝中，治同之。

急治法

凡喉症初起，一日内，头顶有红点一粒，急将银针挑破，挤出毒血，用水姜蘸桐油擦之。若过一周时，此点即隐。

跋

吾乡多医家，利济之功，亘大江南北，世称孟河医派。犹古文之有桐城阳湖，绘事之传南宗北宗，猗欤盛矣。先伯松溪公，学医于费晋卿前辈，得其传，惜享年不永，未展所抱。先严学医于圩塘马绍成先生，又从马培之先生游。内得先伯切磋，复私淑费巢诸大家，博学广深，术益精深。视诊沪上垂四十年，活人无算。其生平事迹，妇孺亦乐道之，姑毋赘述。惟先严著作，如《药性辑要》《脉学辑要》，已刊行有年。兹刻先严《喉痧症治概要》，校雠既竟，聊记梗概于篇末。盖喉以纳气，咽以纳食，喉气通于天，咽气通于地，咽喉俱闭，天地之气并塞，此咽喉症之所宜重视。而斯篇之出，为不容缓也。

丁卯孟冬月次男元彦仲英谨跋

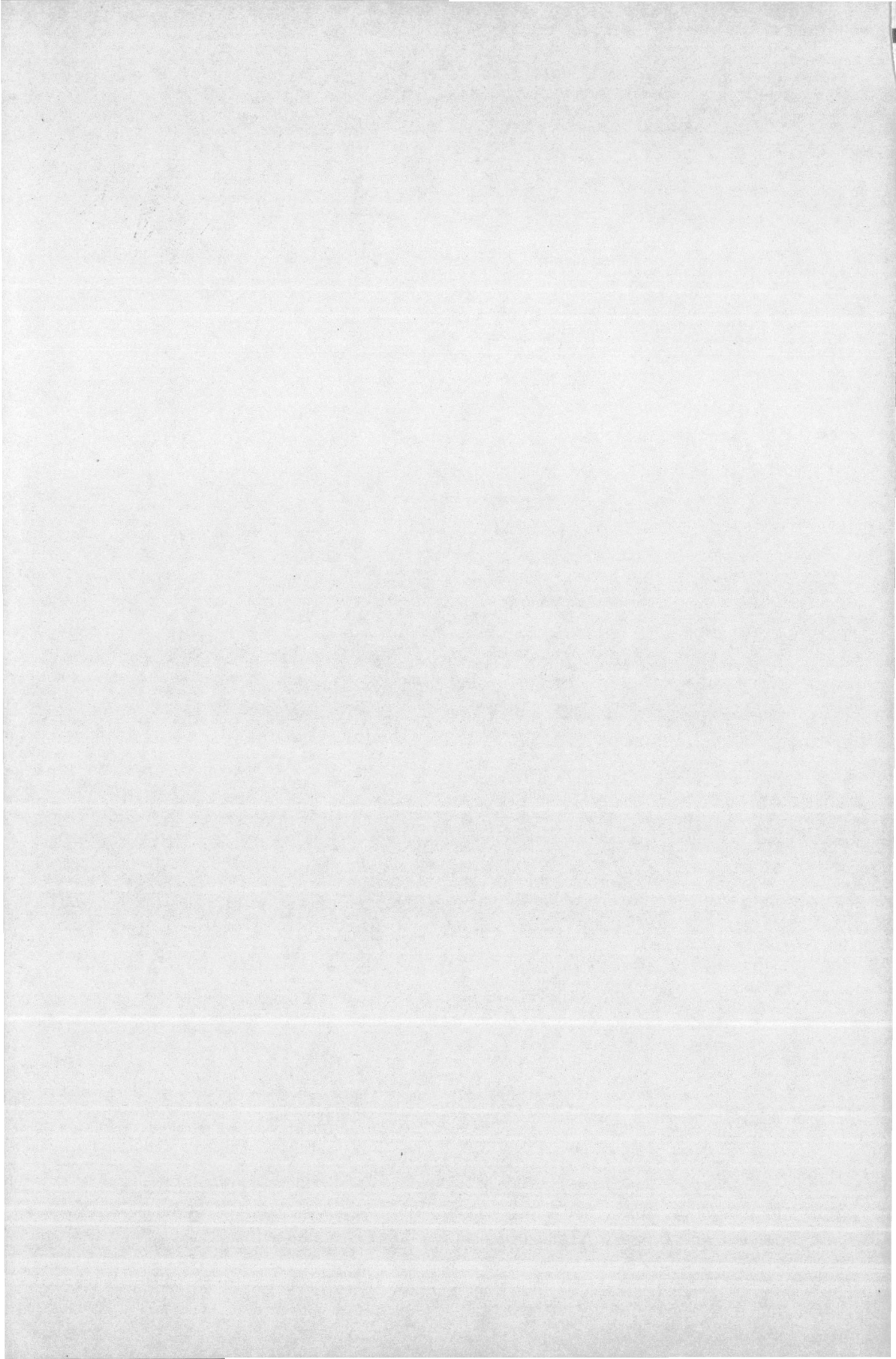